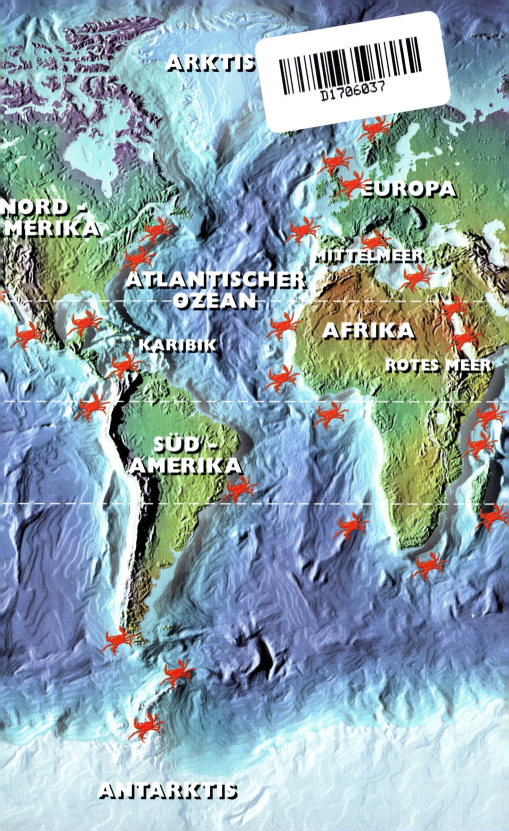

Die Deutsche Bibliothek - CIP-Einheitsaufnahme
Debelius, Helmut: Riff-Führer Indischer Ozean / Helmut Debelius.
- Hamburg : Jahr, 2000
(Ein Buch der Zeitschrift Tauchen)
ISBN 3-86132-504-7

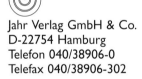

Jahr Verlag GmbH & Co.
D-22754 Hamburg
Telefon 040/38906-0
Telefax 040/38906-302

1. Auflage 2000, Copyright IKAN-Unterwasserarchiv Frankfurt
Alle Rechte, auch die der Übersetzung, der Verfilmung, des Vortrages, der Rundfunksendung und Fernsehübertragung sowie der fotomechanischen Wiedergabe, vorbehalten.

Konzept & Layout: Helmut Debelius
Lektorat & Satz: Ralf Michael Hennemann
Lithos & Herstellung: Grupo M&G Difusión, S.L.

Fotonachweis Titel, von links nach rechts:
Justitia longimanus – Ed Robinson
Odontodactylus scyllarus – Helmut Debelius
Dardanus calidus – Helmut Debelius
Epimeria rubriques – Armin Maywald
Enoplometopus debelius – Helmut Debelius
Leander plumosus – Roger Steene
Rücktitel: *Neoliomera insularis* – Harald Januschke

Helmut Debelius

KREBS-FÜHRER

**Garnelen • Krabben • Langusten
Hummer • Fangschreckenkrebse**

WELTWEIT

Über 1.000 Fotos
aus dem natürlichen Lebensraum
der Krustentiere

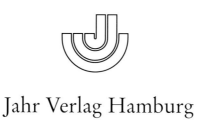

Jahr Verlag Hamburg

INHALT 2 - 4

Vorwort 5
Einleitung 6
Erläuterungen 7

KLASSE MALACOSTRACA

Überordnung EUCARIDA
Zur Ordnung DECAPODA .... ZEHNFUSSKREBSE 8

Atlantische Decapoden 10
INFRAORDNUNG STENOPODIDEA 10
Familie Scherengarnelen .... Stenopodidae 11
INFRAORDNUNG CARIDEA 13
Familie Putzer- und Seegrasgarnelen .... Hippolytidae 13
Familie Langhorngarnelen .... Pandalidae 21
Familie Kurzhorngarnelen .... Processidae 22
Familie Felsen- und Partnergarnelen .... Palaemonidae 24
Familie Sandgarnelen .... Crangonidae 30
Familie Hummelgarnelen .... Gnathophyllidae ... 32
Familie Tanzgarnelen .... Rhynchocinetidae .. 33
Familie Knallkrebse .... Alpheidae 34
INFRAORDNUNG PENAEIDEA 36
Familie Steingarnelen .... Sicyoniidae 36
Familie Geisselgarnelen .... Penaeidae 36
INFRAORDNUNG ASTACIDEA 41
Familie Hummer .... Nephropidae 42
Familie Riffhummer .... Enoplometopidae .. 44
INFRAORDNUNG PALINURIDEA 46
Familie Langusten .... Palinuridae 46
Familie Pelzlangusten .... Synaxidae 50
Familie Bärenkrebse .... Scyllaridae 51
INFRAORDNUNG ANOMURA 58
Familie Einsiedlerkrebse .... Diogenidae 58
Familie Einsiedlerkrebse .... Paguridae 63
Familie Porzellankrebse .... Porcellanidae 67
Familie Steinkrabben .... Lithodidae 68
Familie Springkrabben .... Galatheidae 69
INFRAORDNUNG BRACHYURA 74
Familie Rundkrabben .... Xanthidae 74
Familie Taschenkrebse .... Cancridae 78
Familie Schwammkrabben .... Dromiidae 80
Familie Schamkrabben .... Calappidae 81
Familie Kugelkrabben .... Leucosiidae 83
Familie Spinnenkrabben .... Majidae 84
Familie Helmkrabben .... Corystidae 95
Familie Pfeilkrabben .... Latreilliidae 95
Familie Schwimmkrabben .... Portunidae 96
Familie Felsenkrabben .... Grapsidae 101
Familie Muschelwächter .... Pinnotheridae ... 103
Familie Winkerkrabben .... Ocypodidae 104
Familie Landkrabben .... Gecarcinidae 105

Indopazifische Decapoden 110
INFRAORDNUNG PENAEIDEA 110
Familie Geisselgarnelen .... Penaeidae 110
Familie Steingarnelen .... Sicyoniidae 115
Familie Solenoceride Garnelen .... Solenoceridae ... 116
INFRAORDNUNG STENOPODIDEA 116
Familie Scherengarnelen .... Stenopodidae ... 116
INFRAORDNUNG CARIDEA 121
Familie Putzer- und Seegrasgarnelen .... Hippolytidae 121

Familie Knallkrebse	Alpheidae	144
Familie Langhorngarnelen	Pandalidae	158
Familie Tanzgarnelen	Rhynchocinetidae	164
Familie Felsen- und Partnergarnelen	Palaemonidae	171
Familie Hummelgarnelen	Gnathophyllidae	196
Familie Harlekingarnelen	Hymenoceridae	197

INFRAORDNUNG ASTACIDEA — 203

Familie Riffhummer	Enoplometopidae	203
Familie Hummer	Nephropidae	206

INFRAORDNUNG PALINURIDEA — 206

Familie Langusten	Palinuridae	206
Familie Pelzlangusten	Synaxidae	215
Familie Bärenkrebse	Scyllaridae	220

INFRAORDNUNG THALASSINIDEA — 226

Familie Säge-Schlammkrebse	Axiidae	226
Familie Mangroven-Schlammkrebse	Thalassinidae	226
Familie Ur-Schlammkrebse	Callianassidae	227

INFRAORDNUNG ANOMURA — 232

Familie Einsiedlerkrebse	Diogenidae	232
Familie Einsiedlerkrebse	Paguridae	236
Familie Landeinsiedler	Coenobitidae	237
Familie Steinkrabben	Lithodidae	238
Familie Springkrabben	Galatheidae	240
Familie Tiefsee-Springkrabben	Chirostylidae	242
Familie Porzellankrebse	Porcellanidae	243

INFRAORDNUNG BRACHYURA — 249

Familie Schwammkrabben	Dromiidae	249
Familie Schamkrabben	Calappidae	250
Familie Korallenkrabben	Trapeziidae	251
Familie Rundkrabben	Xanthidae	252
Familie Taschenkrebse	Cancridae	254
Familie Kugelkrabben	Leucosiidae	254
Familie Spannerkrabben	Raninidae	254
Familie Spinnenkrabben	Majidae	256
Familie Pfeilkrabben	Latreilliidae	258
Familie Ellbogenkrabben	Parthenopidae	259
Familie Schwimmkrabben	Portunidae	259
Familie Soldatenkrabben	Mictyridae	261
Familie Landkrabben	Gecarcinidae	262

Überordnung EUCARIDA
Zur Ordnung EUPHAUSIACEA — KRILLKREBSE — 267

Familie Krill	Thysanopodidae	267

Überordnung HOPLOCARIDA
Zur Ordnung STOMATOPODA — FANGSCHRECKENKREBSE — 268

Familie Schmetterer	Gonodactylidae	272
Familie Schmetterer	Odontodactylidae	277
Familie Schmetterer	Hemisquillidae	281
Familie Schmetterer	Protosquillidae	284
Familie Speerer	Lysiosquillidae	286
Familie Speerer	Pseudosquillidae	290
Familie Speerer	Eurysquillidae	291
Familie Speerer	Nannosquillidae	291
Familie Speerer	Squillidae	292

Überordnung PERACARIDA
Zur Ordnung AMPHIPODA — FLOHKREBSE — 294

Familie Gammaride Flohkrebse	Cyproideidae	295
Familie Gammaride Flohkrebse	Melitidae	296
Familie Gammaride Flohkrebse	Corophiidae	296
Familie Widderkrebschen	Caprellidae	297
Familie Walläuse	Cyamidae	299
Familie Hyperiide Flohkrebse	Phronimidae	299

Zur Ordnung ISOPODA........ASSELN.........	302
Familie Cirolanidae..............................	303
Familie Cymothoidae.............................	305
Familie Sphaeromatidae	305
Familie Bopyridae................................	305
Familie Corallanidae.............................	306
Familie Gnathiidae	306
Familie Anthuridae...............................	306
Zur Ordnung MYSIDACEA.......SCHWEBEGARNELEN........	307
Familie Mysidae................................	307 - 308

KLASSE MAXILLIPODA

Zur Unterklasse CIRRIPEDIA........RANKENFÜSSER......	309 - 310
Zur Unterklasse COPEPODA.......RUDERFUSSKREBSE......	311
Asselspinnen: Über die Klasse Pycnogonida.................	314 - 318
Index	319 - 320
Bibliografie	321

BILDGESCHICHTEN

KALTE BERECHNUNG.............................	23
MUSCHELHEIM.................................	31
LEBEN UNTERM PACKEIS	37 - 40
BEZAUBERNDE SÜSSWASSERKREBSE	54 - 57
MASSENVERSAMMLUNG...........................	71 - 73
DIE CHINESISCHE WOLLHANDKRABBE	96
SELTSAMER REITER AUF SELTSAMEM PFERD	101
DER MARSCH DER SCHWERTSCHWÄNZE	107 - 109
NACHZUCHT DER KARDINALSGARNELE................	128 - 129
BLINDE GARNELE NEBEN DEM MEER	142 - 143
SCHARFSCHÜTZEN IM RIFF	155 - 157
EASY RIDER....................................	163
SEEIGELREITER.................................	175 - 176
BEOBACHTUNGEN AN HUMMERN	200 - 202
LANGUSTENFANG "DOWN UNDER"..................	211
AUS DER HAUT GEFAHREN	216 - 219
KOMMERZIELLER WERT UND NUTZEN VON KREBSTIEREN..	228 - 231
DIE ALASKA-KÖNIGSKRABBE........................	238 - 239
KREBSBIOTOP MANGROVE.........................	246 - 248
QUALLENREITER	255
KRABBEN-INVASION	262 - 266
DIE SCHNELLSTE KLAUE IM WESTEN	282 - 283
WAS WIRKLICH MIT DEN DINOS GESCHAH!............	293
KLEINKREBSE IM MEERWASSERAQUARIUM.............	300 - 301
DIE KINDERSTUBE DER KREBSE.....................	312 - 313

DANKSAGUNG

Ein altes chinesisches Sprichwort sagt: "DER ANFANG VON WEISHEIT IST, DIE DINGE BEIM RICHTIGEN NAMEN ZU NENNEN." Das ist auch für mich nur logisch. Die Identifizierung der Krebse in diesem Buch war sehr schwierig, und ohne die wertvolle Hilfe von einigen Krebs-Experten hätte ich meinem Anspruch nicht genügen können. Deshalb möchte ich folgende Carcinologen besonders erwähnen, die mir ihre Zeit, ihren Rat und ihr Wissen gern zur Verfügung stellten: **Prof. Dr. Lipke B. Holthuis, Dr. Charles H. J. M. Fransen** (Niederlande). **Dr. Alain Crosnier, Arthur Anker** (Frankreich). **Dr. Alexander Bruce, Dr. Niel Bruce, David Staples, Shane Ayong** (Australien). **Dr. Junji Okuno** (Japan). **Dr. Roy L. Caldwell, Mark Erdmann, Dr. Stephen Spotte** (USA). Und nicht zu vergessen von meinem "Heimat-Museum" Senckenberg **Dr. Michael Türkay** und **Michael Apel** (Deutschland).

Jeder Unterwasserfotograf und die Leser des Buches KREBSFÜHRER werden zugeben müssen, viele der abgebildeten Krebstiere noch nie gesehen zu haben. Um eine wie in diesem Buch vorgestellte Auswahl überhaupt zu erlangen, bedarf es der Zusammenarbeit vieler Fotografen. Nur Dank ihrer unzähligen Tauchgänge war es möglich, dass solch eine Anzahl von Krustentieren in bester Fotoqualität zusammengetragen werden konnte. Obwohl diese Auswahl lebender Krebse in der populären Literatur weltweit einmalig ist, wäre es vermessen, von Vollständigkeit zu sprechen. Buchumfang und Layout stellten Grenzen dar, weitere vorliegende Arten zu zeigen. Die Fotografen werden unter ihren Fotos genannt, dennoch bedanke ich mich auch an dieser Stelle nochmals für ihre bemerkenswerte Leistung.

Vorwort

Für einen konservativen Krebsforscher, der fast sein ganzes Leben mit toten und farblosen Krebstieren zu tun hatte, ist das vorliegende Buch eine Offenbarung und Freude zugleich. Um eine häufige Redewendung alter Leute zu nutzen: "Zu meiner Zeit" hatte jemand, der an Crustaceen arbeitete, keine Hilfsmittel wie Färbung oder Verhalten, um sein Material identifizieren zu können. Er war, wie Fritz Müller 1880 so charakteristisch formulierte, nichts anderes als "ein Beschreiber von Museumsleichen". Während einer meiner ersten Begegnungen mit fremden, lebenden Krebsen (bei Vancouver Island, Kanada, während eines Besuches bei meiner Kollegin Josephine Hart Carl im Jahr 1947) fing Mrs. Carl in meiner Gegenwart eine grüne Garnele aus einem Felstümpel. Ich war fasziniert von der Pracht des Tieres und erklärte ganz aufgeregt, dass ich so etwas Schönes noch nie zuvor gesehen hätte. Mrs. Carl grinste nur und sagte: "Nun, diese Art haben Sie selbst wissenschaftlich beschrieben!"

Später wurde es dann für Museumsarbeiter möglich, in fremde Länder zu reisen, um selbst Krebse zu sammeln. Auf solchen Exkursionen waren wir auch damit beschäftigt, die Färbung und das Farbmuster des lebenden Materials zu zeichnen. Dann wurde das Reisen immer billiger und Zoologen konnten in den letzten Winkeln der Erde ihren Forschungen nachgehen. Schliesslich eröffnete das Gerätetauchen neue Lebensräume, die bislang Menschen mit ihren Fangnetzen unerschlossen waren. Nun war es auch möglich, dank der Farbfotografie die korrekten Farben der Tiere zu dokumentieren und Unterwasserkameras mit fantastischen Objektiven im natürlichen Lebensraum der Krebstiere einzusetzen. Diese Entwicklung geschah in einer relativ kurzen Zeit.

Allerdings reichen all diese modernen Kniffe bei weitem nicht aus, um solch ein Buch zu produzieren. Es bedarf grosser Einfühlung in die Materie, ein hohes Mass an Geduld, sehr viel Erfahrung und was am meisten zählt, genügend Interesse, um Krebstiere sorgfältig zu studieren. Das alles liegt hier vor. Ich kann Herrn Debelius zu diesem Werk nur herzlich gratulieren, möchte ihm aber zugleich sagen, dass der Buchtitel KREBSFÜHRER nicht ganz zutrifft. Er hat vergessen, "Band 1" hinzuzufügen. Alle Krebsforscher wären glücklich, wenn noch weitere Bände folgen würden. Es gibt nämlich noch genug Krebsarten, die hier nicht behandelt wurden und über die immer noch wenig bekannt ist. Das vorliegende Buch weckt den Appetit nach mehr.

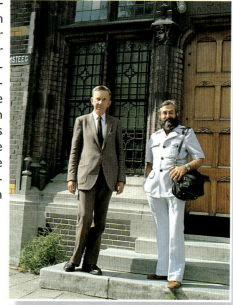

Prof. Holthuis (links) vor seiner früheren Arbeitsstätte. Rechts als Gast der Carcinologe Dr. Alexander "Sandy" Bruce.

Prof. Dr. L. B. Holthuis
Curator Emeritus für Crustacea
Nationaal Natuurhistorisch Museum
Leiden, Niederlande

EINLEITUNG

Was Insekten für das Land bedeuten, stellen die Krebse für die Unterwasserwelt dar. Krebse oder Krustentiere gehören wie die Insekten zum Stamm der Gliederfüssler (Arthropoden), zu denen auch die Spinnen und Skorpione zählen. Sie sind in vielfältigen Lebensräumen zu finden, vom Ufer bis in die Tiefsee und von den Tropen bis in arktische Gewässer. Mit der Ausnahme von Mollusken (Weichtieren) sind die Krebstiere die unterschiedlichste Gruppe von Meerestieren, was ihre Grösse, Körperform, die Farben und ihre Lebensweise betrifft. Das gilt nicht nur für wohlbekannte Mitglieder wie Hummer, Langusten, Garnelen und Krabben, sondern auch für tausende von mikroskopisch kleinen Krebsen, die riesige Mengen an planktonischen und benthischen Fauna-Bestandteilen darstellen. Krebse sind eine der dominanten Tiergruppen im Korallenriff. Allerdings wird ihr Einfluss auf die Riff-Ökologie ziemlich unterschätzt, weil sie oft von geringer Grösse sind und sehr versteckt leben.

Der Stamm der Gliederfüssler ist so gross, dass er andere Tierstämme allein an Arten im Verhältnis 3:1 überflügelt. Schätzungsweise sind bislang eine dreiviertel Million Arten beschrieben, worin etwa 30.000 Krebse enthalten sind. Obwohl innerhalb der Arthropoden die Insekten alle anderen Gruppen zusammengefasst überflügeln, zeigen sie kaum Abweichungen im Körperaufbau. Im Gegensatz dazu sind die Krustentiere untereinander so verschieden, dass man sie oft nicht einmal als solche erkennen mag (Cirripedia). Deshalb ist die Erkenntnis erstaunlich, dass alle Krebstiere eine einheitliche Körperkonstruktion haben, die sie vom Rest der Gliederfüssler unterscheidet.

Charakteristisch für Krebse ist ihr geteilter Körper, wiewohl die einzelnen Teile von dem äusseren Panzer überdeckt sind. Grundsätzlich kann man den Krebskörper in zwei Sektionen aufteilen, die Vorderhälfte Cephalothorax und die Hinterhälfte Abdomen genannt. Ein anderes typisches Merkmal sind die durch Muskeln miteinander verbundenen Bewegungsapparate, die sich in alle Richtungen drehen und bewegen können. Die auffälligsten davon sind die Schreitbeine, die Antennen (zwei Paare im Unterschied zu anderen Gliederfüsslern) und die Greifscheren oder Klauen, wie man sie von Krabben oder Hummern her kennt. Bei den meisten Krebsen wird der Kiemenraum vom Brustpanzer, dem Carapax, überdeckt, der die Kiemen schützt, aber auch die Sauerstoffversorgung durch vorbeiströmendes Frischwasser erheblich erschwert. Dafür haben Krebse eine spezielle "Pumpe" entwickelt, den Scaphognathiden, der wie eine Flosse wedelt und für das Atemwasser in der Kiemenhöhle sorgt. Wie die Wirbeltiere haben Krebse einen sauerstoffbindenden Blutfarbstoff, der das lebenswichtige Element an die Orte des Verbrauchs schafft. Es ist das Hämocyanin, so benannt, weil es in der sauerstoffbeladenen Form hellblau aussieht. Das Herz der Krustentiere liegt im Brustpanzer, zum Rücken orientiert, und pumpt das von den Kiemen kommende Blut in zwei Hauptarterien, die die Kopfregion und die Schwanzmuskulatur versorgen. Das Blutkreislaufsystem der Krebse ist offen, das heisst, ein wesentlicher Teil der Blutflüssigkeit fliesst nicht in Adern, sondern muss in den Organzwischenräumen seinen Weg zum Herz zurückfinden. Der offene Kreislauf setzt eine unbeschädigte Körperhülle voraus, da das nicht in den Adern fliessende Blut bei einer Verletzung des Panzers nach aussen gedrückt würde. Für solche Fälle haben die Krebse aber vorgesorgt: Jedes Bein hat eine Sollbruchstelle, die mit einer Scheidewand versehen ist, die in der Mitte eine kleine Öffnung für den Nerv und das Blut aufweist. Bei Verletzung des Beines krümmt der Krebs dieses an der Basis ruckartig durch einen speziellen Muskel und bricht sich damit aktiv das Bein. Dieser Vorgang des Gliedabwerfens wird vom Krebs auch dann eingesetzt, wenn er vom Fressfeind am Bein festgehalten wird.

Höhere Krebse (Klasse Malacostraca) sind getrenntgeschlechtlich und zeigen gelegentlich auffallende äussere Unterschiede, wie zum Beispiel die Ausbildung einer grossen Schere bei männlichen Winkerkrabben oder Zwergwuchs bei männlichen Garnelen. Die Entwicklung bei höheren Krebsen verläuft über eine Reihe verschiedener Larvalstadien und Metamorphosen, ähnlich der von Kaulquappen. Die meisten

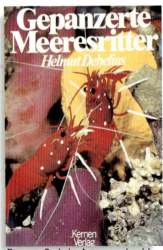

Das erste Buch des Autors aus dem Jahr 1983 bot nur einen bescheidenen Überblick über die Zehnfusskrebse.

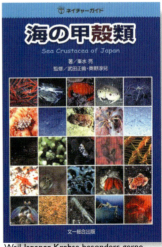

Weil Japaner Krebse besonders gerne mögen, gibt es in Japan wunderschön illustrierte Bücher über diese Tiergruppe.

dieser Stadien leben planktonisch (siehe auch DIE KINDERSTUBE DER KREBSE, S. 312- 313). Sie nehmen einen gewichtigen Anteil an der Gesamtmasse des Planktons ein. Entsprechend hoch ist die Anzahl der entwicklungsfähigen Eier bei höheren Krebsen.

Ich gebe Herrn Prof. Holthuis in seinem Vorwort völlig recht, dass man viel mehr Krebse zeigen könnte als sie in diesem Buch vorgestellt werden. Ob ich allerdings seinem Wunsch auf weitere Bände in dieser Qualität entsprechen kann, ist eine andere Frage. Wissenschaftler sind an Zeichnungen oder Küvetten-Fotos gewöhnt und haben keine Vorstellungen, wie aufwendig es ist, ein illustriertes Buch mit dermassen guten Unterwasserfotos zusammenzustellen. Ich halte es eher für ausgeschlossen, dass so etwas noch einmal möglich wäre. Den Qualitätsstandard dieses Buches verdanke ich den genannten UW-Fotografen, deren innovative und beschwerliche Fotografie nicht genug betont werden kann. Denn Krebse findet man nicht wie Nacktschnecken oder Fische tagsüber im Riff, sondern die meisten Fotos der überaus scheuen Tiere wurden nachts geschossen. Wie der Leser seit Spielbergs Hai-Filmen weiss, lauern diese besonders nachts den Tauchern auf(!)

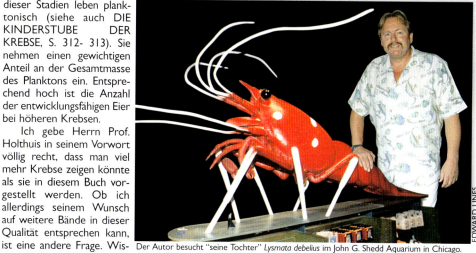

Der Autor besucht "seine Tochter" *Lysmata debelius* im John G. Shedd Aquarium in Chicago.

Dem interessierten Beobachter ist sicher aufgefallen, dass unter den zehnfüssigen Krebsen die Garnelen überrepräsentiert werden. Das hat er richtig erkannt, denn keine Krebs-Gruppe liebt der Autor (und die Mehrheit der Taucher) mehr als Garnelen. Eine davon ist ihm besonders ans Herz gewachsen....

Frankfurt, im Herbst 1999   Helmut Debelius

ERLÄUTERUNGEN

Obwohl dieses Buch für den Laien und tauchenden Liebhaber der Krebstiere geschrieben wurde, kann ich nicht immer für die einzelne Tierart einen deutschen (populären) Namen anbieten, weil es für die meisten Krebse keinen gibt. Im Gegensatz zu meinen RIFF-FÜHRERN nenne ich deshalb meist nur den wissenschaftlichen Namen der vorgestellten Krebsart. Dieser ist auch in einem allgemein verständlichen Bestimmungsbuch die Voraussetzung für internationale Nutzung und Anerkennung.

Zunächst mögen solche Namen für den ungeübten Benutzer abschreckend klingen und Zungenbrecher darstellen, aber man wird bald erkennen, wie sinnvoll die sogenannte 'Binominale Nomenklatur' ist: Solch ein wissenschaftlicher Name besteht immer aus zwei Worten. Der erste ist der Name der Gattung, zu der das Tier gehört, der zweite der Artname. Zusammen stellen beide Teile den kompletten Namen des Krebses dar. Ein Beispiel von Seite 21: Neben jedem Foto findet man fettgedruckt zuerst den Namen der Garnele, oben *Plesionika narval* und unten *Pandalus montagui*. Beide Krebse gehören zu verschiedenen Gattungen, aber - wie man darüber im Kopfbalken lesen kann - zur Familie PANDALIDAE.

Im Inhaltsverzeichnis auf Seite 2 - 4 sind die Ordnungen, Infraordnungen und Familien nach neuestem wissenschaftlichen Stand geordnet. Die jeweilige Farbgruppe aus dem Inhaltsverzeichnis findet man auf jeder Buchseite im Kopfbalken - verbunden mit dem Familiennamen - immer wieder! Sucht man nicht nach einer Familie sondern gezielt nach einer Krebsart, so findet man diese im Index ab Seite 319 am Ende des Buches. Bei der Beschreibung des einzelnen Krustentieres lege ich sehr viel Wert darauf, seine Verbreitung anzugeben. Deshalb steht unter jedem Foto rechts neben dem Namen des Fotografen der Fundort des abgebildeten Krebses. Darüberhinaus findet man weitere Angaben unterhalb des Artnamens. Hier werden oft Fachausdrücke aus der Anatomie dieser Tiergruppe verwendet, für die es kaum einen populärsprachlichen Ersatz gibt. Sie werden anhand der Zeichnungen auf den Seiten 8 und 314 erklärt. Fast alle Fotos im Buch wurden im natürlichen Lebensraum der Krebse geschossen, lediglich zu erklärenden Zwecken wurden auch Aquarienaufnahmen verwandt. In diesem Buch werden die Tiere nicht nur identifiziert, sondern auch Eigenschaften und Verhalten in kleinen Bildgeschichten dargestellt. Diese BILDGESCHICHTEN findet man auf Seite 4 gelistet. Weil Taucher manchmal Tiere als Krebse ansehen, obwohl diese gar keine sind, habe ich neben ihrem Verhalten ihre korrekte wissenschaftliche Zugehörigkeit erklärt (Seiten 107 - 109 und 314 - 318).

ÜBER DIE ORDNUNG DECAPODA — ZEHNFÜSSER

Die Systematik der über 30.000 bislang bekannten Krebstierarten beherrschen wohl nur Spezialisten. Etwa zwei Drittel aller Arten sind höhere Krebse (Klasse Malacostraca), die wiederum in 14 Ordnungen unterteilt sind. Eine dieser Ordnungen, die Zehnfusskrebse (Decapoda), wird in diesem Buch aus naheliegenden Gründen besonders ausführlich behandelt: Decapoden (Garnelen, Hummer und Krabben) leben hauptsächlich in Bereichen, die von Sporttauchern mit Kameras oder in tropischen Riffen schnorchelnden Naturfreunden erreichbar sind. Die Ordnung Decapoda umfasst mehr Arten als jede andere marine Krebstierordnung. Um einen besseren Zugang zu ihrer Artenfülle zu bekommen, ist dieses Buch regional in Atlantik und Indopazifik unterteilt. Die Arten anderer Krebstier-Ordnungen (wie z. B. die Stomatopoda oder Fangschreckenkrebse) werden dagegen alle zusammen vorgestellt.

Wodurch unterscheiden sich die Zehnfusskrebse von ihren vielfältigen Verwandten? Vergleicht man Garnelen, Krabben und Hummer miteinander, sind die Ähnlichkeiten zunächst nur gering. Das liegt am unterschiedlich gestalteten Vorderkörper (Carapax) dieser Krebse, der langgestreckt oder auch stark verbreitert sein kann. Das ordnungsspezifische Merkmal der Decapoden sind jedoch ihre fünf Beinpaare (deca = zehn, poda = Füsse) am Carapax. Nun wird auch der Name Zehnfusskrebse verständlich. Der Laie verzählt sich dabei manchmal, denn bei vielen Arten ist das erste Beinpaar kräftiger ausgebildet und trägt in vielen Fällen (z. B. Hummer und Krabben) sogar Scheren. Die grösste der rund 10.000 bekannten Decapodenarten ist die japanische Spinnenkrabbe *Macrocheira kaempferi*, die eine maximale Beinspannweite von etwa 3 m und eine Carapaxlänge von bis zu 0,5 m erreicht. Die Mehrzahl aller Decapoden hat allerdings ein "handlicheres" Format, was den UW-Fotografen mit seinen Nahbereichslinsen erfreut. Um ihre Schönheit in voller Pracht festhalten zu können, sollte jeder UW-Fotograf mit dieser Tiergruppe vertraut sein. Auch sollten Nachttauchgänge nicht vergessen werden, denn erst nachts kommen viele Krebse aus ihren Verstecken, um im Schutze der Dunkelheit auf Nahrungssuche zu gehen. Besonders kleine, tropische Decapodenarten sind häufig wesentlich attraktiver gefärbt als ihre grösseren Verwandten. Ausserdem sind viele von ihnen deshalb so faszinierend, weil sie sich durch Fähigkeiten auszeichnen, die den gerne gebrauchten Begriff "Niedere Tiere" ad absurdum führen.

Typische Krabbe
(Necora puber)

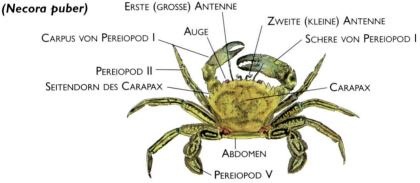

Typische Garnele
(Plesionika narval)

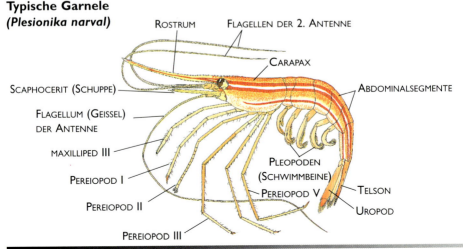

ILLUSTRATIONEN: ARTHUR ANKER

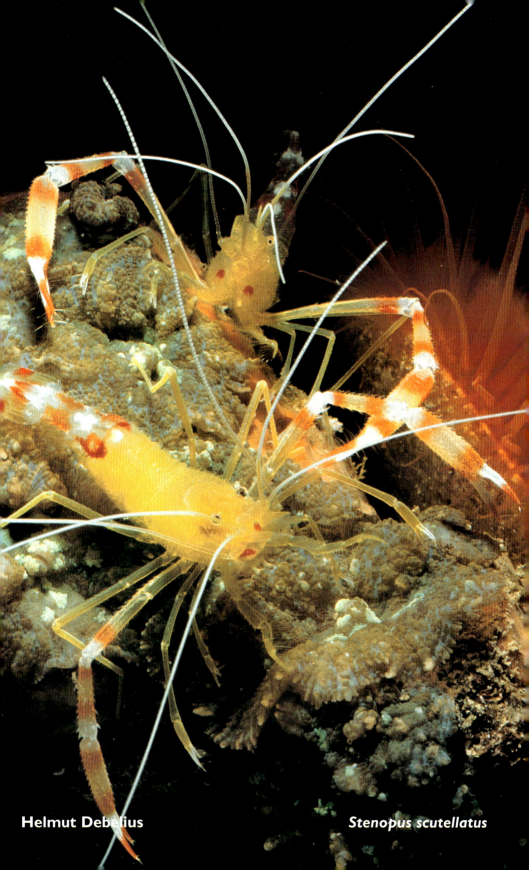
Helmut Debelius — *Stenopus scutellatus*

ORDNUNG DECAPODA — ATLANTIK

Der erste Teil des Buches beschreibt Krebstiere, die sich im Atlantik aufhalten. Die zoogeografische Region ATLANTISCHER OZEAN beinhaltet hier auch das Karibische Meer und das Mittelmeer, deren Faunen seit Jahrtausenden von atlantischem Wasser geprägt werden.

Vor 200 Mio. Jahren zerbrach der Urkontinent Pangäa (= Gesamterde) und die Vorläufer des Atlantischen und Pazifischen Ozeans begannen sich auszubreiten. Es bildete sich zunächst der Südatlantik unter Abtrennung Südamerikas von Afrika. Vor etwa 12 Mio. Jahren dürfte sich die bis dahin weite Verbindung des Mittelmeeres mit dem Atlantik unter gleichzeitiger Hebung einer Schwelle stark verengt haben. Vor 7 Mio. Jahren wurden dann beide durch die allgemeine Senkung des Meeresspiegels um etwa 100 m unterbrochen. Währenddessen bildeten sich in den Polarregionen mächtige Eiskappen. Die Konsequenz war eine fortschreitende Austrocknung des Mittelmeeres.

Etwa vor 5,5 Mio. Jahren war ein gigantisches Erdbeben, vermutlich in Verbindung mit einem weltweiten Anstieg des Meeresspiegels, für die Wiedergeburt des Mittelmeeres verantwortlich. Die Schwelle vor Gibraltar, die das Mittelmeer vom Atlantik abtrennte, zerbrach. Möglicherweise folgte dann der grösste Wasserfall ins ausgetrocknete Mittelmeerbecken, den diese Erde je gesehen hat. Beim Auffüllen sank der Atlantik um 10 - 20 m ab. Seither ist das Mittelmeer ein gemässigtes Gewässer und hat seine Verbindung zum Atlantik, durch die es immer noch gefüllt wird, verstärkt.

INFRAORDNUNG — STENOPODIDEA

Diese Infraordnung enthält die einzige Familie Scherengarnelen, die mehrere Gattungen umfasst. Die ersten drei Laufbeinpaare aller Arten tragen Scheren, die grössten sitzen aber am dritten Beinpaar (Populärname). Es ist meist genauso gefärbt wie der Körper und wird (wie die Arme eines Boxers) immer ausgebreitet gehalten. Die langen, weissen, dünnen Antennen fallen im Riff immer auf. Sie ragen oft aus dem Versteck der Garnele und verraten dem Betrachter eindeutig den Bewohner. Scherengarnelen haben einen seitlich nicht abgeflachten Carapax und Kiemen vom Trichobranchia(Faden)-Typ. Ihre Eier heften sie an die Pleopoden (Schwanzfächerblättern).

Das Balzverhalten der Scherengarnelen ist sehr ausgeprägt. Schon im frühen Alter fangen sie an, nach einem Partner zu suchen, und werden bereits als Paar geschlechtsreif. Haben sie ersteinmal ein Versteck gewählt - meist ein dunkles - verlassen sie dieses nicht mehr freiwillig. Das Weibchen hängt von der Höhlendecke und wartet darauf, vom Männchen gefüttert zu werden. Das Zupacken der Scheren des Weibchens ist der Schlüsselreiz für das Loslassen der Beute, wenn das Männchen nicht selbst zu hungrig ist. Obwohl Scherengarnelen ein heimliches Leben führen, kann man sie sogar als Schnorchler finden. So leben sie z. B. an manchen tropischen Küsten Kenias (Afrika) direkt unterhalb der Gezeitenlinie.

Bietet sich eine Gelegenheit, putzen die meisten Scherengarnelen: Sie suchen grössere Fische nach Parasiten und abgestorbener Haut ab und fressen diese. Die geschwungenen, langen, weissen Antennen signalisieren der Kundschaft die Präsenz der putzwilligen Krebstiere im Wirrwarr des Riffs.

SCHERENGARNELEN — STENOPODIDAE

Stenopus scutellatus
Karibik-Scherengarnele
Länge: Bis zu 4 cm. Geschlechter äusserlich nicht zu unterscheiden, es sei denn, das Weibchen trägt Eier.
Verbreitung: Westatlantik: Florida, Bahamas, Karibik.
Allgemein: Körper und Beine gelb mit roten und (bei manchen Exemplaren) weissen Bändern auf Abdomen und Scheren. Obwohl die grossen Scheren am dritten Beinpaar leicht abbrechen, werden sie bei der nächsten Häutung regeneriert und sind daher manchmal verschieden gross.

Die Art bewohnt paarweise Riffe und ist ein Putzer, der an Höhleneingängen oder in Schwämmen sitzt und langsam mit den langen, weissen Antennen wedelt, um Fischkunden anzulocken. Bei Annäherung ziehen sich die Garnelen in ihre schützende Höhle zurück. Streckt ein Taucher langsam seine Hand aus, kommen sie oft heraus und versuchen diese zu putzen.

Das Balzverhalten der Art ist ausgeprägt: Das Männchen beginnt, rhythmisch seitwärts zu laufen. Zuerst bleibt das Weibchen bewegungslos, bewegt die Scheren aber bald wie zur Umarmung des Männchens. Kopulation folgt, Sperma wird in einer speziellen Tasche aufbewahrt, und bald werden die befruchteten Eier unter die Pleopoden geheftet. Siehe auch Foto auf Seite 9.

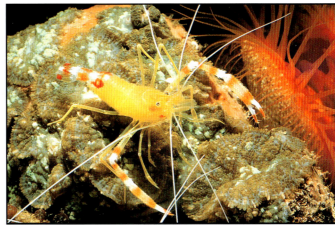
Helmut Debelius — Curacao, Niederländische Antillen

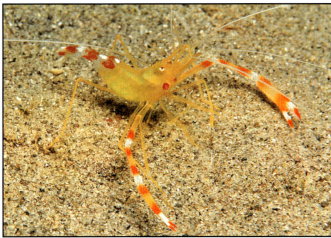
Norbert Probst — Santa Lucia, Kleine Antillen

Stenopus hispidus
Gebänderte Scherengarnele
L: Bis zu 5 cm, ♀ grösser. V: Siehe unten. A: Eine der wenigen Garnelenarten, die in den gesamten Tropen verbreitet ist (wurde aus allen drei Ozeanen beschrieben). Sie muss daher vor dem Schluss des mittelamerikanischen Isthmus vor ca. 10 Millionen Jahren in den karibischen Teil des Atlantiks eingewandert sein. Wegen der niedrigen Wassertemperaturen ist es unmöglich, dass die Art um die Südspitze Amerikas oder Afrikas herum in den Atlantik gekommen ist.
Fortsetzung nächste Seite.

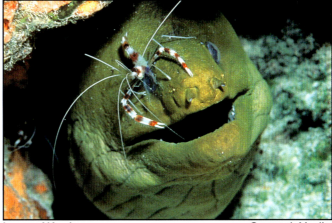
Lawson Wood — Cozumel, Mexiko

SCHERENGARNELEN — STENOPODIDAE

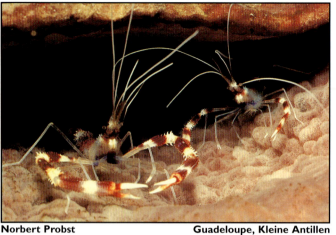

Norbert Probst — Guadeloupe, Kleine Antillen

Stenopus hispidus
Fortsetzung

Körper und Beine weiss und rötlichbraun gebändert, Bänder manchmal purpurn gerändert. Basis der Scherenbeine blau. Zwei Paar langer, weisser Antennen. Laufbeine und einige Körperpartien oft durchscheinend. Wie andere Scherengarnelen immer paarweise. In Riffen ab etwa 6 m Tiefe, sitzen in Höhleneingängen oder grossen Schwämmen, wedeln mit den Antennen, um Fische anzulocken. Klettert sogar auf Muränen, um diese zu putzen, wie auf dem Foto aus Cozumel (Vorseite).

Helmut Debelius — Ibiza, Spanien

Stenopus spinosus
Mittelmeer-Scherengarnele

Länge: Bis zu 7 cm.
Verbreitung: Ostatlantik: Azoren, Madeira, Kanaren, Mittelmeer.
Allgemein: An der orangen Färbung einfach zu erkennen. Eine sehr heimliche, benthische Art, die grosse, tiefe Höhlen zwischen 6 m (Infralittoral) und mindestens 700 m (Bathyal, NW-Mittelmeer) bevorzugt. Nachtaktiv, tagsüber versteckt. Im gesamten Verbreitungsgebiet nicht sehr häufig. Bekannt von Teneriffa (Kanaren) aus 250 m, aber auch aus den Jameos del Agua, NO-Lanzarote (Kanaren), eine überflutete vulkanische Höhle mit nur wenigen Metern Wassertiefe.

Alle drei Fotos dieser Art wurden in stockdunklen Höhlen mit Elektronenblitz gemacht. Decke und Boden der Höhle an der Küste Gomeras (grosses Foto unten) waren ausserdem mit Tanzgarnelen (*Cinetorhynchus rigens*) bedeckt.

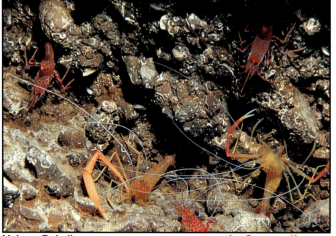

Helmut Debelius — La Gomera, Kanaren

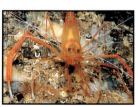

INFRAORDNUNG — CARIDEA

Von den über 3.000 bislang bekannten Garnelenarten gehören über 2.500 Arten zur Infraordnung Caridea. Obwohl die Caridea die meisten Arten stellen, sind nur einige wenige wegen ihrer Häufigkeit fischereilich interessant. Die meisten kommerziell genutzten Garnelen gehören zur Infraordnung Penaeidea (siehe S. 36). Viele Caridea sind jedoch lebend sehr attraktiv und daher von grösserem Wert für Enthusiasten wie Unterwasserfotografen und Aquarianer.

Folgende Merkmale sind für Caridea typisch: Alle fünf Beinpaare (Pereiopoden) sind gut entwickelt, die ersten beiden Paare mit oder ohne Scheren, das dritte Paar immer scherenlos. Das zweite Abdominalsegment (das zweite Pleuron) ist seitlich stark verbreitert, im Umriss birnenförmig und überlappt den Hinterrand des ersten und den Vorderrand des dritten Pleurons. Männchen wie Weibchen tragen keine speziellen Kopulationsorgane am ersten Abdominal(Hinterleibs)beinpaar (den Pleopoden) oder an den hinteren Bruststerniten (-platten). Die Weibchen tragen die Eier unter dem Abdomen, bis die Larven schlüpfen. Die meisten Caridea sind marin, es gibt aber auch Süsswasserarten (z. B. Arten der Familie Atyidae, siehe S. 56). Viele weitere Arten finden sich im indopazifischen Teil dieses Buches.

PUTZERGARNELEN — HIPPOLYTIDAE

Hippolyte prideauxiana
Federsterngarnele

Länge: Weibchen bis zu 2,5 cm, Männchen bis zu 1,1 cm.
Verbreitung: Irland, Devon (England), Bretagne (Frankreich), Madeira, Kanaren, westliches Mittelmeer, ein Nachweis aus Griechenland.
Allgemein: Vom felsigen Infralittoral bis in 60 m Tiefe. Die Art ist ein Kommensale der Federsterne *Antedon bifida* und *A. mediterranea*. Diese Garnele ist gar nicht selten: Wenn man beim Tauchen in ihrem Verbreitungsgebiet Federsterne genau genug betrachtet, kann man den kleinen Krebs auf fast jedem dritten Federstern der Wirtsarten finden. Orange Federsterne werden roten vorgezogen.
   Die Art war früher unter *Hippolyte huntii* bekannt, einem jüngeren Synonym von *Hippolyte prideauxiana*.

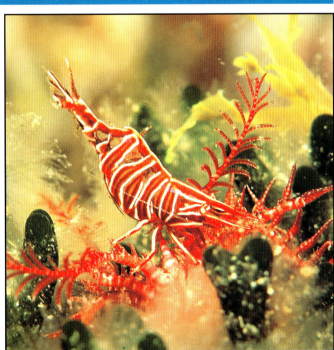

Norbert Probst — Costa Brava, Spanien

PUTZERGARNELEN — HIPPOLYTIDAE

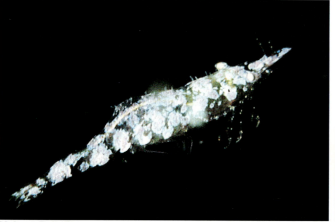

Helmut Debelius — Costa Brava, Spanien

Hippolyte inermis
Länge: Männchen bis zu 3 cm, Weibchen ohne Eier bis zu 2,5 cm, eiertragende Weibchen bis zu 5 cm. Verbreitung: Ostatlantik: Irland bis Marokko und gesamtes Mittelmeer. Allgemein: Mittelmeerexemplare sind kleiner als solche aus dem Atlantik. Grün, in *Posidonia*-Seegraswiesen.

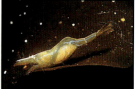

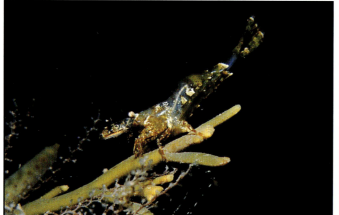

Lawson Wood — Shetland Islands, Schottland

Hippolyte varians
Variable Seegrasgarnele
Länge: Bis zu 3 cm. Verbreitung: Nordsee bis Azoren, Madeira, Kanaren, Mittelmeer. Allgemein: Vom Infralittoral bis 150 m Tiefe, meist in Seegras, aber auch unter Steinen. Färbung variabel, angepasst ans Substrat (grün in Seegras, sonst rötlich).

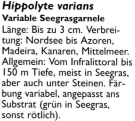

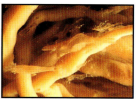

Hippolyte nicholsoni
Nicholsons Seegrasgarnele
Länge: Carapaxlänge der Männchen bis zu 2,6 mm, der Weibchen bis zu 5,3 mm. Verbreitung: Südflorida bis Westindische Inseln. Südliche Verbreitungsgrenze unbekannt. Allgemein: Auf Gorgonien bis in 30 m Tiefe, aber im Seichten häufiger. Ernährt sich vielleicht vom Schleim des Gorgonienwirts.

Das Verhältnis von Gesamtlänge zu Carapaxlänge kleiner Garnelen variiert, die Gesamtlänge kann bis zum Fünffachen der Carapaxlänge betragen.

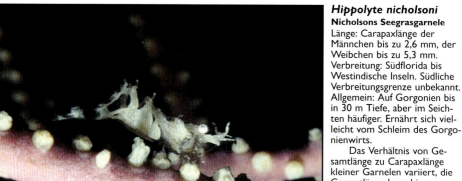

Stephen Spotte — Turks und Caicos Inseln

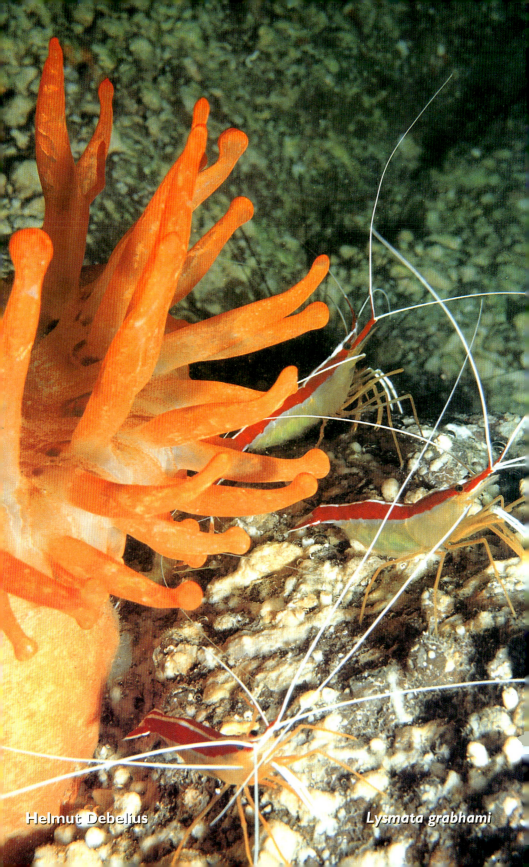
Helmut Debelius — *Lysmata grabhami*

PUTZERGARNELEN · HIPPOLYTIDAE

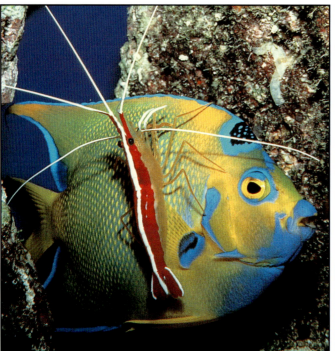

Lysmata grabhami
Grabhams Putzergarnele

Länge: Bis zu 5 cm.
Verbreitung: Beide Seiten des tropischen und warm gemässigten Atlantiks (siehe auch Vorseite, Kanaren).
Allgemein: Diese typisch gefärbte Putzergarnelenart lebt in Riffen und Felsgebieten mit Spalten und Schwämmen (die sie als Schutz nutzt) und wedelt mit ihren langen Antennen, um Fischkunden (wie den Kaiserfisch auf dem Foto) anzulocken. Ernährt sich hauptsächlich (wenn nicht ausschliesslich) von Parasiten auf der Fischhaut. Oft paarweise. Die Pärchen bestehen aus Zwittern, daher können beide Tiere befruchtete Eier tragen.

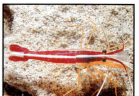

Doug Perrine — Dominica, Kleine Antillen

Lysmata nilita
Rotstreifen-Putzergarnele

Länge: Bis zu 5 cm.
Verbreitung: Westliches Mittelmeer bis Azoren.
Allgemein: Die roten Querstreifen sind typisch für diese Art. Während *Lysmata grabhami* (siehe oben) und ihre indopazifische Schwesterart *Lysmata amboinensis* weitverbreitet und bei Tauchern und Aquarianern gut bekannt sind, hat *Lysmata nilita* eine nur kleine Verbreitung in gemässigten Gewässern, wo sie sehr selten zu sein scheint. Der Fotograf konnte sie an der Küste Portugals nur nachts finden. Das kleine Foto unten wurde unter relativ schwierigen Umständen vor den Azoren gemacht.

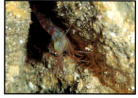

John Neuschwander — Portugal

PUTZERGARNELEN   HIPPOLYTIDAE

Lysmata wurdemanni
Wurdemanns Putzergarnele

Länge: Bis zu 4,4 cm. Verbreitung: Karibik bis Brasilien. Allgemein: Einzeln und paarweise, oft in karibischen Röhrenschwämmen. Als Fischputzer bekannt. Scheue Art. Wird in den USA regelmässig für die Aquaristik nachgezüchtet.

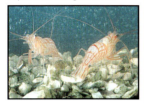

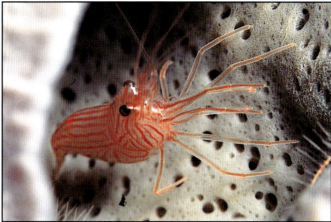

Paul Humann   Bahamas

Lysmata rathbunae
Rathbuns Putzergarnele

Länge: Bis zu 3 cm. Verbreitung: Ostküste Nordamerikas bis Karibik. Allgemein: Diese Art wurde nach der berühmten amerikanischen Carcinologin Mary Jane Rathbun benannt. Die Garnele ist in gemässigten Gewässern häufiger, als im warmen Wasser der Karibik. Sie lebt paarweise in tiefen Spalten in Felsgebieten und wird gelegentlich (nicht regelmässig) in der Aquaristik zum Verkauf angeboten.

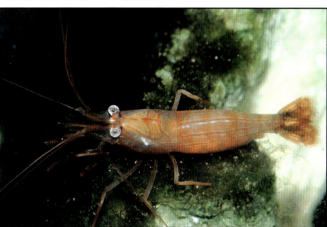

Helmut Debelius   Florida, USA

Lysmata seticaudata
Borstenschwanz-Putzergarnele

Länge: Bis zu 4 cm. Verbreitung: Gemässigter Nordatlantik, Mittelmeer. Allgemein: Lebt in Spalten zusammen mit Aalen und Muränen. Nur ohne die Konkurrenz von *L. grabhami* (Azoren, Mittelmeer) sieht man die Art oft Fische putzen.

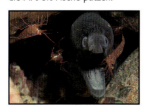

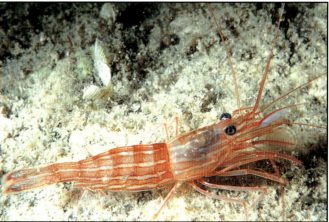

Helmut Debelius   Costa Brava, Spanien

17

PUTZERGARNELEN   HIPPOLYTIDAE

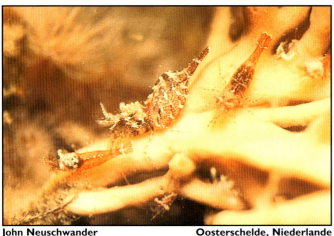

John Neuschwander   Oosterschelde, Niederlande

Thoralus cranchii
Länge: Bis zu 2 cm. Verbreitung: Ostatlantik: Norwegen bis Golf von Guinea, Kapverden, Mittelmeer. Allgemein: Tiefenbereich 0 - 130 m. Eine sehr obskure Art, die jedoch in ihrem Habitat nicht selten ist und häufig zwischen Algen lebt. Man kann sie - wie auf dem Foto gezeigt - auch auf dem Schwamm *Haliclona oculata* finden. Die Oosterschelde ist ein beliebtes Tauchziel in Holland, wo Unterwasserfotografen auch diese Art sehen können. Manchmal mit der nahe verwandten Art *Eualus occultus* (siehe unten) zusammen.

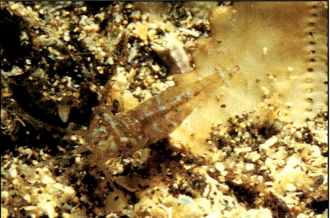

Peter Wirtz   Lanzarote, Kanaren

Eualus occultus

Länge: Bis zu 2 cm. Verbreitung: Ostatlantik: Bergen (Norwegen) südwärts bis Kapverden und westliches Mittelmeer. Allgemein: Tiefenbereich 0 - 150 m. Häufig zwischen Algen; lebt an der Küste Madeiras unter Steinen in einem Tiefenbereich von mindestens 6 - 35 m. Gelegentlich am Stamm der grossen Seeanemone *Telmatactis cricoides* zu finden, wie auch 18 andere Decapoda-Arten. Manchmal mit der nahe verwandten Art *Thoralus cranchii* (siehe oben) zusammen.

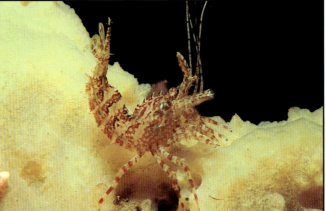

Fred Bavendam   Maine, USA

Lebbeus groenlandicus
L: Bis zu 3 cm. V: Hudson Bay bis Grönland und südlich bis Rhode Island. Arktisches Kanada und Alaska. Südliche Tschuktschensee über das Beringmeer bis zum Puget Sound, und Ochotskmeer bis Wladiwostok. A: Tiefenbereich 2 - 314 m. Wie die meisten anderen Gattungsmitglieder liebt diese Art sehr kaltes Wasser mit Temperaturen zwischen -2 und 10 °C. Sie ist bevorzugte Beute des Kabeljaus (*Gadus morhua*).
Alle *Lebbeus* spp. sind sehr bunt, auch die im Pazifik (siehe das Pazifikkapitel dieses Buches).

PUTZERGARNELEN   HIPPOLYTIDAE

Lebbeus polaris
L: Bis zu 2 cm. V: Zirkumarktisch bis Hebriden in Europa und Chesapeake Bay in Amerika. Beringmeer bis British Columbia und Ochotskmeer. A: 0 - 930 m. Einzeln oder paarweise in sehr kaltem Wasser. Nur im kurzen Sommer der Arktis zwischen Algen auf Felsböden zu finden.

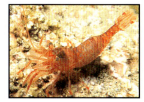

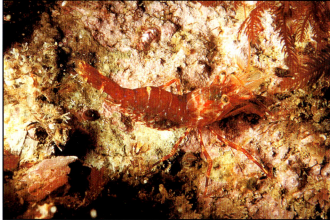

John Neuschwander   Spitzbergen, Norwegen

Thor amboinensis
Hohlkreuz-Garnele

Länge: Bis zu 2 cm
Verbreitung: Weitverbreitet in allen tropischen Meeren.
Allgemein: Diese Art hat eine sehr typische Färbung und ein einmaliges Verhalten: Sie hebt bei Beunruhigung das Hinterteil und schwenkt es hin und her. Dabei wird das Abdomen fast senkrecht hochgehalten.
   Die Garnele lebt als Kommensale auf Korallen und diversen Anemonen, z. B. *Heteractis*; sie ist immer nahe beim Wirt zu finden.
   Zeigt ausgeprägten Sexualdimorphismus: Weibchen sind fast doppelt so gross wie Männchen. Meist paarweise auf dem Wirt, aber auch in kleinen Gruppen von sechs oder acht Individuen einer Grössenklasse. Lebt manchmal auf der Anemone mit einer Partnergarnele der Gattung *Periclimenes* zusammen.
   Die Art ist kein Putzer wie viele ihrer Verwandten, aber manchmal mit Fangschreckenkrebsen (Stomatopoda, siehe eigenes Kapitel) assoziiert und krabbelt dann auf dem viel grösseren Krebs umher. Der Sinn dieser Assoziation ist noch unbekannt.

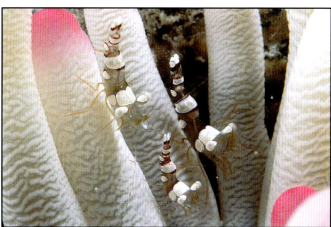

Doug Perrine   Florida, USA

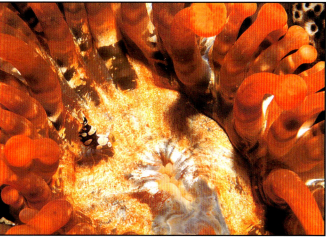

Peter Wirtz   Madeira, Portugal

19

PUTZERGARNELEN   HIPPOLYTIDAE

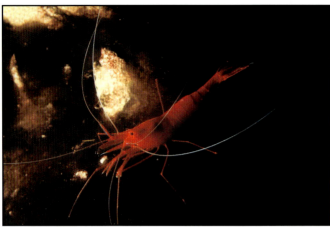

John Neuschwander   Eleuthera, Bahamas

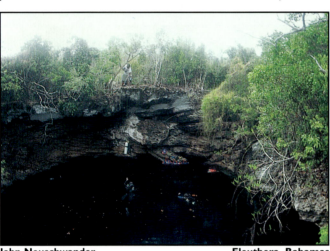

John Neuschwander   Eleuthera, Bahamas

Barbouria cubensis
Rote Höhlengarnele

Länge: Bis zu 3 cm.
Verbreitung: Bahamas und Westindische Inseln.
Allgemein: Die Inseln der Bahamas sind teilweise zerlöchert wie Schweizer Käse. Daher kann man dort bis etwa 1 km von der Küste entfernt Höhlen finden. Sie sind Karstbildungen und werden allgemein Blaue Löcher (blue holes) genannt. Das Wasser darin, in dem die Fotos gemacht wurden, ist Meerwasser, das mit max. 2 m Süsswasser überschichtet ist.
In 10 - 15 m Tiefe fand der Fotograf diese rote Garnele, die auf Karsthöhlen und Dolinen im angegebenen Verbreitungsgebiet beschränkt ist. Sie lebt dort auf dem siltigen Grund und ist immer auf Nahrungssuche, da Futter in diesem Habitat rar ist. Obwohl sie ein Mitglied der hippolytiden Familie der Putzergarnelen ist, hat man bis jetzt noch keine Putzeraktivitäten beobachten können. Die Tiere werden üblicherweise einzeln angetroffen, und jeder Fotograf, der es wagt, in diesen Karstlöchern der Bahamas zu tauchen, kann sie finden.

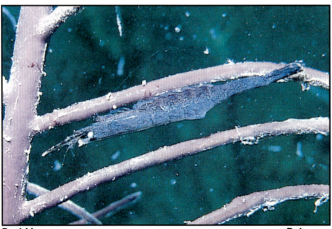

Paul Humann   Bahamas

Tozeuma carolinense
Carolina-Pfeilgarnele

Länge: Bis zu 3,8 cm.
Verbreitung: Florida (vereinzelt), Bahamas, Karibik.
Allgemein: Wie die meisten Gattungsmitglieder mit langem, schlanken Körper mit langem, spitzen Vorderteil und deutlichem Buckel auf dem Hinterleib. Die Färbung variiert von durchscheinend bis grau, purpurn oder grün.
Lebt in allen möglichen seichten Habitaten, wo die Färbung meist dem Hintergrund angepasst ist, etwa grün auf Seegras oder purpurn auf bestimmten Gorgonien.

LANGHORNGARNELEN — PANDALIDAE

Plesionika narval
Einhorngarnele

Länge: Ohne Rostrum bis zu 9,5 cm. Das Rostrum kann fast so lang wie der Körper sein.
Verbreitung: Gemässigter Nordatlantik, Mittelmeer (fehlt im östlichen Teil und in der Adria).
Allgemein: Die typische Art findet sich bereits im Seichten von 10 m Tiefe abwärts, wird aber erst in Tiefen von einigen hundert Metern häufig. Sie lebt im Infralittoral tagsüber in dunklen Höhlen versteckt und kommt nur nachts auf diverse Substrate heraus.

Auch diese Art wechselt wie viele andere Garnelen während ihres Lebens das Geschlecht: Die Individuen sind zuerst Männchen und werden später zu Weibchen.

Die Eier sind blau (typisch für alle Familienmitglieder) und werden vom Weibchen an der Körperunterseite getragen, bis die Larven schlüpfen.

Im Mittelmeer gibt es mehrere verwandte Arten der Gattung, die sich in Färbung und Rostrumlänge unterscheiden. Regelmässig auf Fischmärkten.

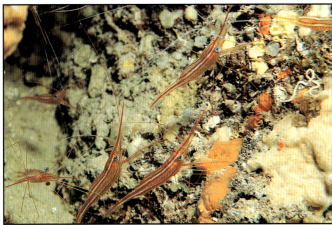
Helmut Debelius — Ibiza, Spanien

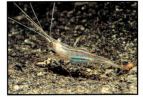

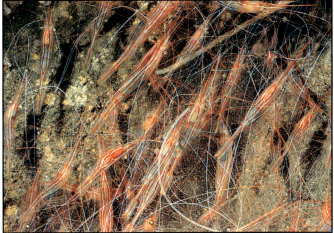
Jorge Fontes — Azoren, Portugal

Pandalus montagui
Montaguis Garnele

L: Bis zu 16 cm, aber meist 2,5 - 4 cm. V: Nordatlantik von der Nordsee um Grönland herum bis Nova Scotia, Kanada. A: 0 - 100+ m. Auf Sand. In den Niederlanden (kleines Foto unten) in 15 - 20 m, dort recht selten, nur lokal häufig. Wird kommerziell gefangen.

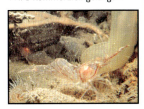

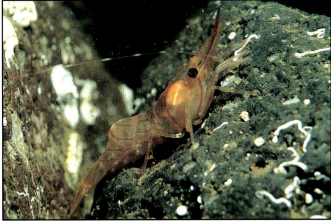
Florian Graner — Färöer Inseln, Dänemark

KURZHORNGARNELEN — PROCESSIDAE

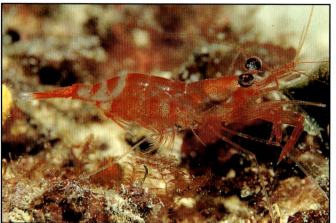

Processa macrophthalma
Länge: Bis zu 4 cm.
Verbreitung: Ostatlantik: Portugal bis Golf von Guinea, Azoren, Madeira, Kanaren, Mittelmeer. Allgemein: Alle Processiden sind nachtaktiv und leben auf sandigen und schlammigen Substraten im Seichtwasser, wo man sie nachts beobachten kann.

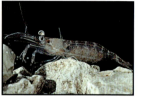

Borut Furlan — Adria

Processa canaliculata
Länge: Bis zu 4 cm.
Verbreitung: Nordostatlantik: Schottland bis Mauretanien und westliches Mittelmeer bis Griechenland.
Allgemein: Processide Garnelen finden sich auf diversen Substraten vom Seichtwasser bis in mindestens 200 m Tiefe. Die meiste Zeit des Tages verbringen sie am Boden, nachts aber schwimmen sie aktiv auf.
Im Mittelmeer und im Schwarzen Meer nur durch 10 Arten der Gattung *Processa* vertreten, von denen eine im Schwarzen Meer endemisch ist.

Florian Graner — Ionisches Meer, Griechenland

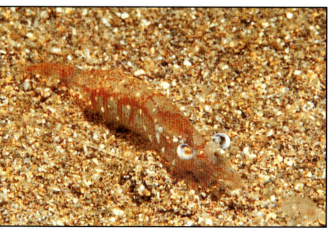

Processa modica
Länge: Bis zu 3 cm.
Verbreitung: Ostatlantik: Südöstliche Nordsee, Biskaya, Mittelmeer und Atlantikküste Südwestspaniens, auch Madeira, Kanaren, Kapverden, Marokko und Mauretanien. Allgemein: Die Art kommt von 0 bis 300 m Tiefe vor und lebt auf sandigen Böden. Sie ist nachtaktiv und schwimmt auch vom Boden auf.

Peter Wirtz — Gran Canaria, Kanaren

KALTE BERECHNUNG

Dass die Spinnenkrabben der Gattung *Stenorhynchus* (Familie Majidae) ihren Namen zu recht tragen, begreift man wohl beim Anblick der Fotos: Ihr Körperbau ähnelt in hohem Masse den landlebenden Spinnen, die ähnlich lange Stelzenbeine besitzen. Ihr Körper ist dazu unverhältnismässig klein, dreieckig bis zwiebelförmig und läuft nach vorn spitz zu. Ist das Aussehen der Spinnenkrabben schon ungewöhnlich, so fasziniert erst recht ihr Liebesleben. Peter Wirtz beleuchtet die Situation näher.

Wenn ein Männchen der Atlantischen Spinnenkrabbe *Stenorhynchus lanceolatus* ein Weibchen trifft, paart es sich mit ihm. Immer! Bei der Paarung deckt das Männchen als erstes das Sperma aller seiner Vorgänger, das noch in der Spermien-Aufbewahrungstasche (Spermatheca) des Weibchens liegt, mit Sekret aus seinen "Zementdrüsen" ab und legt dann sein eigenes Sperma obenauf. Denn zur Besamung der Eier verwendet das Weibchen immer das obenauf liegende Sperma! Vater der nächsten Kinderschar wird also nur das Männchen, das als letztes mit dem Weibchen kopuliert hat.

Erst nach der Paarung muss das Männchen sich entscheiden, ob es auf der

Vor der Kanareninsel Gomera hat sich ein Spinnenkrabben-Paar gefunden.

Suche nach anderen Weibchen weiterzieht oder das besamte Weibchen vor anderen Männchen bewacht. Die Entscheidung hängt davon ab, wie nahe das Weibchen dem Zeitpunkt ist, an dem es den nächsten Eisatz produziert. Wenn dieser Zeitpunkt noch fern ist, lohnt sich die Bewachung nicht, denn das

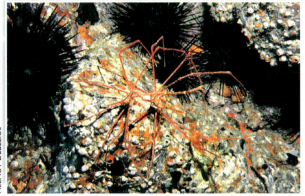

Auch bei der verwandten karibischen Art *Stenorhynchus seticornis* wird das Weibchen nach der Paarung vom Männchen bewacht.

Männchen hat einen höheren Fortpflanzungserfolg pro Lebenszeit, wenn es nach weiteren Weibchen sucht. Wenn das Weibchen, mit dem das Männchen gerade kopuliert hat, aber nahe an der Befruchtung des nächsten Eisatzes steht, lohnt es sich, das Weibchen zu bewachen und sicherzustellen, dass in der verbleibenden Zeit kein anderes Männchen sein Sperma zuzementiert.

Experimente an Spinnenkrabben haben gezeigt, dass die Männchen am Geruch der Weibchen erkennen können, wie nahe sie am Zeitpunkt der nächsten Eiablage sind. Gibt man einem Spinnenkrabbenmännchen die Wahl zwischen zwei Weibchen, die zwei oder drei Tage von diesem Zeitpunkt entfernt sind, paart sich das Männchen zwar mit beiden, greift sich aber dann das "Zweitageweibchen" und bewacht nur dieses.

Der Andrang bei paarungsbereiten Spinnenkrabben-Weibchen ist zeitweise gross.

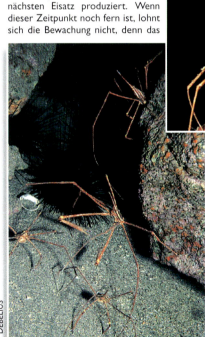

FELSENGARNELEN   PALAEMONIDAE

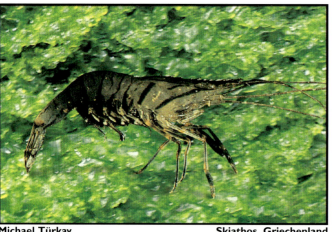
Michael Türkay   Skiathos, Griechenland

Palaemon elegans
Kleine Felsengarnele
Länge: Bis zu 6 cm.
Verbreitung: Ostatlantik (bei den Kanaren häufig) und Mittelmeer. Allgemein: In Gezeitentümpeln und sehr seichtem Wasser. Hauptsächlich tagaktiv. Wegen ihrer Transparenz im Wasser schwierig zu erkennen (kleines Foto unten).

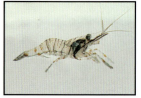

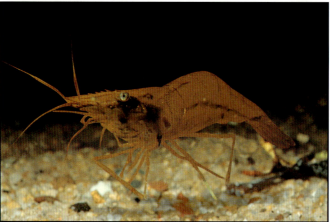
Gerd Kassebeer   Ostsee

Palaemon adspersus
Einfarbige Felsengarnele
L: Bis zu 7 cm. V: Ostatlantik: Norwegen und Ostsee bis Mittelmeer, Schwarzes Meer und Kaspisches Meer. A: 0 - 6 m. Wegen ihrer Transparenz leicht zu übersehen. Im Sommer lebt diese Brackwassergarnele im Seichtwasser zwischen *Zostera*-Seegras und Braunalgen. Im Herbst wandert sie in tieferes Wasser, wo sie den Winter verbringt. Ohne dunkle Linien oder Streifen, manchmal orangebraun gemustert. Sechs Dorsaldorne, untere Hälfte des Rostrums meist dunkelrot. Wird kommerziell gefangen.

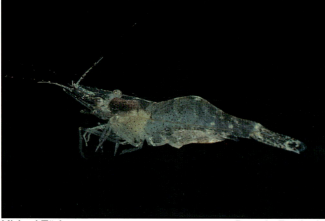
Michael Türkay   Banyuls, Frankreich

Palaemon xiphias
Posidonia-Garnele

Länge: Bis zu 6 cm.
Verbreitung: Mittelmeer.
Allgemein: Körper durchscheinend, ohne Bänderung, manchmal mit grünlichblauen Flecken. Augen rötlich bis schwarz. Eine benthische Küstenart, die in Seegraswiesen lebt (Atlantik: *Cymodocea nodosa*; im Mittelmeer *Posidonia* spp.), bis in 9 m Tiefe. Laichsaison in der Adria und Ägäis von Mai bis Juni, im westlichen Mittelmeer von Juni bis September. Auch bei Madeira und den Kanaren, dort aber nur sehr selten anzutreffen.

FELSENGARNELEN   PALAEMONIDAE

Palaemon serratus
Grosse Felsengarnele
Länge: Bis zu 11 cm, meist unter 10 cm.
Verbreitung: Ostatlantik: Dänische Küste, Britische Inseln bis Südportugal und Mauretanien, Azoren, gesamtes Mittelmeer.
Allgemein: Diese häufige Garnele bevorzugt Felsboden mit Pflanzenwuchs ab 2 m Tiefe, auch Höhlen. Sie bewohnt auch Gezeitentümpel und lebt sogar in stärker verschmutzten Gebieten. Meist nachtaktiv, verlässt dann ihren Unterschlupf, um sich auf Futtersuche (Detritusfresser) zu begeben.

Das Foto oben wurde bei Tag in einer langgestreckten Höhle in 12 m Tiefe in völliger Dunkelheit gemacht. Das Foto unten (Azoren) zeigt kleine Unterschiede in der Färbung im Vergleich zu den Exemplaren aus dem Mittelmeer.

Der Autor sammelte die Art einmal bei den Balearen für sein Aquarium, in dem sie sich schnell an tropische Temperaturen von etwa 24 °C angepasst hat.

Die Art wird auf Fischmärkten verkauft (kleines Foto: Lissabon, Portugal).

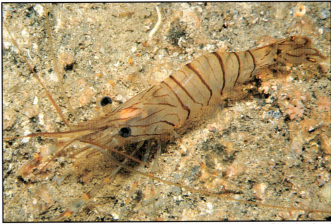
Helmut Debelius — Alonysos, Griechenland

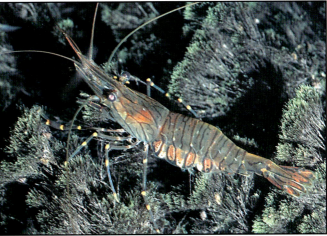
Frederico Cardigos — Azoren

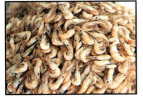

Brachycarpus biunguiculatus **Doppelzangengarnele**
Länge: Bis zu 6 cm. Verbreitung: Kosmopolit in warmen Meeren. Allgemein: In Korallenriffen und auf Felssubstrat von ein- bis mehrere hundert Meter Tiefe. Wie *P. narval* eine Tiefwasserart, die bei Tag in Höhlen im Seichtwasser lebt und nur nachts herauskommt.

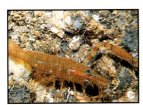

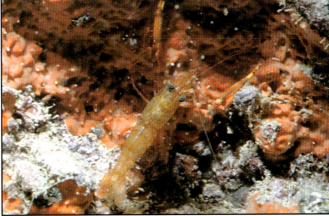
Helmut Debelius — Fuerteventura, Kanaren

PARTNERGARNELEN — PALAEMONIDAE

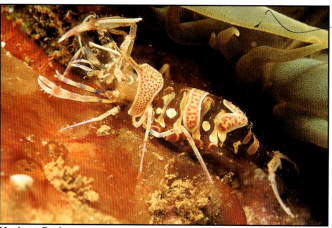

Norbert Probst — Mallorca, Spanien

Periclimenes amethysteus
Länge: Bis zu 3 cm.
Verbreitung: Nur Mittelmeer.
Allgemein: Die Art lebt einzeln oder paarweise auf verschiedenen Arten von Seeanemonen *(Condylactis aurantiaca, Aiptasia mutabilis, Anemonia rustica, Cribrinopsis crassa)* auf Hartsubstraten an geschützten Plätzen. Die Garnele bleibt am Stamm der Anemone, wenn diese ihre Tentakel einzieht. Offensichtlich gibt es eine Verbindung (Tarnwirkung) zwischen den violetten Tentakelspitzen dieser Anemonen und der Färbung der Garnele.

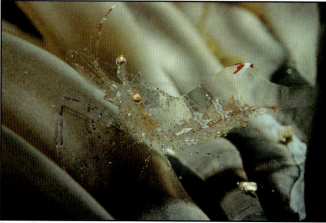

Borut Furlan — Adria

Periclimenes scriptus
Länge: Bis zu 3 cm. Verbreitung: Mittelmeer, auch selten bei den Kanaren. Allgemein: Ausschliesslich mit der Anemone *Condylactis aurantiaca* assoziiert. Vom Seichtwasser (Mittelmeer, in Seegraswiesen zwischen 10 - 25 m häufig) bis in eine Tiefe von 89 m (wissenschaftlicher Nachweis). Es wurde experimentell nachgewiesen, dass diese Partnergarnelenart ihre bevorzugte Anemonenart mit dem Geruchssinn findet. Die nesselnde Anemone bietet der Garnele exzellenten Schutz, die sogar direkt nach der Häutung gegen die Nesselzellen gefeit ist.

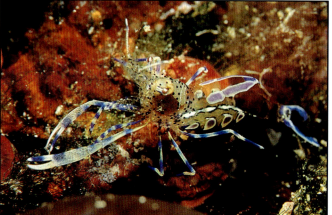

Borut Furlan — Adria

Periclimenes sagittifer
L: Bis zu 3 cm. V: Ostatlantik: Jersey bis Gibraltar, auch Madeira, Mittelmeer. A: Bei *Anemonia sulcata* und *Cribrinopsis crassa*, einzeln, selten paarweise. Wie sie vermeidet, selbst genesselt zu werden, ist unbekannt. Atlantik- und Mittelmeerpopulationen jüngst zu Unterarten gemacht.

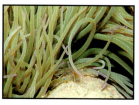

PARTNERGARNELEN   PALAEMONIDAE

Periclimenes pedersoni

Länge: 2,5 cm. Verbreitung: Südflorida, Bahamas, Karibik. Allgemein: Bei den Anemonen *Bartholomea annulata* (siehe kleines Foto), *Lebrunia danae* und *Condylactis gigantea*. Bekannteste Putzergarnele der Karibik, putzt sogar das Maul von grossen Zackenbarschen (Familie Serranidae).

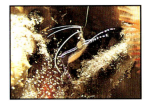

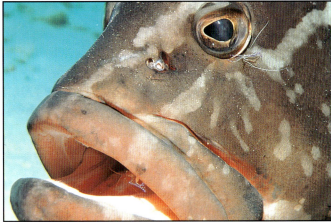

Michele Hall   Roatan, Honduras

Periclimenes anthophilus

Länge: 2,5 cm. Verbreitung: Nur von den Bermudas bekannt. Allgemein: Lebt im Seichtwasser. Diese *Periclimenes*-Art (Unterfamilie Pontoniinae) ist in ihrer Wirtsbeziehung extrem spezialisiert und lebt ausschliesslich auf der Anemone *Condylactis gigantea*, auch wenn *Bartholomea annulata* ebenfalls vorhanden ist. Will ein Unterwasserfotograf genau diese Art aufnehmen, muss er um die Bermudas tauchen.

Stephen Spotte, ein Pontoniinen-Experte, wird die Art mit *P. pedersoni* synonymisieren (pers. comm.).

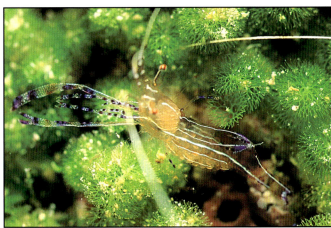

Winfried Persinger   Bermudas

Periclimenes yucatanicus

Länge: Bis zu 3 cm. Verbreitung: Florida, Bahamas, Karibik, Golf von Mexiko. Allgemein: Seichtwasserart, bis 15 m Tiefe. Lebt bevorzugt in Assoziation mit der Seeanemone *Condylactis gigantea* (siehe Foto), aber auch auf den Anemonen *Bartholomea annulata*, *Aiptasia pallida* und *Lebrunia danae*. Wurde auch schon auf der Qualle *Cassiopeia xamachana* und der warzigen Scheibenanemone *Rhodactis sanctithomae* (Corallimorpharia) beobachtet.

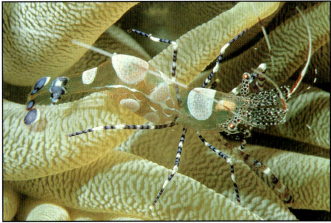

Helmut Debelius   Curacao, Niederländische Antillen

PARTNERGARNELEN — PALAEMONIDAE

Periclimenes rathbunae

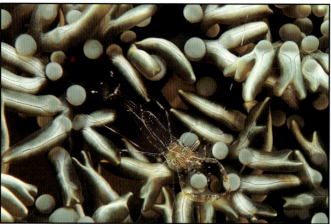

Norbert Probst — Santa Lucia, Kleine Antillen

Länge: Bis zu 2,5 cm.
Verbreitung: Florida, Karibik, Turks und Caicos Inseln, Kleine und Niederländische Antillen.
Allgemein: Seichtwasserart. Diese Putzergarnele lebt in Assoziation mit einigen Seeanemonenarten: *Stichodactyla helianthus* (grosses Foto Mitte), *Bartholomea annulata* (kleines Foto unten), *Bunodosoma granulifera, Condylactis gigantea, Eunicea tourneforti, Homostichanthus duerdeni* und *Lebrunia danae* (grosses Foto oben). Muster und Färbung sind altersabhängig, werden aber auch vom Wirt beeinflusst: Man vergleiche hierzu die Exemplare auf den beiden grossen Fotos. Das zweite grosse Foto zeigt ein Pärchen, das grössere Weibchen ist links im Bild zu sehen.

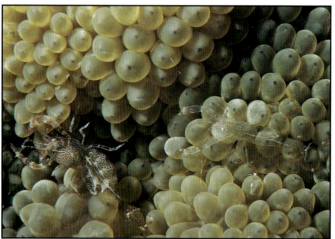

Stephen Spotte — Turks und Caicos Inseln

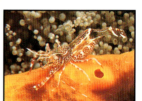

Periclimenes mclellandi

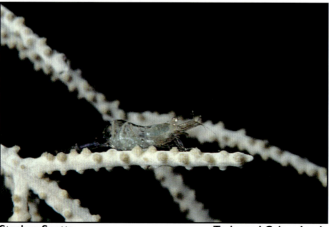

Stephen Spotte — Turks und Caicos Inseln

Länge: Männchen 0,7 cm, Weibchen 0,9 cm.
Verbreitung: zur Zeit nur von der Typuslokalität vor Pine Cay, Turks und Caicos Inseln, Britisch-Westindische Inseln, bekannt.
Allgemein: Noch nicht über 14 m Tiefe gefunden, aber bis in mindestens 43 m Tiefe verbreitet (bislang tiefster Nachweis). Der Wirt, *Pseudopterogorgia americana,* kommt vor Pine Cay sogar in noch grösseren Tiefen vor und mit ihm vielleicht auch diese Garnelenart, die sich auf der Koralle meist kopfunter bewegt.

PARTNERGARNELEN   PALAEMONIDAE

Periclimenes wirtzi

Länge: Bis zu 2 cm.
Verbreitung: Azoren, Madeira, Kanaren und Kapverden.
Allgemein: Lebt ausschliesslich auf der schwarzen Koralle *Antipathes wollastoni* (kleines Foto unten). Völlig transparent, daher erst 1996 entdeckt. Verbreitung wahrscheinlich grösser, aber bislang noch unbekannt.

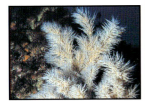

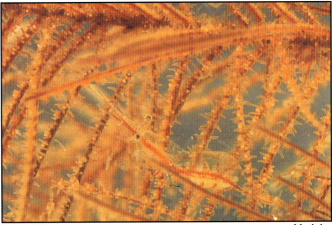

Peter Wirtz — Madeira

Periclimenes antipathophilus

L: Carapax: Männchen 0,4 cm, Weibchen 0,5 cm. V: Von den Turks und Caicos Inseln bis zu den Westindischen Inseln, Honduras und den Niederländischen Antillen. A: Männchen und Weibchen sehen gleich aus. Lebt auf den schwarzen Korallen *Antipathes gracilis, A. pennacea* und *Cirrhipathes* sp. in 17 - 45 m Tiefe. Artname aus dem Griechischen: "Schwarze Korallen-liebend". Im Unterschied zu *Periclimenes mclellandi* findet man diese Art nie auf *Pseudopterogorgia americana*; diese Pontoniinen haben offenbar bestimmte Lieblingswirte.

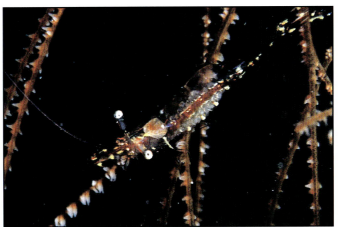

Stephen Spotte — Turks und Caicos Inseln

Pseudocoutierea antillensis

Länge: Männchen bis zu 0,6 cm, Weibchen bis zu 0,9 cm.
Verbreitung: Von den Turks und Caicos Inseln bis zu den Westindischen Inseln.
Allgemein: Diese Partnergarnele lebt bei den Westindischen Inseln mit Gorgonien assoziiert und nimmt oft die Färbung ihres Wirtes an, was nahelegt, dass sie sich vielleicht auch von ihm ernährt.
  Der Unterwasserfotograf benötigt Kunstlicht, um diese winzige Garnele zu entdecken.

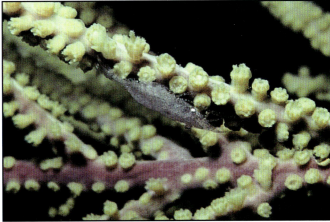

Stephen Spotte — Kuba

PARTNERGARNELEN — PALAEMONIDAE

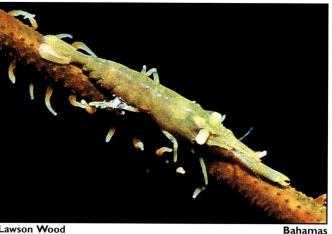
Lawson Wood — Bahamas

Pseudopontonides principis
L: Bis zu 1 cm. V: Westatlantik: Karibik und nördlicher Golf von Mexiko. A: Kryptisch gefärbt, lebt mit Antipatharien (*Cirrhipathes gracilis, Antipathes pennacea*) assoziiert in Tiefen, die das Wachstum des Wirtes begrenzen (15 - 75 m), aber meist oberhalb von 20 m Tiefe.

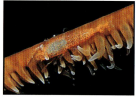

SANDGARNELEN — CRANGONIDAE

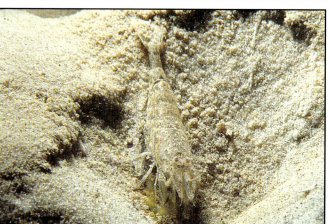
Michael Türkay — Helgoland, Deutschland

Crangon allmanni
Allmans Sandgarnele

Länge: Bis zu 7,5 cm, meist weniger.
Verbreitung: Auf den borealen Ostatlantik beschränkt: Von Island bis zum Kattegatt und in der gesamten Nordsee.
Allgemein: Färbung bräunlich-grau. Vom Sublittoral ab etwa 10 m bis 250 m Tiefe. Viel seltener als die folgende Art.
 Zu Ehren von G. J. Allman benannt, Artname aber wie oben angegeben mit zwei "n".

Crangon crangon
Gewöhnliche Sandgarnele
Länge: 4 - 6 cm, max. 9 cm.
Verbreitung: Ostatlantik: Nordnorwegen bis Marokko, Nordsee, Ostsee, Mittelmeer.
Allgemein: Im Seichtwasser des Sublittorals (bis 50 m, 120 m im Winter) und in Ästuaren. Wirtschaftlich sehr wichtige Art. Synonym *C. vulgaris*.

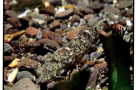

Helmut Debelius — Kattegatt, Schweden

MUSCHELHEIM

Garnelen haben einen ungeschützten Körper und sind deshalb bevorzugtes Ziel jagender Meeresbewohner. Haben schon Einsiedlerkrebse eine verblüffende Lösung gefunden, ihren nackten Leib vor Räubern zu schützen, so ist das auch einer Gruppe von Garnelen in pfiffiger Weise gelungen. Sie leben im Inneren einer Muschel, deren geschlossene harte Schale ihnen perfekten Schutz bietet. Nicht nur im Atlantik!

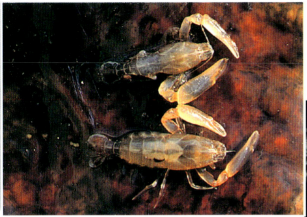

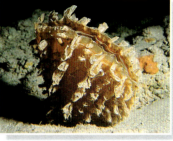

1. Steckmuscheln der Gattung *Pinna* (mit 80 cm Höhe die grössten europäischen Muscheln!) sind im Mittelmeer und Ostatlantik weit verbreitet. Sogar ein schnorchelnder Schwimmer kann sie in Seegraswiesen in Ufernähe entdecken. Ihr Körper ist mit Byssusfäden am Boden angeheftet. Nahezu jede Stachelige Steckmuschel *Pinna rudis* bei den Azoren oder um Madeira enthält ein Pärchen der Garnele *Pontonia pinnophylax*. Sieht man von oben in den offenen Spalt der Steckmuschel, erkennt man meist den dicken nach oben ragenden Hinterleib des Garnelenweibchens. Das kleine Männchen ist schwieriger zu sehen. Die Muschel duldet ihre Gäste nur und hat selbst hat keine Vorteile von der Anwesenheit der Partnergarnelen. Im Gegenteil: Die Garnelen stehlen die von der Muschel herbeifiltrierten Nahrungspartikel.

2. Eine Muschel im südlichen Pazifik hat aus einem ganz anderen Grund Berühmtheit erlangt. Die Schwarzlippenauster *Pinctada margaritifera* ist die einzige Art, mit der man in den Lagunen der Südsee schwarze Perlen züchten kann. In einem komplizierten Vorgang wird dazu in den Perlenfarmen

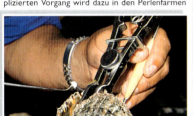

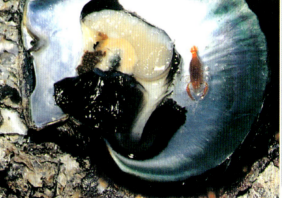

- hier fotografiert im Penrhyn-Atoll der Cook Islands - in den Mantel der Auster ein Pfropfen eingeführt, der von einer anderen Muschel aus dem Mississippi stammt! Beim gewaltsamen Öffnen der Austernschalen kann es vorkommen, dass der Schliessmuskel reisst. Dann findet man fast immer die kleine Partnergarnele *Conchodytes melaegrinae*, die den Wert der neben ihr wachsenden Perle nie erfahren wird....

3. Muscheln sind festsitzende Filtrierer, die sich immer dort niederlassen, wo die Strömung Plankton-Nahrung herbeischafft. Das gilt für Winzlinge wie auch für die Riesenmuschel *Tridacna maxima*, die 50 cm Länge erreicht. In ihren Mantelfalten findet man regelmässig die Partnergarnele *Anchistus miersi*, meist sogar in Paaren.

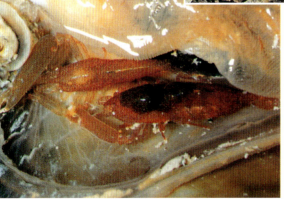

HUMMELGARNELEN — GNATHOPHYLLIDAE

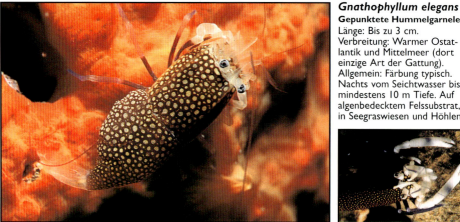

Borut Furlan — Adria

Gnathophyllum elegans
Gepunktete Hummelgarnele
Länge: Bis zu 3 cm.
Verbreitung: Warmer Ostatlantik und Mittelmeer (dort einzige Art der Gattung). Allgemein: Färbung typisch. Nachts vom Seichtwasser bis mindestens 10 m Tiefe. Auf algenbedecktem Felssubstrat, in Seegraswiesen und Höhlen.

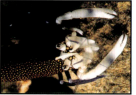

Gnathophyllum americanum
Gestreifte Hummelgarnele
L: Bis zu 3 cm. V: Kosmopolit in allen tropischen Meeren. Von den Kanaren nachgewiesen, aber noch nicht von Madeira und den Azoren. A: Bis 50 m Tiefe. Manchmal mit Stachelhäutern assoziiert, wurde beim Fressen auf Seesternen beobachtet. Kopf aller Gattungsmitglieder sieht wie abgeschnitten aus, was sie unverwechselbar macht. Auch haben alle Arten schöne individuelle Farbmuster, was die Identifikation unter Wasser in Gebieten, wo mehr als eine Art vorkommt, erleichtert.

Paul Humann — Bahamas

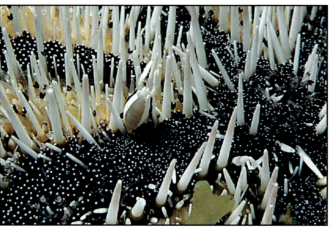

David Behrens — Roatan, Honduras

Gnathophylloides mineri
L: Bis zu 1 cm. V: Zirkumtropisch; Westatlantik: Südostflorida, Yucatan und Karibik. A: Unter Steinen oder in Korallenkalk, 0,5 - 2 m. Dies ist die kleinste aller Arten auf dieser Seite. Lebt nur auf den Stacheln der in der Karibik häufigen Seeigel *Tripneustes esculentus* und *Lytechinus variegatus*. Die Garnele frisst Detritus von den Seeigelstacheln, die Haut, welche die Stachel selbst bedeckt, und Plankton. Es bedarf eines scharfen Auges des Unterwasserfotografen, um diese winzige Schönheit zu finden, da sie nicht häufig ist.

TANZGARNELEN   RHYNCHOCINETIDAE

Cinetorhynchus rigens
Ostatlantik-Tanzgarnele

L: Bis zu 6 cm. V: Ostatlantik: Madeira, Kanaren, Kapverden. A: Bei einem Nachttauchgang kann man manchmal hunderte dieser Tanzgarnelen sehen und sich fragen, wo sie sich wohl am Tage aufhalten. Wie auf dem mittleren Foto gezeigt, verstecken sie sich in dunklen Höhlen. Die grossen, dunklen Augen der Tanzgarnelen scheinen rot zu glühen, wenn sie das Licht von Unterwasserleuchten reflektieren. Anders als andere Garnelenarten sind Tanzgarnelen in der Lage, ihr langes, säbelförmiges Rostrum unabhängig auf und ab zu bewegen. Es ist mit dem Kopfteil des Carapax durch ein flexibles Gelenk verbunden. Die Bedeutung dieses exklusiven Details der Crustaceen-Exoskelettkonstruktion ist allerdings noch unbekannt. Alle Familienmitglieder werden Tanzgarnelen genannt, weil sie sich oft ähnlich wie Tangotänzer bewegen.

Früher wurde auch die folgende Art als *C. rigens* bezeichnet, die jedoch ausschliesslich im Ostatlantik vorkommt.

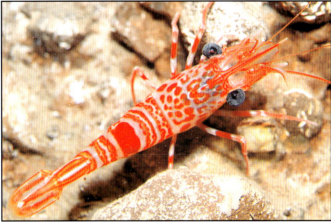
Jürgen Warnecke — El Hierro, Kanaren

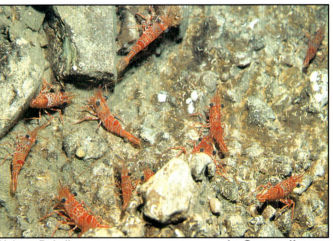
Helmut Debelius — La Gomera, Kanaren

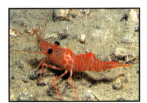

Cinetorhynchus manningi
Westatlantik-Tanzgarnele

L: Bis zu 4 cm. V: Karibik. A: Bekannter Tiefenbereich 4 - 11 m. 1996 von dem japanischen Experten für diese Familie J. Okuno beschrieben, ist diese Art erst die zweite der Familie im Atlantik. Hier werden die ersten Farbfotos der **benannten Art** gezeigt.

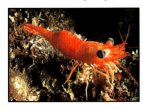

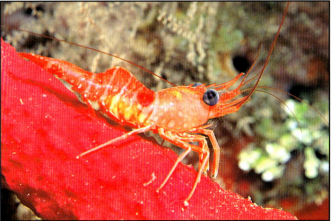
Lawson Wood — Bimini, Bahamas

KNALLKREBSE ALPHEIDAE

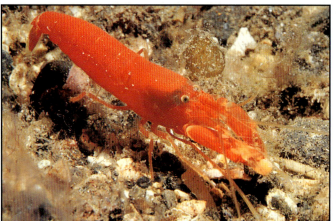

Peter Wirtz — Madeira

Alpheus macrocheles

Länge: Bis zu 3,5 cm.
Verbreitung: Ostatlantik: Südliche Britische Inseln bis Mauretanien und Französisch Guinea, Azoren, Madeira, Kanaren, Kapverden, Ascension, Mittelmeer.
Allgemein: Tiefenbereich 50 - 185 m, im Seichtwasser seltener. Die Färbung ist variabel.
 Das Rostrum ist wie bei allen Gattungsmitgliedern kurz, eine der beiden vorderen Scheren ist stark vergrössert (siehe A. roquensis) und die Augen sind unter dem Carapax versteckt.

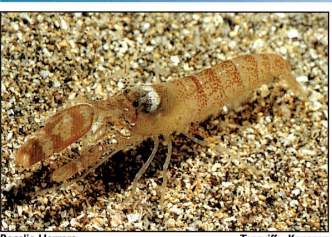

Rogelio Herrera — Teneriffa, Kanaren

Alpheus dentipes

Länge: Bis zu 2 cm.
Verbreitung: Ostatlantik: Von der Biskaya bis zum Golf von Guinea, Azoren, Kanaren, Madeira, Kapverden, Ascension, Mittelmeer, Schwarzes Meer.
Allgemein: Wie auf dem Foto zu sehen, lebt die Art manchmal auf sandigen Böden, an die sie durch ihre Färbung perfekt angepasst ist. In tieferen Habitaten kommt sie auch auf Felsgrund vor. Tiefenbereich 0 - 72 m. Sitzt im spanischen Mittelmeer in Schwämmen, Felsspalten, auf Kalkalgen und den Rhizomen von *Posidonia*-Seegras) von 0 - 30 m.

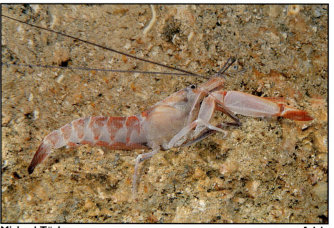

Michael Türkay — Adria

Alpheus glaber

Länge: Bis zu 4,3 cm.
Verbreitung: Ostatlantik: Südliche und westliche Britische Inseln bis Marokko, gesamtes Mittelmeer.
Allgemein: Dorsal meist rot oder rosa, die Carapaxseiten und das Abdomen sind weiss gerandet. Schere länglich, zusammengedrückt, mit deutlichen Kanten. Tiefenbereich für eine Art dieser Gattung ungewöhnlich gross: Vom Sublittoral (33 m) bis in 550 m Tiefe.
 Alpheus ruber ist ein jüngeres Synonym.

KNALLKREBSE   ALPHEIDAE

Alpheus armatus
L: Bis zu 5 cm. V: Südflorida (dort häufig), Bahamas, Karibik. A: Leuchtend rot bis orange oder hellbraun mit weissen Flecken und Zeichnungen. Die Antennen dieser Art sind typisch rot und weiss gebändert. Der Schwanz ist oft blau gezeichnet. Jedes der ersten Beine trägt eine Schere, von denen eine wie bei allen Arten der Gattung stark vergrössert ist, die andere ist viel kleiner. Mit der Anemone *Bartholomea annulata* assoziiert. Der Krebs erzeugt mit der grossen Schere Knallgeräusche, die dazu dienen, Feinde abzuwehren und vielleicht auch Beute zu fangen.

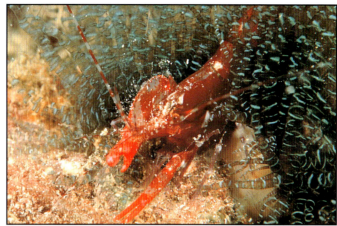

Doug Perrine   **Florida, USA**

Alpheus roquensis

L: Bis zu 5 cm. V: Gesamte Karibik. A: Kürzlich wurden drei neue karibische Arten der *armatus*-Gruppe beschrieben. Sie sind sich in Färbung, Verhalten und Morphologie sehr ähnlich. Eine von ihnen ist *A. roquensis* (Foto), mit Anemonen und Gorgonien assoziiert.
   Reaktion auf eine Bedrohung (auch einen sich nähernden Taucher oder Unterwasserfotografen): Der Krebs schnellt nach vorne und knallt wiederholt mit seiner grossen Schere. Knallkrebse werden deshalb auch "Pistolenkrebse" genannt.

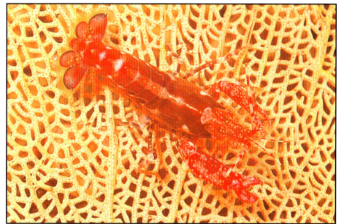

Helmut Debelius   **Curacao, Niederländische Antillen**

Synalpheus sp.
Länge: Bis zu 2 cm. Verbreitung: Florida (dort häufig), Bahamas, Karibik. Allgemein: In allen möglichen Habitaten von 1 - 40 m. Versteckt sich in dunklen Unterschlupfen. Einige Arten der Gattung leben in Hohlräumen von Schwämmen. Die Gattung hat über 30 atlantische Arten, die alle nur nach mikroskopischer Untersuchung exakt bestimmt werden können.
   Synalpheus-Arten sind am ersten Beinpaar zu erkennen: Ein Bein mit glatter, zylindrischer, stark vergrösserter Knallschere (für Angriff und Verteidigung); zweite Schere viel kleiner.

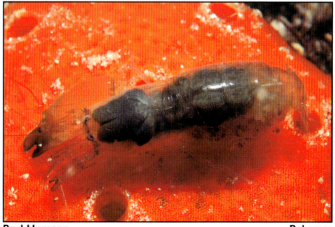

Paul Humann   **Bahamas**

INFRAORDNUNG PENAEIDEA

Die meisten kommerziell genutzten Garnelenarten gehören zur Infraordnung Penaeidea. Sie umfasst etwa 500 Arten, von denen 100 die Hauptgarnelenfänge der ganzen Welt ausmachen; die Geisselgarnelen (Penaeidae) sind dabei die wichtigste Familie. Da Penaeiden oft in riesigen Schwärmen im Seichtwasser entlang des Kontinentalschelfs über gut befischbaren Böden vorkommen, werden sie intensiv mit allem möglichen Gerät befischt. In einigen Ländern werden sie auch in grossem Stil gezüchtet. Sicyoniiden sind nirgends häufig und haben keinen wirtschaftlichen Nutzen. Typisch für penaeide Garnelen: Alle 5 Beinpaare sind gut entwickelt, die ersten 3 tragen kleine Scheren; der Hinterrand eines jeden Hinterleibssegmentes (Pleura) bedeckt den Vorderrand des folgenden; Männchen mit grossem Kopulationsorgan am ersten Pleopodenpaar, beim Weibchen an den hinteren Brustplatten. Eier werden direkt ins Wasser abgegeben. Viele weitere Arten im indopazifischen Teil dieses Buches (S. 110).

STEINGARNELEN SICYONIIDAE

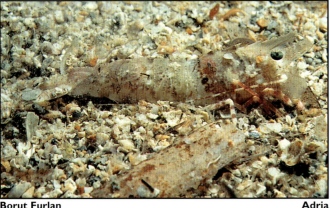
Borut Furlan — Adria

Sicyonia carinata
Furchengarnele
Länge: Bis zu 8 cm, meist zwischen 3 und 6 cm.
Verbreitung: Ostatlantik: Südportugal bis Kongo (W-Afrika), gesamtes Mittelmeer.
Allgemein: Benthisch auf Sandboden und in Seegraswiesen *(Zostera, Posidonia)*. Tiefenbereich 3 - 35 m, meist unterhalb von 5 m Tiefe. Wird in manchen Regionen des Mittelmeers mit Netzen gefangen und frisch oder gefroren verkauft. Trotz ihres guten Geschmacks wegen des harten Panzers nicht sehr geschätzt.

GEISSELGARNELEN PENAEIDAE

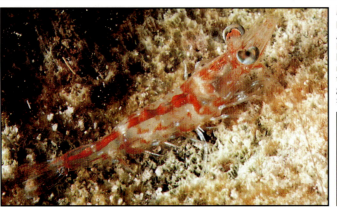
John Neuschwander — Curacao, Niederländische Antillen

Penaeus sp.
L: Bis zu 4,2 cm. V: Karibik.
A: Penaeidae sind die grösste Familie der Penaeidea und stellen die grösste Anzahl kommerziell wichtiger Garnelenarten, unter denen auch diejenigen mit dem höchsten wirtschaftlichen Wert sind.

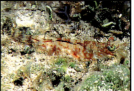

LEBEN UNTERM PACKEIS

Noch vor zehn Jahren fischten die Polarbiologen des Alfred-Wegener-Institutes in Bremerhaven buchstäblich im Trüben. Ein Schleppnetz, gefüllt mit Steinen und Schlamm, dazwischen allerlei Meeresgetier - das war alles, was sie von der Lebewelt in den Tiefen der antarktischen Gewässer zu Gesicht bekamen. Die Forscher konnten nur ahnen, wie die Tiere am Grund des Polarmeeres zusammenleben, welche Umweltfaktoren ihr Leben prägen und wie sie sich verhalten. Erst der Einsatz eines modernen Unterwasserfahrzeuges auf Expeditionen des Forschungseisbrechers *Polarstern* 1996 und 1998 verschaffte den Durchbruch. Das ferngesteuerte Gerät, bestückt mit Lampen und Videokameras, ermöglichte neue Einblicke in eine einzigartige Tierwelt in 500 m Tiefe. Die Lebensgemeinschaft am Boden des Weddellmeeres ist stellenweise so reich an verschiedenen systematischen Gruppen und Lebensformen, dass die Artenvielfalt mit der tropischer Korallenriffe zu vergleichen ist. An anderen Stellen sahen die Forscher "Wüste", kahle Flächen ohne Leben. Armin Maywald berichtet.

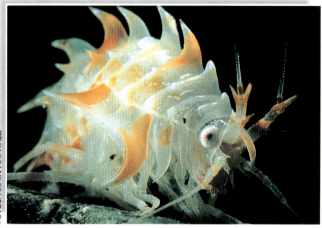

Epimeria macrodonta, ein bizarrer antarktischer Flohkrebs.

Erste Einblicke in das Verhalten antarktischer Meerestiere erhielten die Forscher, als sie begannen, ihre Studienobjekte in Aquarien zu beobachten. Das ist beileibe nicht so einfach, denn es galt seinerzeit unter Fachleuten als ausgemacht, dass sich diese Tiere nicht über längere Zeit halten lassen. Die empfindlichen Pfleglinge mussten nämlich lebend aus den Tiefen des Meeres geholt werden. Dann ging es weiter per Schiff über die Tropen bis ins heimische Labor. Während der monatelangen Reise mussten die Meerestiere ständig gekühlt werden, zwischen minus 1 und plus 1,5 °C. In Bremerhaven angekommen, bezogen sie dann Quartier in elektronisch überwachten Kühllabors.

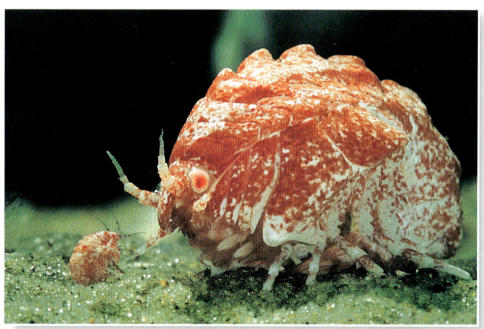

Epimeria georgiana, eine weitere farbenfrohe antarktische Flohkrebsart, mit einem im Aquarium geschlüpften Jungtier!

Von besonderem Interesse sind die Amphipoden (Flohkrebse) von nur wenigen Zentimetern Länge. Schon lange wusste man, dass sie in erstaunlicher Formen- und Artenfülle die Tiefen des Südpolarmeeres bevölkern. Amphipoden haben nicht nur die wechselvolle Klimageschichte der Antarktis überlebt. 79 Prozent der 460 bisher beschriebenen Arten sind endemisch, das heisst: Sie kommen weltweit nur hier vor. Die antarktischen Flohkrebse sind ein eindrucksvolles Beispiel für die sogenannte Radiation innerhalb einer Tiergruppe, also der Entwicklung vieler Arten und Lebensformen, die von nur wenigen Vorfahren ausging. Einige Flohkrebsarten tragen Panzer, die mit auffälligen Seitendornen und Rückenstacheln bewehrt sind, andere sind auffällig gefärbt und gemustert. Das erleichtert den Biologen die Arbeit, die Arten zu bestimmen. Doch auch heute weiss noch niemand genau, wozu die bizarren Panzer gut sind. Aus Studien im Kühllabor weiss man, dass antarktische Flohkrebse ausgesprochen langsam wachsen. So können zwischen zwei Häutungen bis zu sechs Monate vergehen, Nordseegarnelen fahren dagegen alle zwei Tage aus der Haut. Flohkrebse im Südpolarmeer werden dafür mehrere Jahre alt. Und häufiger als Arten, die in der Arktis, der Tiefsee oder tropischen Meeren leben, neigen sie zu Riesenwuchs.

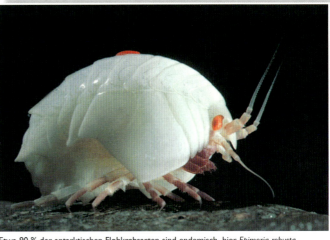

Etwa 90 % der antarktischen Flohkrebsarten sind endemisch, hier *Epimeria robusta*.

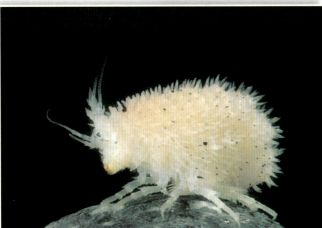

Echiniphimedia hodgsoni, ein borstiger Flohkrebs der Antarktis.

Einige Umweltfaktoren am Grund der Antarktis sind verblüffend konstant. In 585 Meter Tiefe massen die Forscher jährliche Schwankungen der Wassertemperatur von sieben Hundertstel Grad Celsius. Auch der Salzgehalt des Wassers ist recht stabil. Dagegen verändern sich die Lichtverhältnisse und die Eisbedeckung im Lauf eines Jahres enorm, denn im arktischen Winter können 20 Millionen Quadratkilometer der Seegebiete mit Eis bedeckt sein, wovon im Sommer bis zu vier Fünftel abschmelzen. Dabei war das Klima in der Antarktis einmal recht mild: im Mittel 10 °C. Doch das war vor 65 Millionen Jahren. Erst am Ende des Eozäns, also vor 38 Millionen Jahren, kühlte das Klima deutlich

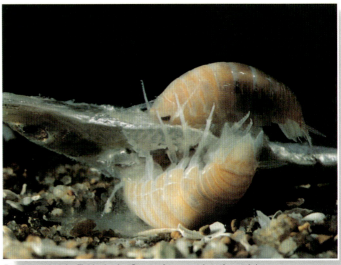

Dieser antarktische Flohkrebs der Gattung *Aega* tut sich an Aas gütlich.

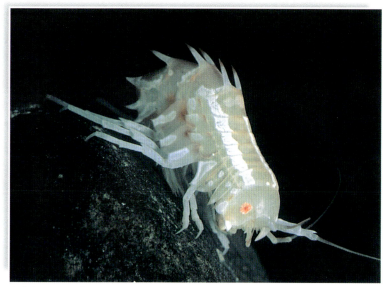

ab. Vor 30 Millionen trennten sich die Kontinente Südamerika und Antarktika voneinander, wodurch die Drake-Passage entstand, das Meeresgebiet zwischen den beiden Kontinenten. Jetzt war die Landmasse der Antarktis isoliert, und durch die unablässig wehenden Westwinde entstand eine Meeresströmung, der kalte Zirkumpolarstrom, der den Austausch der antarktischen Fauna mit anderen Meeresgebieten behindert - auch heute noch.

Die wechselvolle Klimageschichte haben einige Meerestiergruppen nicht überlebt wie

Auch die rotäugige *Gnathiphimedia mandibularis* ist ein Amphipode aus dem Packeis der Antarktis.

die krabben- und hummerähnlichen Zehnfusskrebse. Sie fehlen völlig in der Antarktis. Unter den Flohkrebsen dagegen konnten sich sogar Nahrungsspezialisten entwickeln. Viele ernähren sich von toten Tieren, manche sind Weidegänger. Es gibt aber auch ausgesprochene Feinschmecker: *Gnathiphimedia mandibularis* hat besondere Kiefer entwickelt, mit denen sie Moostierchen abknabbern kann. Die kaum einen Millimeter grossen, korallenähnlichen Tiere sitzen in winzigen Gehäusen und können den antarktischen Meeresboden mit ausgedehnten Kolonien überziehen.

Als die ersten Bilder aus den Tiefen des Weddellmeeres auf den Monitoren erschienen, fiel den Forschern auf, dass die Bodenlebewelt ausgesprochen dreidimensional wirkt. Einige Tierarten bevorzugen die "zweite Etage". Da kriechen Haarsterne und Seegurken häufig auf tonnenförmigen Glasschwämmen herum. Das deckt sich mit Einzelbeobachtungen aus den heimatlichen Kühlaquarien. Dort versuchen Asseln der Gattung *Antarcturus* immer den höchsten Punkt am

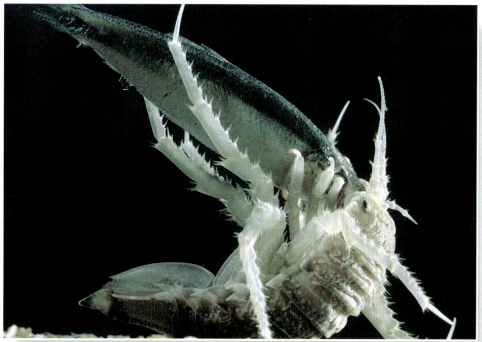

Glyptonotus antarcticus ist eine riesenwüchsige antarktische Assel (Isopoda), wird bis zu 12 cm lang und ernährt sich von Fischaas.

Boden zu erklimmen, sei es ein Stein oder das Gehäuse einer Entenmuschel, wobei sie mit ihren behaarten Beinen eine Art Fangkorb formen.

Das alles ist kein Zufall wie genauere Auswertungen der Videos und Fotos gezeigt haben. Auf anderen Tieren zu sitzen ist offenbar von Vorteil bei der Ernährung. Die "Aufsitzer" sind häufig Suspensionsfresser. Sie sind abhängig vom Zustrom organischer Partikel. Und in der zweiten Etage über dem Meeresboden wird viel mehr an Schwebteilchen herantransportiert als direkt am Meeresboden. Am Grund des Weddellmeeres strömt das Wasser ständig parallel zur Küste westwärts. Der Küstenstrom ist für viele biologische Prozesse in der Antarktis von Bedeutung.

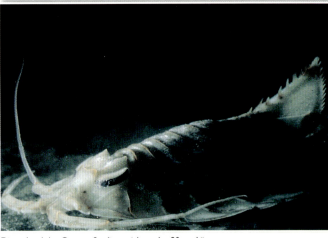

Diese Assel der Gattung *Serolis* erreicht stolze 20 cm Länge.

Wahrscheinlich befördert er die meiste Zeit des Jahres organische Partikel in die Schelfbereiche des Weddellmeeres. Und aus diesem steten Strom an Nahrung ziehen antarktische Bodentiere ihren Nutzen. Sie filtern das Wasser und verzehren Schwebteile oder sie suchen die Oberfläche von Tieren nach Nahrungspartikeln ab wie die Garnele *Chorismus antarcticus*, die häufiger auf Schwämmen zu finden ist als andere Krebse.

Doch woher stammt die Nahrung im antarktischen Winter, wenn die Wasseroberfläche über Monate mit Eis bedeckt ist? Erst in den letzten Jahren ist erforscht worden, wie reichhaltig die Lebensgemeinschaft selbst im Packeis ist. Unter den Eisschollen, in winzigen Hohlräumen zwi-

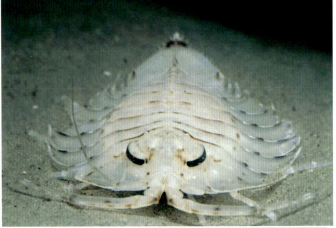

Die Körperform von *Serolis* erinnert stark an die der ausgestorbenen Trilobiten.

schen Eiskristallen, leben Kieselalgen, Bakterien und Pilze. Auch der Krill, die Hauptnahrung der Bartenwale, sammelt sich im antarktischen Winter an der Eisunterseite, um dort die Algen abzugrasen. Der Gesamtbestand dieser bis zu sechs Zentimeter langen Leuchtkrebse wird auf 200 bis 500 Millionen Tonnen geschätzt. Da fallen ungeheure Mengen an Nahrungsabfällen, Kotpillen und abgestorbenen Tieren an, die von der Eisunterseite gleichsam herab regnen bis auf den Meeresgrund. Diese Formen des Zusammenlebens, die hohe Artenvielfalt deuten darauf hin, dass die Bodenlebewelt der Antarktis ein altes Ökosystem sein muss.

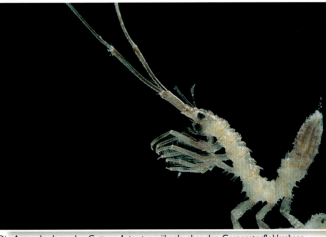

Die Arten der Isopoden-Gattung *Antarcturus* ähneln eher den Gespensterflohkrebsen.

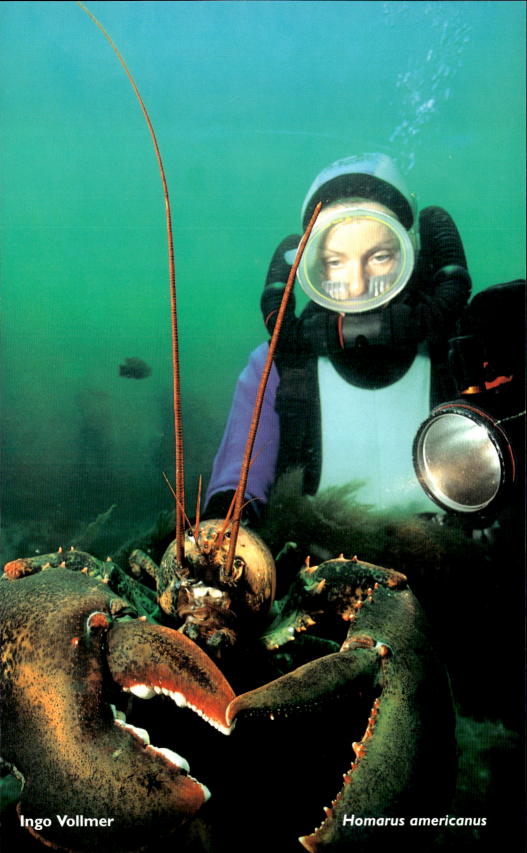

Ingo Vollmer

Homarus americanus

INFRAORDNUNG ASTACIDEA

Die Infraordnung Astacidea umfasst die Hummer und die Süsswasserkrebse. Alle können von den Langusten der Infraordnung Palinuridea (siehe S. 46) durch das Vorhandensein von Scheren an den ersten drei Beinpaaren einfach unterschieden werden, ebenso dadurch, dass das erste Beinpaar mit Abstand das grösste und stärkste ist. Die letzten beiden Beinpaare enden bei den meisten Arten in einem einfachen Dactylus (Finger). Die Infraordnung enthält drei Gruppen, die Süsswasserkrebse der Nordhalbkugel, die Süsswasserkrebse der Südhalbkugel (beide werden im systematischen Teil dieses Buches nicht behandelt, aber siehe Arten der Familie Astacidae auf S. 54 - 55) und die kommerziell sehr wichtigen echten Hummer der Familie Nephropidae (siehe unten). Kürzlich wurden die sehr farbenfrohen Arten der Gattung *Enoplometopus* in eine eigene Familie Riffhummer (Enoplometopidae) gestellt. Dieses Buch bietet einen weiten Überblick über die Riffhummer und zeigt nicht nur atlantische Arten (unten), sondern auch viele weitere Schmuckstücke im indopazifischen Teil dieses Buches. Vor 20 Jahren entdeckte der Autor ein neues Mitglied dieser Familie, das nach ihm benannt wurde: *Enoplometopus debelius*. Siehe auch BEOBACHTUNGEN AN HUMMERN auf S. 200 - 202.

HUMMER NEPHROPIDAE

Homarus americanus
Amerikanischer Hummer

Länge: Maximale Körperlänge bis zu 64 cm, meist um 25 cm oder weniger. Diese Art ist, was die Körperlänge angeht, zusammen mit *Jasus verreauxi* wahrscheinlich die grösste lebende Dekapodenart.
Verbreitung: Westatlantik: Neufundland, Kanada (Labradorsee) bis North Carolina, USA.
Allgemein: Der amerikanische Hummer lebt vom Sublittoral bis in mindestens 480 m Tiefe, ist aber von 4 - 50 m am häufigsten. Er bewohnt Hartböden (gehärteten Schlamm, Fels). Die Weibchen tragen ihre Eier 10 - 11 Monate lang, so dass man eiertragende Weibchen praktisch das ganze Jahr über antreffen kann. Die Art wandert nicht oder nur in sehr kleinem Umfang.
   Dieser Hummer ist Ziel einer der wichtigsten Krebsfischereien im Nordwestatlantik.

John Neuschwander Maine, USA

HUMMER   NEPHROPIDAE

Homarus gammarus
Europäischer Hummer

Länge: Meist 35 - 40 cm, selten über 50 cm, Maximum 62 cm bei einem Gewicht von 8,4 kg
Verbreitung: Ostatlantik: Nordwestnorwegen (Lofoten) bis Marokko, Azoren, gesamtes Mittelmeer ausser im extremen Osten (östlich von Kreta), aber einschliesslich des Schwarzen Meeres. Fehlt in der Ostsee.
Allgemein: Der Europäische Hummer bewohnt küstennahes Flachwasser bis in 60 m Tiefe, ausnahmsweise bis 120 m, und lebt auf felsigen und steinigen Substraten.

Die Weibchen tragen ab dem Frühherbst Eier und bis April oder Mai des folgenden Jahres sich entwickelnde Jungtiere.

Die kommerziell bedeutende Art wird in den Küstengewässern mit Reusen, Körben und (im Mittelmeer) mit Stellnetzen gefangen.

Die europäische Art unterscheidet sich von ihrem noch grösseren amerikanischen Gegenstück *H. americanus* (siehe Vorseite) durch das Fehlen eines Dorns auf dem Unterrand des Rostrums; ausserdem sind die Scheren weniger breit und die Dorne daran nur stumpf-spitz. Die Unterseiten der Scherenbeine, die Beine und der Cephalothorax variieren in der Färbung von elfenbeinfarben bis gelblichgrün.

H. americanus trägt meist einen deutlichen Enddorn am Unterrand des Rostrums. Seine Scheren sind sehr breit und stumpf bedornt. Die Färbung der Körperunterseite ist kräftig orange bis rot.

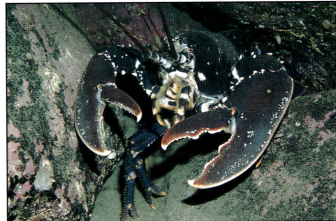
Florian Graner — Sognefjord, Norwegen

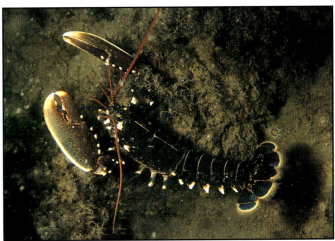
John Neuschwander — Oosterschelde, Niederlande

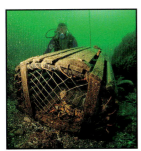

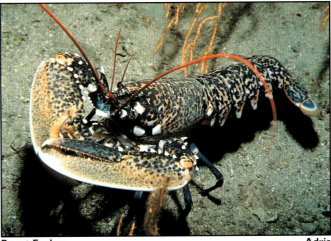
Borut Furlan — Adria

HUMMER   NEPHROPIDAE

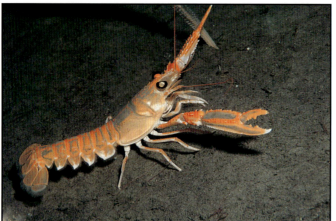
Florian Graner   Sognefjord, Norwegen

Nephrops norvegicus
Kaisergranat

Länge: Die Gesamtkörperlänge adulter Tiere variiert zwischen 8 und 24 cm, meist liegt sie zwischen 10 und 20 cm.
Verbreitung: Ostatlantik: Island, Färöer und NW-Norwegen (Lofoten) bis Marokko, westliches und zentrales Mittelmeer; fehlt im östlichen Mittelmeer, in Ostsee, Bosporus und Schwarzem Meer.
Allgemein: Der Tiefenbereich dieser mittelgrossen Hummerart ist 20 - 800 m. Sie lebt auf Schlammböden, in denen sie Bauten gräbt. Die Tiere sind streng nachtaktiv und ernähren sich von Detritus, Krebstieren und Würmern. Eiertragende Weibchen findet man praktisch das ganze Jahr über. Die Eier werden rund 9 Monate getragen und etwa im Juli abgelegt.
   Die Art ist von erheblichem wirtschaftlichen Nutzen und wird praktisch überall in ihrem Verbreitungsgebiet hauptsächlich im Frühling und im Sommer gefangen. Fang meist in Schleppnetzen, Verkauf frisch, tiefgefroren oder in Dosen.

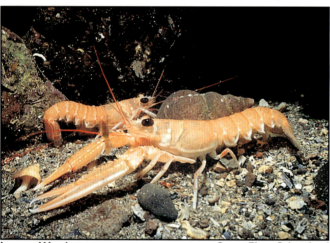
Lawson Wood   Scapa Flow, Schottland

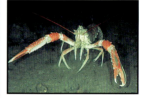

RIFFHUMMER   ENOPLOMETOPIDAE

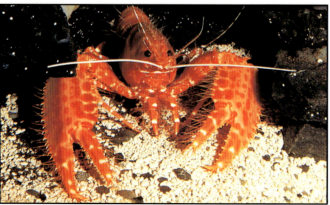
Rogelio Herrera   Gran Canaria, Kanaren

Enoplometopus callistus
Westafrikanischer Riffhummer
Länge: Bis zu 13 cm.
Verbreitung: Kanaren bis zur Westküste Afrikas (Ghana).
Allgemein: Benthische Art, lebt auf Felsböden im Infralittoral. Nachtaktiv, versteckt sich tagsüber in Höhlen und Spalten. Unterscheidet sich von der folgenden Art durch das Fehlen der weissen "Wangenmuster". Ist im Vergleich zu *E. antillensis* viel seltener. Unterwasserfotografen brauchen ein scharfes Auge, um diese sehr versteckt lebende Art zu entdecken.

RIFFHUMMER   NEPHROPIDAE

Enoplometopus antillensis
Antillen-Riffhummer

Länge: Bis zu 11 cm.
Verbreitung: Beide Seiten des Atlantiks: Antillen, Madeira, Kanaren, Kapverden, St. Helena.
Allgemein: Eng mit den grossen Hummern der Gattung *Homarus* verwandt, sind die Arten der Gattung *Enoplometopus* viel kleiner, aber auch viel farbenprächtiger. Während ihre "grossen Brüder" nur im kalten Atlantik vorkommen, kann man die kleineren Verwandten in allen tropischen und warm gemässigten Meeren der Welt finden. Der Autor hat es immer sehr genossen, einen ganzen Tauchgang in der Nähe des Verstecks einer der schönsten Krebsarten überhaupt zu verbringen. Das gilt auch für die rechts abgebildete Art.

Ein persönlicher Freund, der auf der Insel La Gomera (Kanaren) lebt, zeigte dem Autor dort einmal eine Höhle in etwa 15 m Tiefe. Seeigel am Eingang zu dieser besonderen Höhle machten den Zutritt sehr schmerzhaft, aber in der Höhle machten einige Überraschungen die Schmerzen wieder wett. Im Schein der Lampen bewegten sich hunderte von Tanzgarnelen über Boden und Decke, und hier und da schaute ein *E. antillensis* aus einer Spalte. Die Krönung war ein Paar, das sich zusammen nahe einer Anemone *Telmatactis cricoides* aufhielt. Die auffälligste Anemone im Ostatlantik beherbergt viele andere Arten dekapoder Krebse, die durch deren Nesseltentakel geschützt sind. Wie die Krebse vermeiden, selbst genesselt zu werden, ist noch unbekannt.

Beide Riffhummer waren offensichtlich vom Licht der Lampen irritiert und hoben ihre Scherenbeine in Abwehrhaltung. Äussere Geschlechtsunterschiede waren an den Tieren nicht auszumachen.

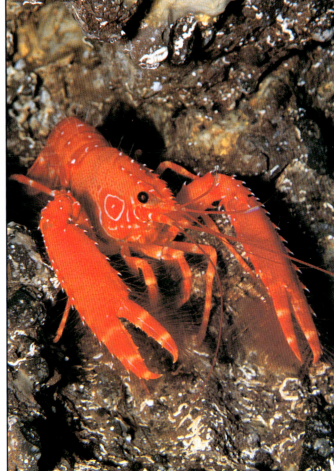
Jürgen Warnecke — La Gomera, Kanaren

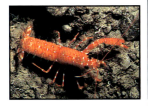

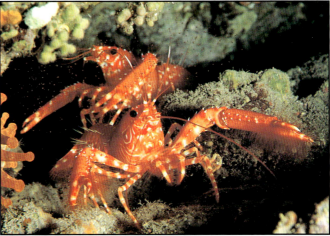
Jürgen Warnecke — La Gomera, Kanaren

45

INFRAORDNUNG — PALINURIDEA

Hier werden drei Familien dieser Infraordnung vorgestellt: Langusten (Palinuridae), Bärenkrebse (Scyllaridae) und Pelzlangusten (Synaxidae). Die wichtigsten sind die den Gourmets wohlbekannten Langusten, die in beköderten Fallen gefangen werden. Sie leben in Höhlen und Spalten, die sie nachts zum Fressen verlassen. Da man sie mit Ködern (totem Fisch) fangen kann, scheinen sie Aasfresser zu sein, im Darm finden sich aber auch Weichtiere, Krebse und Algen, also ein breites Nahrungsspektrum. Alle Gruppenmitglieder sind charakterisiert durch: Das Fehlen echter Scheren; Telson und Uropoden mit weichem, flexiblem Hinterrand (zusammen Schwanzfächer genannt, dient den Krebsen dazu, über kurze Entfernungen schnell und kraftvoll rückwärts zu schwimmen). Das Rostrum ist meist sehr klein oder fehlt. Weitere Arten finden sich im indopazifischen Teil dieses Buches.

LANGUSTEN — PALINURIDAE

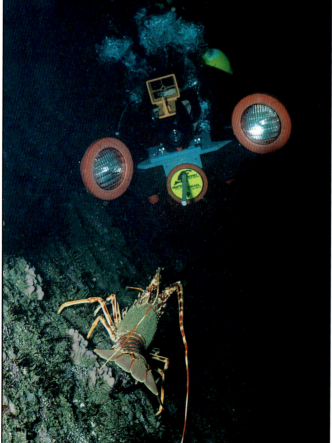

Palinurus elephas
Europäische Languste
Länge: Maximale Körperlänge 50 cm, aber die Art wird selten länger als 40 cm.
Verbreitung: Ostatlantik: Vom südwestlichen Norwegen bis Marokko, auch im Mittelmeer (ausser im äussersten Osten und Südosten), Azoren, Madeira, Kanaren. Nicht in der Nordsee, aber im Englischen Kanal und um die südöstliche Spitze der Britischen Inseln.
Allgemein: Diese Langustenart lebt auf Felsböden, nur selten auf Sand, in Tiefen von 5 bis 160 m, hauptsächlich zwischen 10 und 70 m. Sie ist wie alle Langusten nachtaktiv und versteckt sich tagsüber in Spalten.
 Wie bei allen Familienmitgliedern fehlen ihnen Scheren an den Beinen, ausser am fünften Beinpaar der Weibchen. Diese benutzen die Scheren, um ihre Eier zu hantieren und zu putzen, die unter dem Abdomen angeheftet sind. Eiertragende Weibchen finden sich von September/Oktober bis Februar/März.
 Die Art wird meist in Langustenkörben gefangen, manchmal mit Haken und Schnur oder Speeren, selten mit Zug- oder Stellnetzen. Sie wurde vor SW-England in den 1960ern von Vollzeittauchern gesammelt. Regelmässig auf Fischmärkten im Mittelmeerraum zu finden.

Helmut Debelius Galway, Irland

LANGUSTEN   PALINURIDAE

Palinurus elephas
Fortsetzung

Wird im Ostatlantik in kleinerem Umfang in England gefangen, intensiver in Frankreich und Portugal.

Die Art ist allgemein unter dem jüngeren Synonym *P. vulgaris* bekannt.

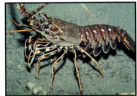

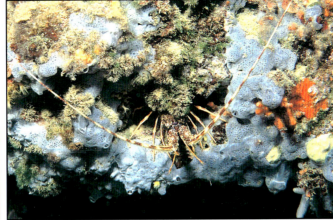

Helmut Debelius   Costa Brava, Spanien

Palinurus mauritanicus
Rosa Languste

Länge: Maximale Körperlänge 50 cm, meist zwischen 20 und 40 cm. Verbreitung: Ostatlantik: Westlich von Irland bis Südsenegal, auch im westlichen Mittelmeer, nicht in der Adria. Allgemein: Tiefwasserart, Tiefenbereich 180 - 600 m, im westlichen Mittelmeer hauptsächlich zwischen 400 und 500 m. Bewohnt meist Fels- und Korallensubstrate, auch Schlammböden. Die Art lebt zeitweise gesellig. Von vor der Küste Nordwestafrikas wurden Schleppnetzfänge mit über 500 Exemplaren gemeldet.

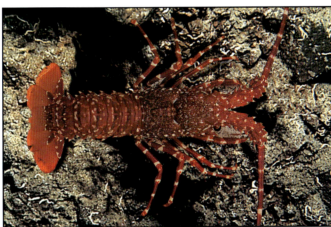

Rogelio Herrera   Kapverden

Panulirus regius
Königslanguste

Länge: Max. 35 cm, meist nicht über 25 cm. Verbreitung: Ostatlantik: Südmarokko bis Südangola, westliches Mittelmeer. Allgemein: Seichtwasserart, vom Sublittoral bis 40 m Tiefe (hauptsächlich 5 - 15 m) auf Felsgrund.

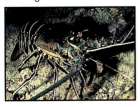

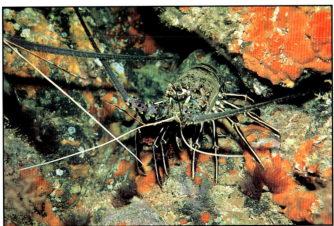

Peter Wirtz   Kapverden

47

LANGUSTEN — PALINURIDAE

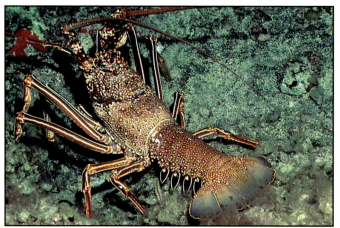
Rogelio Herrera — Gran Canaria, Kanaren

Panulirus echinatus
Braune Languste
Länge: Bis zu 39 cm.
Verbreitung: Zentralatlantische Inseln und Nordostbrasilien. Allgemein: Tiefenbereich 0 - 25, max. 35 m. Zwischen Felsen, in Spalten, nachtaktiv. Eiertragende Weibchen mit 5 - 10 cm Carapaxlänge wurden gemeldet. Kleines Foto unten von St. Helena.

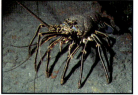

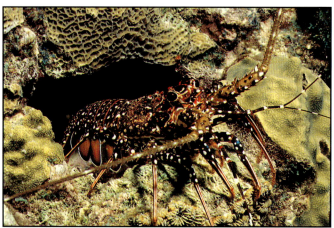
Norbert Probst — St. Lucia, Kleine Antillen

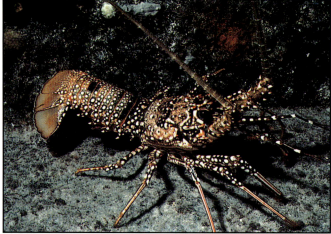
Paul Humann — Bahamas

Panulirus guttatus
Fleckenlanguste
Länge: Meist bis 15 cm, Maximallänge etwa 20 cm.
Verbreitung: Westatlantik: Bermudas, Bahamas, Südflorida, Belize, Panama, Karibischer Inselbogen von Kuba bis Trinidad, Curacao, Bonaire, Los Roques, Surinam.
Allgemein: Die Seichtwasserart bewohnt Riffe und Felsgebiete. Tagsüber ist sie hauptsächlich in Spalten und anderen schützenden Unterschlupfen anzutreffen. Wie alle Langusten ist sie nachtaktiv und verlässt ihren Tagesschutz, um im Freien auf Nahrungssuche zu gehen. Wenn man sich ihr unter Wasser nähert, ist sie scheu und verschwindet bald rückwärts in einem Unterschlupf. Bei Störung kann die Art - wie alle Langusten - mit kräftigen Schwanzschlägen schnell rückwärts davonschwimmen.

Diese Languste wird im gesamten Verbreitungsgebiet gefangen, allerdings eher nebenher; es gibt keine spezifische Fischerei dafür. Wird von Hand oder mit Speeren erbeutet, manchmal auch in Fallen, die für andere Arten aufgestellt wurden. Kommt frisch auf den Markt, hauptsächlich für den lokalen Verzehr.

Die ähnliche, aber seltenere Art P. laevicauda unterscheidet sich durch den bläulichgrünen bis purpurnen Körper und grosse weisse Flecken an den Seiten des Abdomens.

LANGUSTEN   PALINURIDAE

Panulirus argus
Karibik-Languste

Länge: Maximale Körperlänge etwa 45 cm, durchschnittlich etwa 20 cm.
Verbreitung: Westatlantik: Bermudas und Ostküste der USA von North Carolina bis Rio de Janeiro, Brasilien, einschliesslich des gesamten Golfs von Mexiko und der Karibik. Auch mehrfach von der Elfenbeinküste in Westafrika gemeldet.
Allgemein: Eine typische Seichtwasserart, aber manchmal auch bis in 90 m Tiefe anzutreffen, vielleicht sogar tiefer. Sie lebt zwischen Felsen, in Riffen, in Seegraswiesen oder in jedem anderen Habitat, das Schutz bietet.

Die Art ist gesellig und wandert. Zum Laichen gehen die Weibchen in tieferes Wasser. Im Herbst gibt es Massenwanderungen, wenn sich die Tiere im Gänsemarsch in Reihen von bis zu 50 Individuen am Tage in eine bestimmte Richtung bewegen. Jedes Tier hat dabei zum vorangehenden Körperkontakt mit den Antennen. In der Laichzeit tragen die Weibchen Klumpen winziger oranger Eier unter ihren Abdomen und sollten unter allen Umständen ungestört bleiben. Im nördlichen Teil des Verbreitungsgebietes dieser Art findet man Larven hauptsächlich von Juni bis Dezember.

Dies ist die wirtschaftlich wichtigste Langustenart amerikanischer Gewässer. Sie wird praktisch in ihrem gesamten Verbreitungsgebiet gefangen, kann aber in Gebieten, in denen sie nicht gejagt wird, immer noch häufig sein. Die Art wird meist mit Fallen gefangen, aber auch von Hand, mit Speeren oder Schleppnetzen. Sie wird frisch vermarktet, die Schwänze werden gefroren oder in Dosen exportiert.

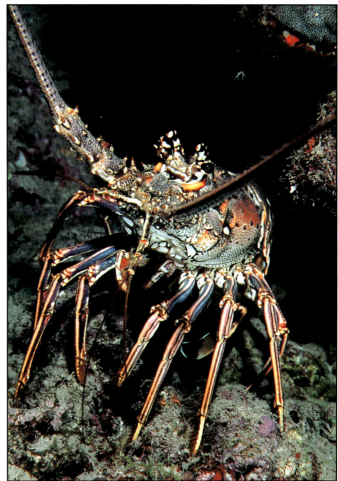

Norbert Wu — Bonaire, Niederländische Antillen

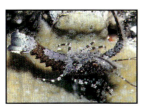

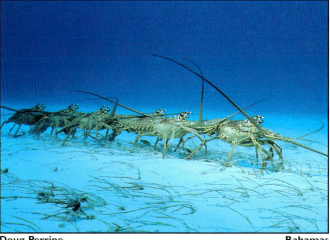

Doug Perrine — Bahamas

49

LANGUSTEN   PALINURIDAE

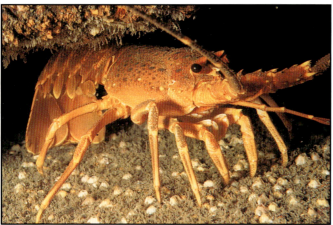

John Neuschwander   Kap der Guten Hoffnung, Südafrika

Jasus lalandii
Kaplanguste
Länge: Carapax 18 cm, maximale Körperlänge 46 cm.
Verbreitung: Beschränkt auf das südliche Afrika von Cape Cross, Namibia, um das Kap der Guten Hoffnung herum bis Algoa Bay, Kapprovinz, Südafrika.
Allgemein: Die Art lebt in Küstengewässern zwischen 0 und 46 m Tiefe auf Felsboden, manchmal gemischt mit Sand- und Schlammflächen. Männchen häuten sich zwischen September und Dezember, Weibchen im April oder Mai, danach findet die Paarung statt. Eiertragende Weibchen sieht man von Mai bis Oktober.

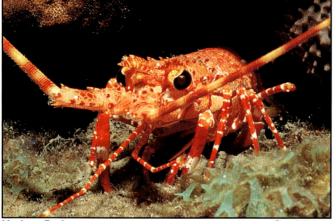

Norbert Probst   Guadeloupe

Justitia longimanus

L: Maximum etwa 15 cm, meist bis zu 10 cm.
V: Westatlantik: Bermudas, Südflorida (USA), Karibischer Inselbogen von Kuba bis Isla Margarita (Venezuela), Curacao und Ostbrasilien (Espiritu Santo). Auch im Indopazifik, siehe diesen Teil des Buches.
A: Männchen haben vergrösserte erste Beine mit starken Klauen (Subchelae). Tiefenbereich 1 - 300 m, aber hauptsächlich in 50 - 100 m Tiefe, wo die Art an Aussenriffhängen lebt. Fischereiliches Interesse sehr gering, wird meist bereits lokal verzehrt.

PELZLANGUSTEN   SYNAXIDAE

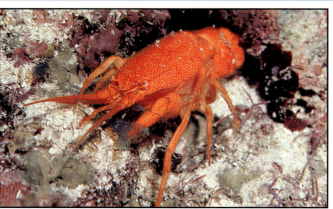

Paul Humann   Belize

Palinurellus gundlachi
Karibik-Pelzlanguste
Länge: Max. etwa 15 cm.
Verbreitung: Westatlantik: Bermudas, Bahamas, Südflorida, Yucatán, Belize, Karibik (Kuba bis Barbados), Curacao, NO-Brasilien (Pernambuco). Allgemein: Körper pelzig, flacher als bei anderen Langusten. Tiefenbereich 1 - 35 m. An unzugänglichen Stellen (Höhlen) zwischen Fels und Korallen. Entfernt sich selten weit von der Höhle, sogar nachts. Relativ selten. Fang von Hand und manchmal in Fallen, aber ohne fischereiliche Bedeutung.

BÄRENKREBSE   SCYLLARIDAE

Scyllarides latus
Grosser Bärenkrebs
Länge: Maximale Körperlänge bis etwa 45 cm, aber meist nicht über 30 cm. Carapaxlänge bis zu 12 cm.
Verbreitung: Mittelmeer und Ostatlantik von der Küste Portugals (nahe Lissabon) bis Senegal, Azoren, Madeira, Selvagens Islands und Kapverden.
Allgemein: In Tiefen von 4 - 100 m auf Fels- oder Sandsubstrat. Frisst hauptsächlich Weichtiere, besonders Napfschnecken *(Patella* spp.). Eiertragende Weibchen findet man von Juni bis August. Die Art wird im gesamten Verbreitungsgebiet gefangen und gegessen, da sie recht selten ist, gibt es aber keine wichtige Fischerei. Presslufttauchen aber machte ihr Habitat für Sammler zugänglicher, und in einigen Gegenden mussten die Populationen sehr darunter leiden!

Bärenkrebse haben zu Schaufeln umgewandelte Antennen, mit denen sie Muscheln ausgraben. Ihren Beinen fehlen die Scheren, ausser dem fünften Paar der Weibchen, das kleine Scheren zum Hantieren der Eier trägt.

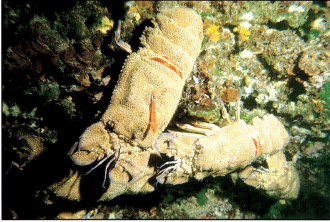
Helmut Debelius   Ibiza, Spanien

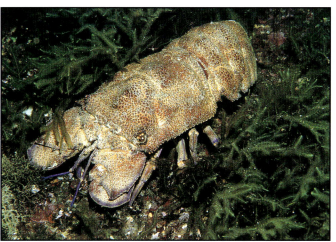
Florian Graner   Zakynthos, Griechenland

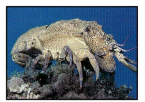

Scyllarus arctus
Kleiner Bärenkrebs
Länge: 5 - 15 cm, max. 16 cm.
Verbreitung: Ostatlantik von der Südküste der Britischen Inseln bis zu den Azoren, Madeira und den Kanaren sowie gesamtes Mittelmeer.
Allgemein: Tiefenbereich 4 - 50 m. Auf Fels- und Schlammböden und in Seegraswiesen.

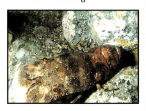

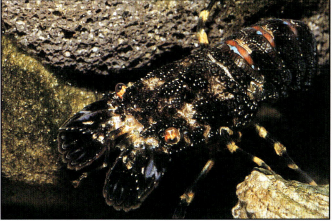
Helmut Debelius   Costa Brava, Spanien

BÄRENKREBSE   SCYLLARIDAE

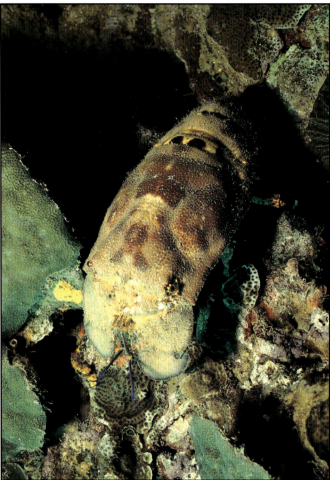

Scyllarides aequinoctialis
Mexiko-Bärenkrebs
Länge: Maximale Körperlänge über 30 cm; Carapaxlänge bis etwa 12 cm.
Verbreitung: Westatlantik: Von South Carolina (USA) und den Bermudas über die Westindischen Inseln bis Südbrasilien (Sao Paulo) einschliesslich Golf von Mexiko und Karibik.
Allgemein: Der bekannte Tiefenbereich dieser Art ist 0,5 - 180 m, aber man findet sie hauptsächlich zwischen 0,5 und 64 m. Die Art lebt nachtaktiv auf Sand- oder Felssubstrat und in Korallenriffen, dort oft auf den Aussenhängen. Sie frisst tote Tiere und Detritus. Zum Schutz graben sich die scheuen Bärenkrebse in den Sand ein oder ziehen sich in Unterschlupfe zurück.
  Die Art wird gegessen, ist wirtschaftlich aber eher unbedeutend, wird meist von den ärmeren Leuten verzehrt und nicht exportiert. Ihr Fleisch wird offenbar nicht sehr geschätzt, aber als Köder in Langustenfallen verwendet. Die Art wird selbst versehentlich in für andere Arten aufgestellten Fallen gefangen.

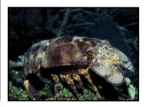

Norbert Probst   Curacao, Niederländische Antillen

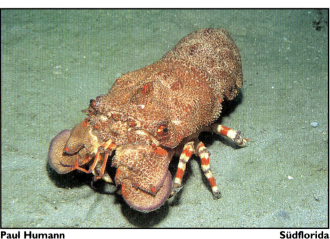

Scyllarides nodifer
Knotiger Bärenkrebs
Länge: Bis zu 35 cm; Carapaxlänge bis zu 13 cm. Verbreitung: Westatlantik: Bermudas und Ostküste der USA südlich von Cape Lookout, North Carolina, gesamter Golf von Mexiko (Florida bis Yucatán).
Allgemein: Erstes Abdominalsegment oft mit 2 oder 3 dunklen Flecken. Von 2 - 91 m auf Sand, manchmal mit Schlamm, Schill oder Korallen, auch in Seegras. Es gibt keine spezifische Fischerei auf diese Art, sie wird aber gegessen oder als Köder verwendet. Fang in für andere Arten aufgestellten Fallen und frisch vermarktet.

Paul Humann   Südflorida

BÄRENKREBSE SCYLLARIDAE

Parribacus antarcticus
Skulptur-Bärenkrebs

Länge: Carapaxlänge bis zu 9 cm, maximale Totallänge etwa 20 cm.
Verbreitung: Westatlantik von Florida bis Nordostbrasilien (Bahia), einschliesslich der Westindischen Inseln und karibischen Festlandküste; im Indo-Westpazifik von Ost- und Südostafrika bis Hawaii und Polynesien.
Allgemein: Von 0 - 20 m in Korallen- oder Felsriffen mit Sandboden. Die Art ist streng nachtaktiv und tagsüber in Spalten versteckt, manchmal in kleinen Gruppen.
    Dieser Bärenkrebs hat exzellentes Fleisch und wird überall im Verbreitungsgebiet gegessen. Er wird meist nachts auf Riffen mit Fackeln gejagt. Fang mit Netzen, von Hand oder mit dem Speer. Obwohl der Geschmack sehr gelobt und dem anderer Verwandter vorgezogen wird, ist die Art zu klein und ihr Abdomen zu flach, um wirtschaftlich wichtig sein zu können. Wird manchmal auch in Langustennetzen erbeutet.

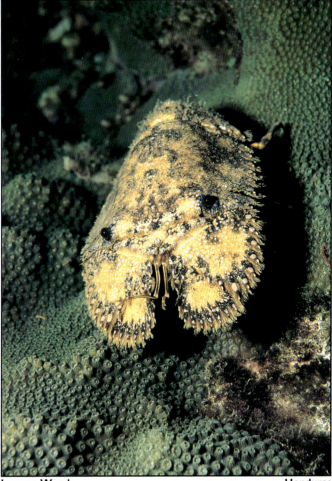
Lawson Wood — Honduras

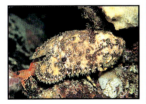

Arctides guineensis
Bermuda-Bärenkrebs
Länge: Carapaxlänge bis zu 6 cm, maximale Gesamtlänge etwa 20 cm.
Verbreitung: Westatlantik: Bermudas, Florida, Bahamas, Martinique. Man kennt Larven aus dem "Bermudadreieck" (Bermudas, Küste der USA von North Carolina bis Südflorida, Bahamas und nördlich von Puerto Rico).
Allgemein: Die Art lebt auf Aussenriffen, ihre Larven sind planktonisch. Sie ist zu selten, um von wirtschaftlichem Interesse sein zu können. Die meisten Exemplare werden in Langustenkörben gefangen.

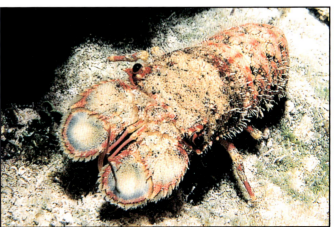
Paul Humann — Antigua

BEZAUBERNDE SÜSSWASSERKREBSE

Durchaus sehenswerte und interessante Krebse, die man meist nur im Salzwasser der Meere vermutet, gibt es auch in Europas Binnengewässern. Als Taucher hat man das Privileg, diese urtümlich anmutenden Krabbelmeister in ihrem Lebensraum beobachten zu können. Aber man muss sich schon die Zeit nehmen, Löcher und Schlupfwinkel am Gewässerboden nach ihnen abzusuchen, denn die meisten Krebsarten halten sich tagsüber in Verstecken zwischen Steinen und unter Wurzeln oder ins Wasser gefallenen Bäumen auf. Sergio Montanari und Volker Neumann lüften einige Geheimnisse.

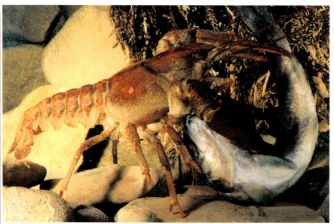

Der Flußkrebs, ein wichtiger Aasverwerter in europäischen Binnengewässern.

Wie ihre Salzwasser-Verwandten haben auch Süsswasserkrebse keine Knochen, sondern einen als Aussenskelett bezeichneten harten Chitinpanzer, in den zusätzlich Kalk eingelagert ist und der den gesamten Körper und die Beine mit Ausnahme der Gelenkhäute umgibt. Wie bewegt man nun als **Steinkrebs** (*Austropotamobius torrentium*) seine zehn Beine, wenn sie von einem harten Panzer umschlossen sind? Irgendwie muss das ganze unterteilt und mit Gelenken gegeneinander beweglich gemacht werden. Dieses Problem hat die Natur durch die Erfindung von mehrfach unterteilten Gliedmassen gelöst, um eine hinreichende Beweglichkeit zu gewährleisten. "Hinreichend" bedeutet aber in diesem Zusammenhang auch, dass Flusskrebse trotz der Segmentierung mit ihren handförmigen Scheren nicht auf Rücken reichen können. Dennoch war die Konstruktion im Tierreich äusserst erfolgreich und namensgebend für den grossen Stamm der Gliederfüssler.

Entgegen aller Überlieferungen können Flusskrebse vorwärts *und* rückwärts laufen, aber nur rückwärts schwimmen. Rückt man ihnen zu sehr auf den "Panzer", so "schiessen" sie mit kräftigen Hinterleibsschlägen nach hinten davon. Als typische Bodenbewohner sind Flusskrebse schlechte Schwimmer, nach nur wenigen Stössen versuchen sie sich meist zu verstecken - bei den in unseren Gewässern üblichen Sichtverhältnissen eine effektive Fluchtstrategie. Ein raffiniert funktionierendes Gleichgewichtsorgan zeigt dem flüchtenden Ritter an, ob er nach oben oder unten schwimmt. In einer kleinen Grube unterhalb der Antennenbasis hat der Krebs bei der Häutung einen oder mehrere kleine Steinchen oder Sandkörnchen plaziert. Diese drücken durch die Schwerkraft auf bestimmte Sinneszellen und liefern dem Tier so Informationen über seine räumliche Orientierung beim Gehen oder Schwimmen.

Flusskrebse sind Allesfresser, jüngere Tiere bevorzugen pflanzliche, ältere tierische Kost. Dabei

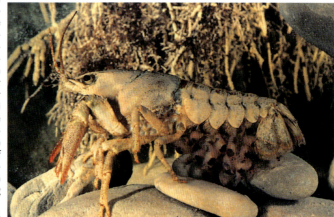

Sogar Flusskrebse betreiben Brutpflege und schützem ihre Jungen mit dem Hinterleib.

sind sie nicht wählerisch, alles was von ihnen überwältigt werden kann, wird verspeist. Vom harten Hornkraut über Amphibienlaich, Würmer, Schnecken, Muscheln, Wasserinsekten bis hin zu Molchen, Fischen und Aas, selbst vor frisch gehäuteten Artgenossen machen sie nicht halt. Dies ist auch der Grund, warum Krebsgewässer in der Regel relativ seuchenfrei sind.

Trotz ihres harten Panzers haben auch Flusskrebse Fressfeinde. Die Jungtiere und kleineren Exemplare dienen allen Fischarten als Nahrung, Erwachsene werden nur von wenigen Fischen wie Aal, Barsch, Döbel, Quappe und sogar Forellen gefressen, auch Enten, Ratten und Reiher stellen ihnen nach.

Seite gegenüber: *A. torrentium* ist in Europa selten geworden und durch Krankheiten und Gewässerverschmutzung stark gefährdet.

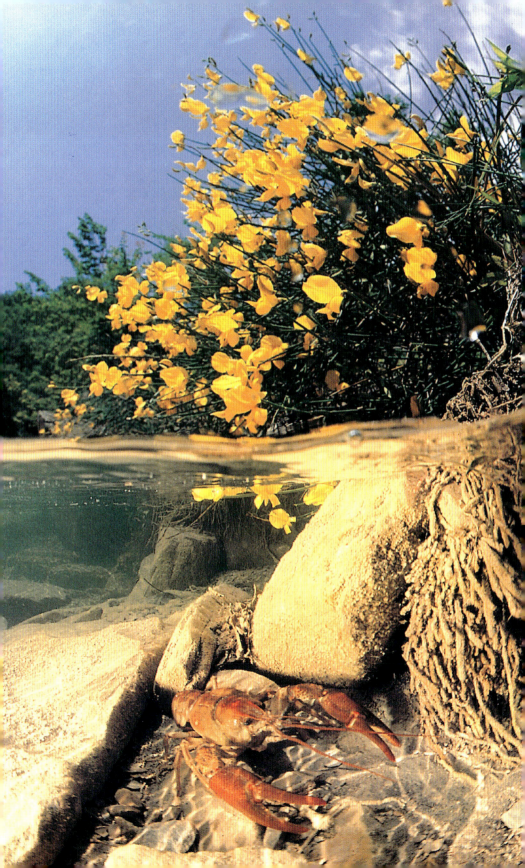

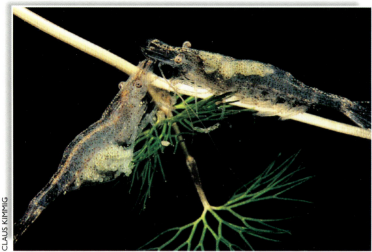

Es gehört viel fotografisches Geschick dazu, *Atyaephyra desmarestii* als Pärchen (eiertragendes Weibchen links, Männchen rechts), wie hier in einem Nebenarm des Rheins, zusammen aufzuspüren.

Die **Süsswassergarnelen** der Familie Atyidae sind hauptsächlich in den Tropen und Subtropen verbreitet. Diese Familie kann man im wahrsten Sinne des Wortes als Saubermänner unter den Krebsen betrachten: Alle ihre Mitglieder haben nämlich ihre Scheren zu richtigen kleinen Besen umfunktioniert. Die Familie hat weltweit mehr als 250 Arten und ist im Süsswasser aller Kontinente verbreitet.

Auch in Europa kommt seit einigen Jahrzehnten ein Vertreter der Atyidae vor, die aus den Mittelmeerländern stammende, etwa 2 bis 3 cm lange Flussgarnele *Atyaephyra desmarestii*. Von dort wurde sie offenbar verschleppt, denn nachdem sie 1886 in Belgien und 1915 in den Niederlanden gefunden wurde, tauchte sie 1932 im Oberlauf des Rheins auf.

Die gezielte Suche nach dem Winzling ist eine wahre Sysiphus-Arbeit. Sein durchsichtiger Körper hat meist nur wenige kleine, graublaue oder braune Pigmentflecke, sodass er glasartig durchscheinend wirkt. Die Tiere bevorzugen die Uferzonen von Flüssen, Kanälen, Teichen und Seen und leben vorwiegend am Gewässerboden. Oft verstecken sie sich unter hohlliegenden Steinen oder einem Stück Wurzel, auch halten sich gerne zwischen Wasserpflanzen auf, die man akribisch absuchen muss, um sie überhaupt wahrzunehmen. Bei Gefahr können Flussgarnelen durch Abwärtsschlagen des Hinterleibs mit einem Satz bis zu 50 cm weit nach rückwärts schnellen.

Flussgarnelen sind Allesfresser, mit ihren (Besen-) Scheren fegen sie Sinkstoffe, verschiedene Algenarten und mikroskopische Einzeller auf, sogar Süsswasserschwämme gehören zu ihrem Nahrungsspektrum. Die versteckten Zwerge dürften viele Fressfeinde haben. Da ihr Chitinpanzer nur sehr wenig Kalk enthält, ist er relativ weich und bietet nur wenig Schutz. Als Fressfeinde direkt nachgewiesen wurden Aal, Flussbarsch, Rotaugen und sogar der Stichling. Die Fort-

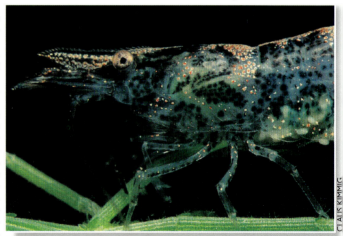

Fast unsichtbar - die etwa 3 cm lange Flussgarnele hat einen glasklar durchsichtigen Körper mit nur wenigen, meist braunen oder roten Pigmentflecken.

pflanzungszeit der Flussgarnelen ist abhängig von den jeweiligen klimatischen Gegebenheiten. Eiertragende Weibchen können in unseren Breitengraden von März bis Juli angetroffen werden, die Anzahl der Eier kann je nach Grösse des Tieres zwischen 200 und 1.000 betragen. Die nach etwa einem Monat schlüpfenden Jungtiere haben noch nicht die Gestalt der erwachsenen Garnelen, sondern bilden Jugendformen, sogenannte Larven. *A. desmarestii* hat insgesamt sechs verschiedene solcher Larvenstadien, die alle durchlaufen werden müssen, damit aus dem Nachwuchs auch eine "richtige" Flussgarnele wird. Die Jungtiere halten sich in Gegensatz zu den Erwachsenen im Freiwasser auf und treten in Deutschland ab Ende März den ganzen Sommer über auf. Sie ernähren sich zunächst von Plankton und gehen erst nach einiger Zeit zum Bodenleben über. Die gesamte Jugendentwicklung vom Schlüpfen bis zum erwachsenen Krebschen dauert bei uns ebenfalls etwa einen Monat. Über das Maximalalter der Garnelen ist nichts genaues bekannt, verbürgt ist eine Lebensdauer von 2 Jahren, männliche Tiere können dann bis zu 28 mm, weibliche bis 37 mm lang werden. Also nichts für Grosswildjäger unter den Fotografen: Will man die zarten Krebschen zu Gesicht oder vor die Kamera bekommen, muss man sich schon mit einem scharfen Auge und einer gehörigen Portion Geduld wappnen.

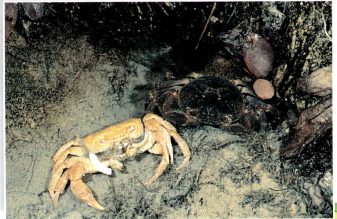

Die Süsswasserkrabbe *Potamon fluviatilis* kommt in Bächen und Flüssen Italiens und Griechenlands vor.

Bei den **Süsswasserkrabben** kann man historisch weit zurückgehen. Bereits im alten Babylon, etwa 2.100 Jahre v. Chr., wurden Süsswasserkrabben der Gattung *Potamon* als Tierkreiszeichen des Krebses symbolisiert. "Nagarassura" hiessen dort die gepanzerten Krustentiere, "Arbeiter des Flussbettes"; eine sehr treffende Bezeichnung für die agilen Gräber, die am Ufer des Euphrat auch heute noch ihre Wohnröhren ausbaggern. Auch bei den antiken Mittelmeervölkern waren Süsswasserkrabben gut bekannt und wurden sehr gerne gegessen. Griechen und Phönizier haben sie detailgetreu auf verschiedenen alten Münzen abgebildet und kein geringerer als Aristoteles war es, der *Potamon fluviatilis* als erster namentlich erwähnte. Nach einer griechischen Sage geht das Sternbild Krebs ebenfalls auf diese Art zurück. Auf Befehl von Hera wurde Herakles im Kampf gegen die Hydra von einer Krabbe gekniffen und nachdem er sie zertreten hatte, wurde das Tier zu besagtem Sternbild erkoren. Sogar als Wahrzeichen mussten sie herhalten: Für die Stadt Akragas, das heutige sizilianische Agrigento, deren antiker Name nicht anderes als "Krebs" bedeutet. Besonders beliebt waren Süsswasserkrabben auch als Heilmittel; nach Plinius konnte ein Trank aus zerstossenen Krabben fast alle Gifte neutralisieren. In einigen Ländern Südostasiens werden Süsswasserkrabben heute noch vor allem von der ärmeren Bevölkerung regelmässig gegessen, sind allerdings dort als Überträger von bestimmten Parasiten nicht ganz unproblematisch. Aber nicht nur ihre geschichtsträchtige Vergangenheit, auch ihre Biologie und Lebensweise macht die Süsswasserkrabben zu wirklich interssanten Lebewesen.

Obwohl die meisten der weltweit etwa 8.000 Krabbenarten reine Meeresbewohner sind, haben rund 600 Arten es geschafft, sich im Süsswasser oder sogar an Land anzusiedeln.

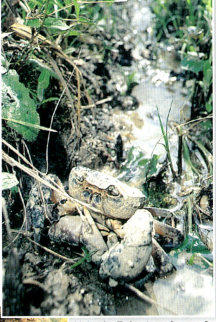

Nichts für Tieftaucher - *Potamon fluviatile* hält sich nur im Flachwasser zwischen 10 und 90 cm Wassertiefe auf.

Die Süsswasserkrabben im engeren Sinne (Potamoidea) sind hauptsächlich Bewohner der Tropen und Subtropen, rund 460 Arten aus 11 Familien gibt es weltweit. Ein gemeinsames Merkmal aller Gruppenmitglieder ist, dass sie völlig unabhängig vom Meerwasser sind; ihr gesamter Lebenzyklus läuft ausschliesslich im Süsswasser ab. Die Familie der Süsswasserkrabben (Potamidae) ist mit einigen Arten auch bis in die Binnengewässer der Mittelmeerregion vorgedrungen.

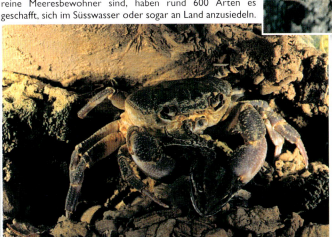

Süsswasserkrabben sind Opportunisten: sie fressen alles, was sie überwältigen können. Im Frühjahr gehören Frösche zu ihrer regelmässigen Beute.

INFRAORDNUNG	ANOMURA

Wie Garnelen und Langusten gehören auch die Krabben zur Ordnung Decapoda (= Zehnfüsser, mit Bezug auf die normalerweise 10 Thoraxextremitäten bei diesen Krebsen). Krabben werden in zwei Infraordnungen eingeteilt, Anomura und Brachyura (Echte Krabben, siehe S. 74). Die meisten Brachyura sind einfach von den Anomura ("Falsche Krabben") durch vier Paar gut ausgebildete Laufbeine zu unterscheiden. Anomura haben nur zwei oder drei Paar deutlich sichtbare Beine, während das fünfte (und im Fall der Einsiedlerkrebse auch das vierte) Paar sehr klein ist und normalerweise unter den Körper geschlagen und kaum zu sehen ist. Dies ist aber nur eine verallgemeinerte Regel und kein definitives Merkmal, da auch bei einigen echten Krabben das vierte Beinpaar stark oder völlig reduziert ist.

Die Zahl der Anomura der Welt wird zur Zeit mit 1.500 bis 2.000 Arten angegeben. Ausser dem grossen Palmendieb *Birgus latro* und der Alaska-Königskrabbe *Paralithodes camtschaticus,* die eine gewisse wirtschaftliche Bedeutung erlangt haben, wird so gut wie keine der Anomurenarten gefangen und gegessen, da sie entweder zu selten oder zu klein ist. Viele Arten, besonders die Einsiedlerkrebse, sind jedoch zahlreich und farbenprächtig genug, um auch für Unterwasserenthusiasten interessant zu sein. Weitere Arten finden sich im indopazifischen Teil dieses Buches.

EINSIEDLERKREBSE	DIOGENIDAE

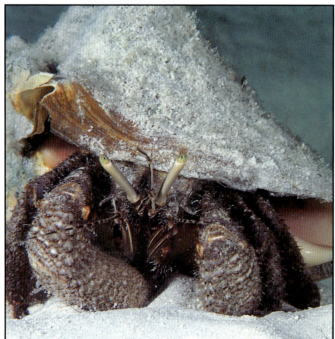

Jones/Shimlock Yucatán, Mexiko

Petrochirus diogenes
Riesen-Einsiedlerkrebs
Länge: Meist 12 - 20 cm, max. bis 30 cm.
Verbreitung: Florida (vereinzelt), Bahamas, Karibik.
Allgemein: Dies ist der grösste Einsiedlerkrebs in seinem Verbreitungsgebiet. Die Art bewohnt Sandflächen und Seegraswiesen, oft nahe bei Riffen. Sie nutzt grosse Schneckengehäuse, am häufigsten die von *Strombus gigas.*

Die typischen, grossen, lavendelgrauen bis rötlichgrauen oder rötlichbraunen Scheren sind etwa gleichgross (die rechte ist etwas grösser); ihre Oberflächentextur erinnert an unregelmässige, sich überlappende Schuppen. Die Antennen sind rot und weiss gebändert. Die Augen sind grün oder bläulichgrün.

Nähert man sich einem Einsiedlerkrebs, zieht er sich in sein Gehäuse zurück. Nach einiger Zeit bewegungslosen Wartens kommt er aber meist wieder zum Vorschein.

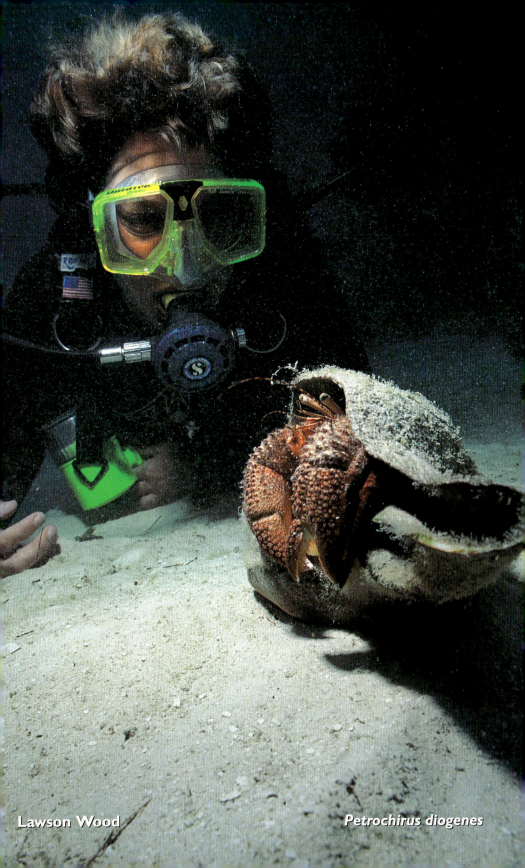
Lawson Wood *Petrochirus diogenes*

EINSIEDLERKREBSE   DIOGENIDAE

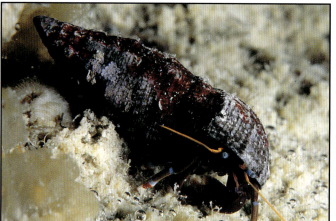

Peter Wirtz   Kapverden

Calcinus talismani
L: Bis zu 1,1 cm. V: Kapverden.
A: Die Färbung dieser Einsiedlerkrebsart ist typisch. Anders als viele ihrer kleinen Verwandten der Gattung *Clibanarius* lebt sie nicht in Gezeitentümpeln, sondern im Seichtwasser vor der Küste. Das Foto stammt aus 5 m Tiefe.
   Das Abdomen der Einsiedlerkrebse ist weich und wird durch ein leeres Schneckengehäuse geschützt, das der Grösse entsprechend sorgfältig ausgewählt wird. Die beiden letzten Beinpaare sind klein und hakenförmig, um das Gehäuse von innen festhalten zu können (siehe auch S. 65).

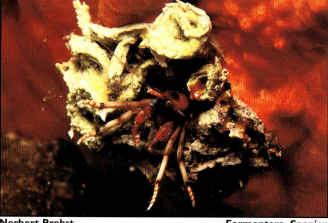

Norbert Probst   Formentera, Spanien

Calcinus tubularis
Bunter Röhren-Einsiedlerkrebs

Länge: Bis zu 0,9 cm.
Verbreitung: Azoren, Kanaren, Mittelmeer.
Allgemein: Dieser Einsiedlerkrebs bewegt sich nicht nur frei umher, sondern bewohnt auch die Röhren von Wurmschnecken sowie verschiedenen Würmern und ist daher sedentär.
Wie die Art frisst, ein neues Gehäuse oder einen Partner findet, ist bislang unbekannt. Die meisten der freilebenden Tiere sind Männchen, die meisten der sedentären Weibchen.

Calcinus tibicen
L: Bis zu 2,5 cm. V: Südflorida, Bahamas, Karibik. A: In Korallenriffen und auf Felssubstrat. Tagsüber oft in kleinen Gruppen. Färbung der Beine und Scherenbeine variabel, alle mit feinen weissen Flecken, Spitzen gelb oder weiss. Augenstiele orange mit weissen Spitzen, Antennen orange.

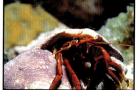

Paul Humann   Kuba

EINSIEDLERKREBSE   DIOGENIDAE

Dardanus calidus
Grosser Roter Einsiedlerkrebs
Länge: Carapax bis zu 2,3 cm.
Verbreitung: Ostatlantik von
Portugal bis Senegal, Mittelmeer. Allgemein: Auf Felsen ab
3 m bis über 30 m Tiefe.
Leicht an der leuchtend roten
Färbung zu erkennen. Mit der
Anemone *Calliactis parasitica*
vergesellschaftet.

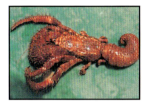

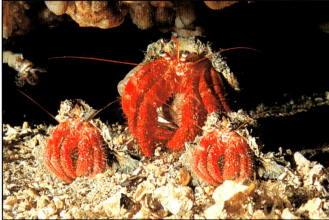

Helmut Debelius **Costa Brava, Spanien**

Dardanus pectinatus
Länge: Carapax bis zu 2,4 cm.
Verbreitung: Kapverden, Küste
Westafrikas.
Allgemein: Die Anatomie dieser Art ist sehr ähnlich der
des nahe verwandten Mittelmeereinsiedlerkrebses *Dardanus arrosor*, beide sind aber
durch ihre Färbung klar verschieden. Das Foto wurde
nachts auf Sandboden in 15 m
Tiefe gemacht.

Ist ein Einsiedlerkrebs
bereit zur Häutung, sucht er
sich ein neues, grösseres
Gehäuse, um sein gewachsenes
Abdomen aufzunehmen. Einige
Einsiedler zeigen Vorlieben für
bestimmte Gehäusetypen.

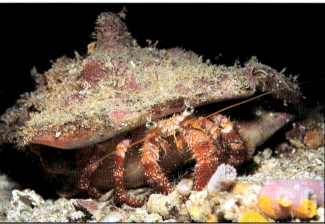

Peter Wirtz **Kapverden**

Dardanus venosus
Sternaugen-Einsiedlerkrebs
Länge: Bis zu 12 cm.
Verbreitung: Florida (vereinzelt), Bahamas, Karibik.
Allgemein: In diversen Habitaten, so auch in Riffen. Typisch
sind die blauen bis blaugrünen
Augen mit dunklen Pseudopupillen und einem Sternähnlichen Muster. Die Beine sind in
verschiedenen Farben gebändert, so z. B. weiss, cremefarben, rot, lavendelfarben, orange und rötlichbraun. Die Scheren sind oft lavendelfarben.
Das Tier ist mit zahlreichen
Borsten bedeckt. Auf dem
Foto: Der Krebs im Schutz der
Anemone *Condylactis gigantea*.

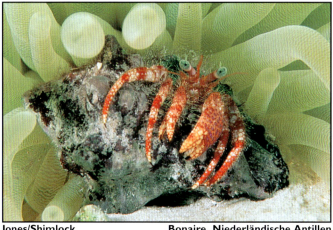

Jones/Shimlock **Bonaire, Niederländische Antillen**

EINSIEDLERKREBSE   DIOGENIDAE

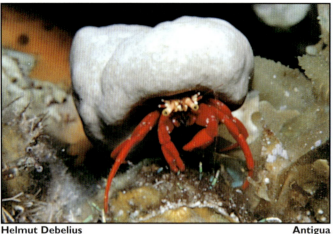
Helmut Debelius   Antigua

Paguristes cadenati
Roter Riffeinsiedlerkrebs

Länge: Bis zu 2,5 cm.
Verbreitung: Südflorida (dort häufig), Bahamas, Karibik. Allgemein: In Korallenriffen. Bildet tagsüber oft kleine Gruppen. Typisch sind leuchtend roter Carapax und Beine, manchmal mit einigen weissen Flecken. Die Augen sind grünlich und sitzen auf blassweissen oder gelblichen Augenstielen. Eine scheue Art, die sich bei Annäherung in ihr Gehäuse zurückzieht. Nach einiger Zeit bewegungslosen Wartens kommt der Einsiedler aber meist wieder zum Vorschein.

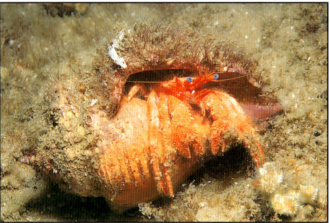
Paul Humann   Bahamas

Paguristes sericeus
Blauaugen-Einsiedlerkrebs

Länge: Carapaxlänge bis zu 1,2 cm.
Verbreitung: Bahamas, Karibik. Allgemein: Tiefenbereich 9 - 145 m. Die Art lebt auf Sand- und Geröllböden. Ihre Färbung ist rötlichorange, die Augenstiele sind sehr schlank. Die Augen sind im Gegensatz zu den "glupschäugigen" Arten der Gattung *Dardanus* klein und blau. Die Scheren sind ziemlich flach. Dieser Einsiedlerkrebs lebt oft in Schneckengehäusen mit enger Öffnung, z. B. *Conus* spp.

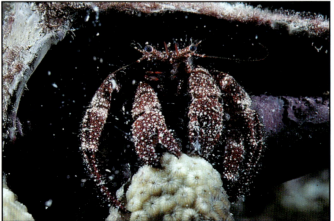
Chris Huss   Haiti

Paguristes punticeps
Weisspunkt-Einsiedler

Länge: Bis zu 12,5 cm.
Verbreitung: Karibik.
Allgemein: In diversen Habitaten, so auch in Riffen. Rotbraun bis braun mit erhabenen, verteilten, weissen Flecken. Scheren gleichgross. Sehr ähnlich sind *P. grayi* und *wassi*.

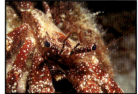

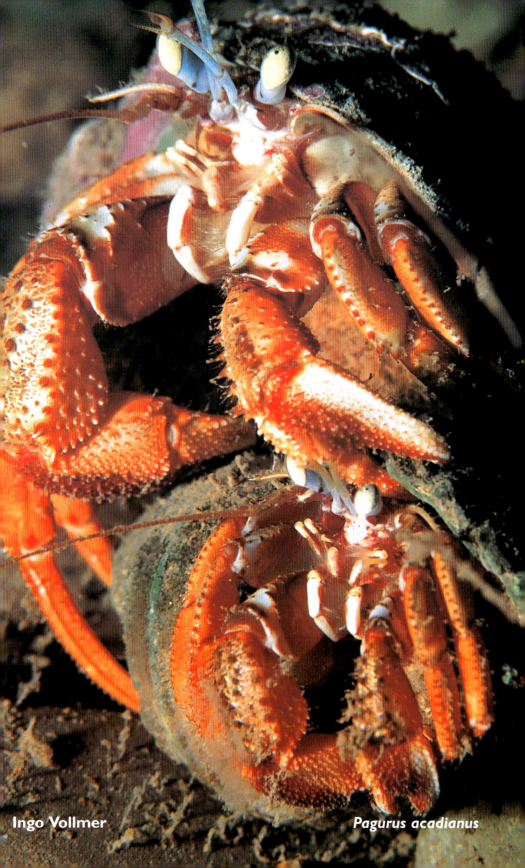
Ingo Vollmer — *Pagurus acadianus*

EINSIEDLERKREBSE   PAGURIDAE

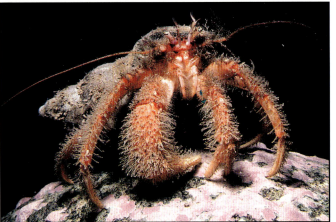
Fred Bavendam — Maine, USA

Pagurus arcuatus
Länge: Carapaxlänge Männchen bis 15 mm, Weibchen 8 mm.
Verbreitung: Westatlantik: Grönland bis Virginia, USA.
Allgemein: Tiefenbereich 0 - 270 m. In kanadischen Gewässern sind etwa 1,4 % aller Individuen mit der parasitischen Seepocke *Peltogaster paguri* infiziert. Die meisten dieser Einsiedler findet man in Wellhornschnecken *(Buccinum* spp.), manche aber auch in Gehäusen der Gattungen *Colus, Neptunea* und *Lunatia.*
Vorseite: ***P. acadianus,*** ♂ 18, ♀ 13 mm, Neufundland bis Chesapeake Bay, 0 - 485 m, Wanderungen nachgewiesen.

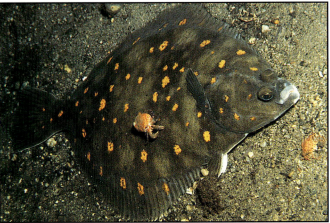
Florian Graner — Josenfjord, Norwegen

Pagurus prideaux
Anemonen-Einsiedlerkrebs

Länge: Carapaxlänge bis zu 1,5 cm.
Verbreitung: Ostatlantik von Norwegen bis Guinea Bissau, Nordsee, Kapverden, gesamtes Mittelmeer, Schwarzes Meer.
Allgemein: Tiefenbereich 7 - 250 m, in Ausnahmen bis 400 m. Auf Sand, Schlamm oder Geröll, manchmal in grosser Zahl. Adulte werden oft von der kommensalen Anemone *Adamsia palliata* begleitet, welche das vom Krebs bewohnte Gehäuse komplett einhüllt.

Das mittlere Foto zeigt ein Individuum dieser Art auf einer Scholle *(Pleuronectes platessa)*. Es ist offensichtlich nicht einfach, den Krebs zwischen den orangen Flecken des Fisches zu entdecken. Man könnte nun darüber spekulieren, ob der Einsiedler absichtlich auf den Fisch geklettert ist, um sich zu tarnen. Das würde aber vielleicht zu weit führen.

Im Nordostatlantik findet man eiertragende Weibchen dieser Einsiedlerkrebsart (siehe das untere Foto) von Januar bis September, im Mittelmeer von März bis Dezember. Die farbenprächtige Art wird oft in Aquarien zur Schau gestellt. Sie ist rötlichbraun, manchmal weiss gefleckt, die Beine tragen oft violettschwarze Querbänder. Die Augenstiele haben oft ein rotes Band.

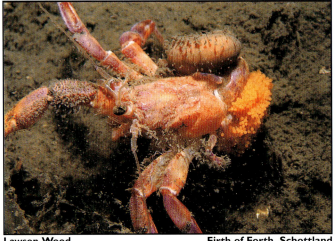
Lawson Wood — Firth of Forth, Schottland

EINSIEDLERKREBSE   PAGURIDAE

Pagurus anachoretus
Gestreifter Felseneinsiedler

Länge: Bis zu 4 cm.
Verbreitung: Ostatlantik: Portugal, Kanaren, Mittelmeer.
Allgemein: Leicht an der Färbung mit braunen, rötlichen, weissen und bläulichen Streifen auf Beinen und Carapax zu erkennen. Hat relativ wenige, aber lange Borsten auf den Beinen. Eine häufige Art auf verschiedenen Substraten vom Seichtwasser (auch in Gezeitentümpeln) bis ins Infralittoral und etwa 20 m Tiefe, auch bis 100 m nachgewiesen (Fuerteventura, Kanaren; Mittelmeer). Bevorzugt im Mittelmeer Hartböden, ist aber auch in Seegraswiesen zu finden (*Posidonia* sp.; im Atlantik *Cymodocea nodosa*). Dieser Einsiedlerkrebs ist nur manchmal mit der Anemone *Calliactis parasitica* assoziiert. Wie bei *Dardanus calidus* (siehe S. 61) ist dies eine echte, fakultative Symbiose. Die Anemonen werden auf dem Schneckengehäuse ihres Wirtes umhergetragen, was ihnen im Vergleich zu ihren sessilen Verwandten einen grossen Vorteil bei der Nahrungssuche bringt. Der Einsiedlerkrebs dagegen ist durch die nesselnden Tentakel seiner Begleiter geschützt.
    Das Foto rechts zeigt ein Tier ohne Gehäuse, so dass das Abdomen mit den beiden hinteren, reduzierten Beinpaaren zu sehen ist.

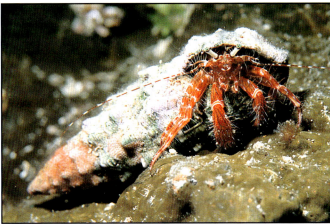
John Neuschwander   Oosterschelde, Niederlande

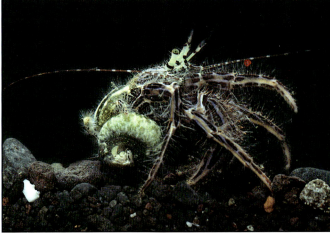
Michael Türkay   Madeira

Pagurus cuanensis
Borstiger Einsiedlerkrebs

Länge: Carapaxlänge bis zu 1,5 cm.
Verbreitung: Ostatlantik: Norwegen und Nordsee bis Südafrika, Mittelmeer.
Allgemein: Auf Felsen ab 3 m bis in über 30 m Tiefe. Leicht an der Färbung mit weissen Flecken und Streifen auf den Beinen sowie an den sehr borstigen Beinen und Scheren zu erkennen.

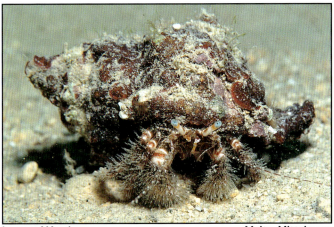
Lawson Wood   Malta, Mittelmeer

EINSIEDLERKREBSE   PAGURIDAE

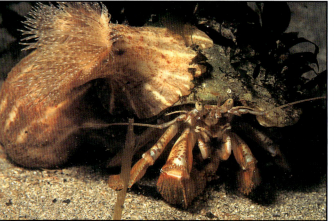

Marion Haarsma   Irland

Pagurus bernhardus
L: Carapaxlänge bis zu 3 cm.
V: Zentral- und Ostatlantik: Grönland, Norwegen und Island bis Portugal, nicht im Mittelmeer. A: Tiefenbereich 0 - 1.800 m. Kleine Tiere in Felstümpeln; grössere tiefer auf diversen Substraten, oft in Wellhornschnecken *(Buccinum undatum)*, mit Anemonen.

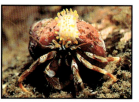

Phimochirus operculatus
Tupfen-Einsiedlerkrebs
Länge: Bis zu 2,5 cm. Verbreitung: Südflorida (vereinzelt), Bahamas, Karibik. Allgemein: Tiefenbereich 4 - 25 m. Dieser typisch gefärbte Einsiedlerkrebs lebt in Korallenriffen. Ein Scherenbein (meist das rechte) ist stark vergrössert, braun mit grossen weissen Flecken, Schere weiss. Anderes Scherenbein und Beine rot bis rötlichbraun. Augenstiele weiss mit braunem Band, Augen blau. Scheu, zieht sich bei Annäherung in sein Gehäuse zurück. Nach einer Zeit bewegungslosen Wartens kommt er aber wieder zum Vorschein.

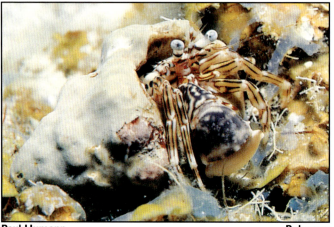

Norbert Wu   St. Maarten, Kleine Antillen

Phimochirus holthuisi
Holthuis' Einsiedlerkrebs

Länge: Bis zu 2,5 cm. Verbreitung: Südflorida (vereinzelt), Bahamas, Karibik. Allgemein: Tiefenbereich 6 - 20 m. Ein typisch gefärbter Einsiedlerkrebs, lebt auch in Korallenriffen. Ein Scherenbein (meist das rechte) ist stark vergrössert und grau gefleckt, Schere weisslich. Anderes Scherenbein und Beine weiss bis cremefarben und breit rot oder braun gestreift. Augenstiele weiss mit dunklem Band, Augen graublau. In allen Arten von Schneckengehäusen passender Grösse.

Paul Humann   Bahamas

PORZELLANKREBSE PORCELLANIDAE

Porcellana sayana
Flecken-Porzellankrebs
Länge: Bis zu 2,5 cm.
Verbreitung: Florida (vereinzelt), Bahamas, Karibik.
Allgemein: In verschiedenen Habitaten einschliesslich Korallenriffen. Dieser rote bis orange Krebs ist mit Ocellus-artigen, rotgerandeten weissen und violetten Flecken bedeckt. Kann freilebend sein, ist aber meist mit Einsiedlern *(Petrochirus diogenes, Dardanus venosus)* oder der Schnecke *Strombus gigas* assoziiert.
Die Arten der Familie Porcellanidae sind nahe verwandt mit denen der Familie Galatheidae (siehe S. 69 - 70).

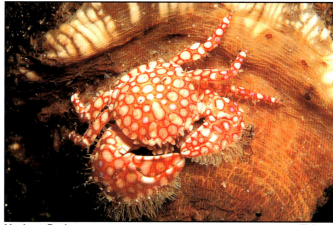

Norbert Probst   Tobago

Petrolisthes monodi
L: Bis zu 1,5 cm. V: Kapverden. A: Nur nachts zu sehen, wenn sie mit ihren umgewandelten Kieferfüssen auf Felsen sitzend Wasser nach Plankton durchseiht. Unten: *Pisidia longicornis*, Britische Inseln bis Marokko, Mittelmeer. 0 - 40 m. Länge bis 7 mm. In der Lückenfauna der Felsküsten häufig, in Seegras.

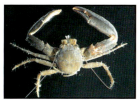

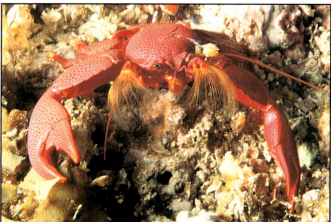

John Neuschwander   Kapverden

Porcellana platycheles
Borstiger Porzellankrebs
L: Carapaxlänge bis zu 1,8 cm. V: Ostatlantik: Shetland Islands bis Mauretanien, Kanaren, gesamtes Mittelmeer. A: Tiefenbereich 1 - 6 m. Der Carapax ist in Färbung und Textur perlmuttern, seine Oberfläche ist aber von bräunlichen bis grünlichbraunen, oft mit Schlamm verklebten Borsten bedeckt. Sitzt oft an der Unterseite von Steinen oder auf schlammigem Sandboden. Eiertragende Weibchen an der Südküste der Britischen Inseln von März bis August und in Teilen des Mittelmeeres von Juli bis September.

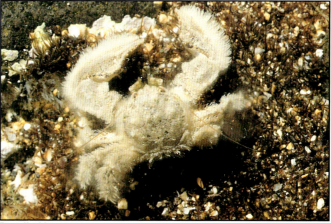

Rogelio Herrera   Gran Canaria, Kanaren

67

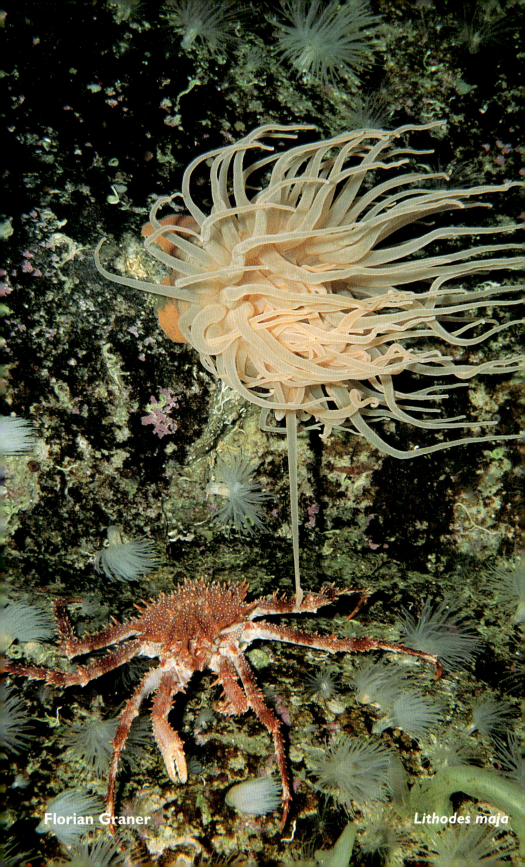

Florian Graner — *Lithodes maja*

STEINKRABBEN   LITHODIDAE

Lithodes maja
Nördliche Steinkrabbe

Länge: Bis zu 14,5 cm.
Verbreitung: Ostatlantik: Norwegen bis Britische Inseln, vielleicht Niederlande. Westatlantik: Kanada bis New Jersey, USA.
Allgemein: Tiefenbereich von 65 - 790 m. Die Art lebt meist auf schlammigen Substraten. Die Weibchen tragen Eier von Dezember bis April des folgenden Jahres. Wird manchmal von Fischern gefangen, besonders im nördlichen Teil ihrer Verbreitung, und auch fälschlich für die Spinnenkrabbe *Maja squinado* gehalten.

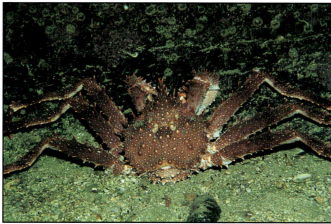

Florian Graner — Sogndalsfjord, Norwegen

SPRINGKRABBEN   GALATHEIDAE

Galathea strigosa
Bunter Springkrebs
L: Bis zu 14 cm. V: Ostatlantik: Norwegen bis Marokko, Azoren, Kanaren, gesamtes Mittelmeer. A: Vom Sublittoral bis in 600 m Tiefe, unter Steinen und Felsen. Die blauen Streifen sind typisch für diese Art.

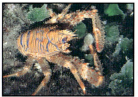

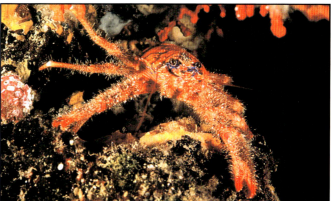

Helmut Debelius — Ibiza, Spanien

Galathea squamifera
Schuppiger Springkrebs
L: Bis zu 6 cm. V: Ostatlantik: Nordnorwegen bis Kapverden, Azoren, gesamtes Mittelmeer. A: Vom Sublittoral bis in 180 m Tiefe, unter Steinen. Im Mittelmeer wird die Art manchmal in Fischernetze ankernder Boote verstrickt gefunden.

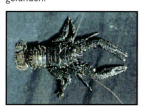

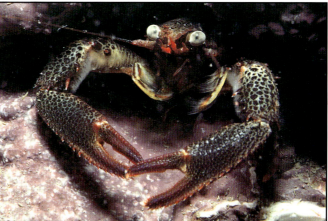

Florian Graner — Helgoland, Deutschland

SPRINGKRABBEN   GALATHEIDAE

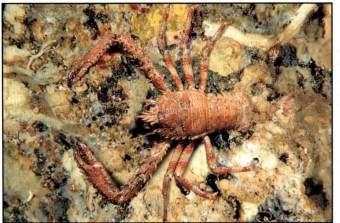

Michael Türkay   Madeira

Galathea faiali
Faials Springkrebs

Länge: Bis zu 10 cm.
Verbreitung: Ostatlantik: Portugal, Madeira.
Allgemein: Diese Art ist ein Beispiel für das Vorkommen von Galatheiden in grossen Tiefen. Die Art wurde von einer portugiesischen wissenschaftlichen Expedition vor Madeira in 300 m Tiefe bei Korallen gefunden. Ihr Verbreitungsgebiet reicht vermutlich weiter nach Norden bis zur Küste Portugals.

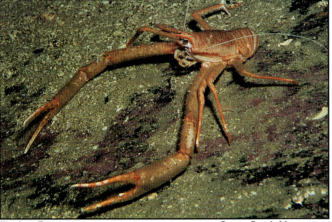

Florian Graner   Sognefjord, Norwegen

Munida rugosa
Langarm-Furchenkrebs

Länge: Bis zu 10 cm.
Verbreitung: Ostatlantik: Norwegen und Shetland Islands bis Marokko und Madeira, gesamtes Mittelmeer.
Allgemein: Tiefenbereich 30 - 300 m. Auf schlammigen und Sand/Schlammsubstraten, in denen die Art Bauten gräbt. Wie auf dem Foto gezeigt, kommt sie auch in skandinavischen Fjorden vor.
   Diese Springkrebsart wird manchmal in grösseren Mengen in Fischtrawls gefangen und auch vermarktet.

Munida speciosa

Länge: Carapaxlänge (von der Rostrumspitze bis zum Hinterrand des Carapax) bei Männchen 4 cm, bei Weibchen 3,7 cm. Gesamtlänge bis zu 8 cm.
Verbreitung: Ostatlantik: Marokko bis Senegal.
Allgemein: Diese seltene Art wird in von Tauchern kaum erreichbaren Tiefen gefunden und hat eine sehr typische Färbung. Sie lebt in Fels- und Sandhabitaten.

Michael Türkay   Mauretanien

MASSENVERSAMMLUNG

Nur selten begegnet ein Taucher mehr als einem Exemplar einer grossen Krebsart unter Wasser, denn diese gepanzerten Meeresritter sind sich meist nicht freundlich gesonnen. Aber es gibt Ausnahmen. Eine hat mit Sex zu tun, und wir Menschen würden das Orgie nennen, die andere riecht nach Tod... Eric Hanauer erzählt vom Neubeginn des Lebens einer Krustentierart und vom Lebensende einer anderen.

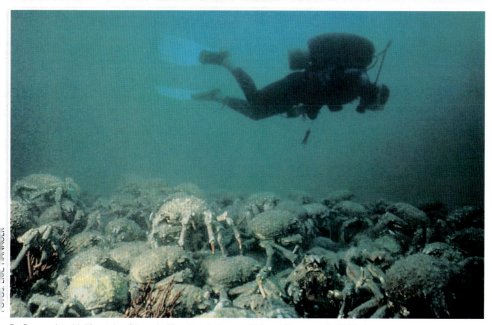

Ein Paarungshügel kalifornischer Spinnenkrabben besteht hauptsächlich aus Eier tragenden Weibchen und nur wenigen Männchen.

Alles begann an der Küste Kaliforniens. Vor einigen Jahren machte einer meiner Freunde dort an einem Aprilnachmittag ein Unterwasservideo von einem Ereignis, das noch niemand je zuvor gesehen hatte. Es ging um die grösste Krabbenart Südkaliforniens, die Spinnenkrabbe *Loxorhynchus grandis* (Familie Majidae). Noch nie war darüber geschrieben worden, nicht einmal in der wissenschaftliche Literatur, über etwas, das bisher nur wenige Menschen gesehen haben, und was wahrscheinlich auch noch nie fotografiert worden war.

Als ich das Video zum erstenmal sah, traute ich meinen Augen nicht. Da war er, ein ansehnlicher Haufen von Spinnenkrabben, wohl hunderte von ihnen übereinandergestapelt. Würde ich all die Exemplare zusammenzählen, die ich in über 20 Taucherjahren in südkalifornischen Gewässern gesehen habe, es wären nicht annähernd so viele wie in dieser Ansammlung.

Als mein Freund auf seinem Glückstauchgang zuerst nur einen dunklen Schatten im Dämmerlicht ausmachte, glaubte er, ein Riff zu sehen. Beim Näherkommen wurde das Riff lebendig. Es war eine Massenversammlung von Spinnenkrabben. Sonst lebt diese Art einzeln; ein Taucher sieht selten mehr als eine zur gleichen Zeit. Als ich das Video sah, wollte ich diese Szene unbedingt

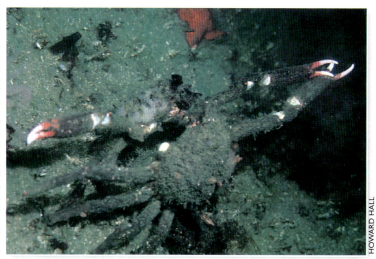

Zwei kämpfende Männchen. Auf Sand bietet monochrome Färbung ausgezeichneten Schutz.

fotografieren. Die Vorbereitungen dauerten zwei Tage, aber schliesslich schafften wir es zu der Stelle vor dem Wellenbrecher am Strand von Redondo. Die Chance, die Krabben dort noch anzutreffen, war nicht besser als 50 zu 50.

In 10 m Tiefe schwamm ich über den grauen Sandgrund dahin und hielt Ausschau nach Spinnenkrabben. Es war dunkel, trüb, die Sicht betrug nur etwa 3 m, und daher stolperte ich fast über meine erste Krabbe, bevor ich sie sah. Sie war alleine und bewegte sich nicht, ganz wie ein Schwarzweissfoto.

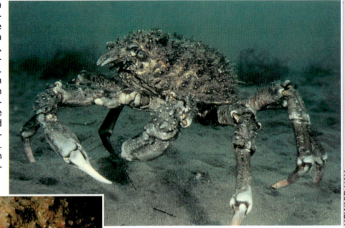

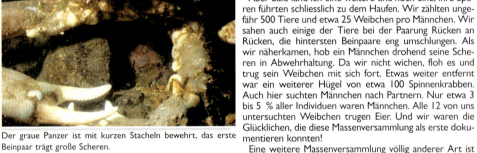

Der graue Panzer ist mit kurzen Stacheln bewehrt, das erste Beinpaar trägt große Scheren.

Die Spinnenkrabbe kann eine maximale Beinspannweite von 100 cm und ein Gewicht von etwa 4 kg erreichen.

Aber bald fand ich eine weitere und noch eine; ihre Spuren führten schliesslich zu dem Haufen. Wir zählten ungefähr 500 Tiere und etwa 25 Weibchen pro Männchen. Wir sahen auch einige der Tiere bei der Paarung Rücken an Rücken, die hintersten Beinpaare eng umschlungen. Als wir näherkamen, hob ein Männchen drohend seine Scheren in Abwehrhaltung. Da wir nicht wichen, floh es und trug sein Weibchen mit sich fort. Etwas weiter entfernt war ein weiterer Hügel von etwa 100 Spinnenkrabben. Auch hier suchten Männchen nach Partnern. Nur etwa 3 bis 5 % aller Individuen waren Männchen. Alle 12 von uns untersuchten Weibchen trugen Eier. Und wir waren die Glücklichen, die diese Massenversammlung als erste dokumentieren konnten!

Eine weitere Massenversammlung völlig anderer Art ist die des roten pelagischen Krebses *Pleuroncodes planipes* (Familie Galatheidae). Alle paar Jahre werden einige von Südkaliforniens Stränden von Millionen dieser Krebse, die dort angespült werden und sterben, buchstäblich rot gefärbt.

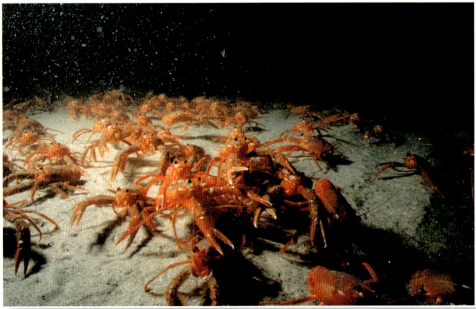

Millionen lebender Thunfischkrabben *Pleuroncodes planipes* bedecken den sandigen Meeresboden vor Südkalifornien.

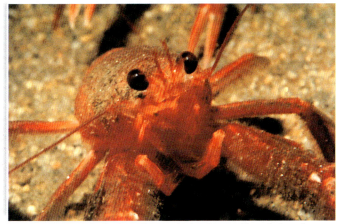

Körper und Beine sind voller feiner Borsten, die dem Fang von Phytoplankton dienen.

Spülsäume von 1 m Dicke und bis zu 3 m Breite erstrecken sich über mehrere Strandkilometer hin. Vier Wochen vor ihrem fatalen Landgang kann man die Krebse im freien Wasser schwebend oder auf vorgelagertem Sandgrund, einem lebenden roten Teppich gleich, anschauen.

P. planipes wird etwa 8 cm lang und ist in den wärmeren Gewässern vor Baja California häufig. Die Art heisst auch Thunfischkrabbe, weil sie Lieblingsspeise dieser Fische ist. Trotz ihres Populärnamens ist sie keine echte Krabbe (Brachyura), sondern ein Krebs aus der Gruppe der Anomura. Sie ist sehr mobil, denn ihr Körperbau macht sie zu einem guten Schwimmer. Dabei schlägt sie mit dem Schwanz von unten gegen den Hinterleib und spurtet dabei kräftig rückwärts. Nach mehreren Hochgeschwindigkeit-Spurts wechselt sie ihre Haltung. Wie eine sich öffnende Faust streckt sie ihre fein behaarten Beine aus und gleicht nun einem offenen Fallschirm. Die unzähligen winzigen Borsten an Körper und Beinen verringern nicht nur die Sinkrate des Krebses, sondern filtern auch Nahrung aus dem Wasser. Mit ihren eleganten Scheren kämmt sie Nahrung von den Beinen und fängt auch kleine, frei schwimmende Ruderfusskrebse aus dem umgebenden Wasser. Und ist das Futter reichlich, sind es auch die roten Krebse. Weil diese hauptsächlich pflanzliches Plankton fressen und selbst zur Beute grosser Räuber einschliesslich der Grauwale werden, sind sie ein Hauptfaktor der lokalen Nahrungskette im Ozean.

Während Schwarmbildung zum natürlichen Verhalten der Thunfischkrabbe gehört, ist eine Massenstrandung wie die hier gezeigte sehr viel schwieriger vorherzusagen. Krankheit oder Verschmutzung treibt die Krebse offenbar nicht auf den Strand; die angespülten Tiere sind offensichtlich gesund und kräftig. Die Strandungen in Kalifornien gehen vermutlich auf veränderte Strömungsverhältnisse in El-Nino-Jahren zurück. Im Sommer 1998 gab es in den Gewässern vor Südkalifornien einen sehr starken El Nino, bei dem Unmengen dieser Krebse von ihrer normalen Wanderroute abkamen. Sie ihrerseits lockten Herden grosser Tiere an, einschliesslich des grössten lebenden Wesens, des majestätischen Blauwals. Auch Finn- und sogar Buckelwale kamen, um die verdrifteten Thunfischkrabben zu fressen, und machten aus dem Trauma für die eine ein Festessen für andere Tierarten. Die Massenwanderung der Krebse nordwärts ist also kaum genauer vorhersagbar, als die periodischen Erdbeben in Kalifornien, weil sie sehr wahrscheinlich an den El Nino gebunden ist, der in dem sich ändernden Weltklima scheinbar immer häufiger und intensiver wird. Hat daran der Mensch Schuld?

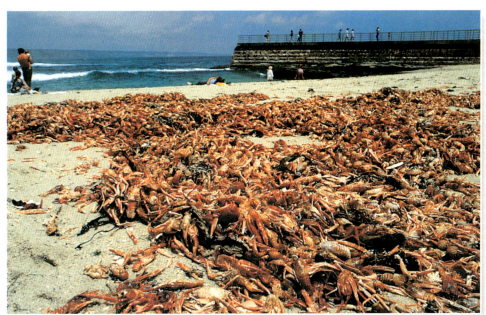

Vielleicht ist El Nino für die Massenstrandungen in Südkalifornien und den Tod von Millionen der roten Krebse verantwortlich.

INFRAORDNUNG   BRACHYURA

Die Arten der Infraordnung Brachyura (= "kurzschwänzig") werden Echte Krabben genannt (Unterschiede zu den Anomuren s. S. 58). Mit vier Lauf- und einem Scherenbeinpaar sind sie das, was die meisten Menschen unter typischen Krebsen verstehen. Ihr Abdomen ist zu einem flachen Anhang reduziert, der immer unter den mehr oder weniger runden Cephalothorax (Kopf plus Brust) geklappt ist und den Weibchen dazu dient, ihre Eier zu tragen. Eine aktuelle Schätzung der Gesamtartenzahl dieser Gruppe reicht von 5.000 bis 6.000. Von diesen leben die meisten - wahrscheinlich um die 2.000 Arten - im westlichen Zentralpazifik. Während ihre Larven in der Regel planktonisch sind, leben adulte Brachyuren in den meisten marinen Habitaten, als Reiter auf pelagischen Tieren (s. S. 101) bis hinunter in die kalte, lichtlose Tiefsee, auf trockenem Land und in vielen Süsswasserhabitaten. Viele weitere Arten finden sich im indopazifischen Teil dieses Buches.

RUNDKRABBEN   XANTHIDAE

Xantho hydrophilus
Blaue Rundkrabbe

B: Bis zu 5 cm. V: Ostatlantik: Schottland bis Guinea, Azoren, Madeira, Kanaren, Mittelmeer. A: Tiefenbereich 0 - 15 m. Auf Felsböden. Früher als *X. incisus* bekannt. Ihre bläuliche Färbung und die rötlichen Augen machen diese Krabbe einzigartig und in ihrem Verbreitungsgebiet unverwechselbar. Sie bleibt tagsüber unter schützenden Steinen verborgen. Nachts sucht sie auf Felssubstrat nach Futter. In Tiefen von 3 m an abwärts.

Peter Wirtz   Azoren

Xantho poressa
Jaguarflecken-Rundkrabbe

Breite: Bis zu 4 cm. Verbreitung: Ostatlantik: Portugal, Kanaren, Mittelmeer. Allgemein: Der Carapaxvorderrand der meisten Familienmitglieder ist viel breiter als der Hinterrand. Carapax in der Mitte mit Medianfurche. Scherenfinger können löffelförmig sein. Abdominalsegmente 3 - 5 der Männchen mehr oder weniger verschmolzen. Die Familie enthält viele Arten, die oft schwierig zu identifizieren sind. Einige sind die einzigen für Menschen giftigen Krebse.

Borut Furlan   Adria

RUNDKRABBEN   XANTHIDAE

Euryozius bouvieri
Bouviers Rundkrabbe

Breite: Bis zu 6 cm. Verbreitung: Azoren, Madeira. Allgemein: Nachtaktiv, 6 - 30 m, auf Felssubstrat. Zwei weitere Arten im tropischen bzw. Südatlantik: *E. pagalu,* Inseln im Golf von Guinea; *E. sanguineus,* St. Helena, Ascension.

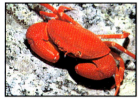

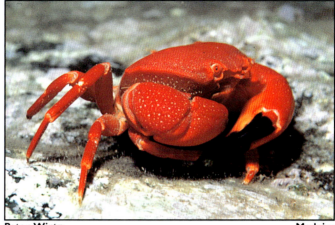

Peter Wirtz   **Madeira**

Eriphia verrucosa
Italienischer Taschenkrebs

Breite: Bis zu 13 cm.
Verbreitung: Ostatlantik: Bretagne (Frankreich) bis Mauretanien, Mittelmeer.
Allgemein: Die Art lebt unmittelbar unterhalb der Oberfläche im Seichtwasser, bei Niedrigwasser findet man sie manchmal sogar in Spalten über der Wasserlinie. In ihrem Verbreitungsgebiet ist sie eine der grösseren Krabbenarten.

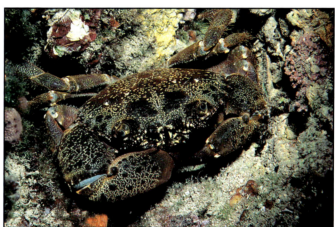

Florian Graner   **Adria**

Paractaea monodi
Monods Rundkrabbe

Breite: Bis zu 2,3 cm.
Verbreitung: Ostatlantik: Iberische Halbinsel bis Kapverden, Mittelmeer.
Allgemein: Die Art ist nachtaktiv und sucht tagsüber unter Steinen Schutz. Erst nachts geht sie auf Futtersuche auf Felsboden. In einer Tiefe von 8 m an abwärts.

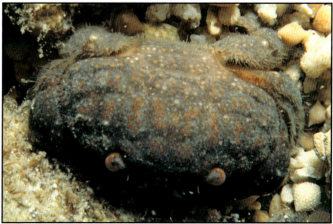

Helmut Debelius   **Costa Brava, Spanien**

RUNDKRABBEN   XANTHIDAE

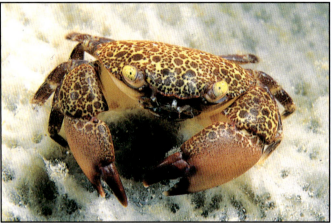

Paul Humann   Südkaribik

Menippe mercenaria
Söldner-Rundkrabbe
Breite: Juvenile bis zu 2,5 cm, Adulte bis zu 10 cm. Verbreitung: Westatlantik: North Carolina bis Karibik. Allgemein: Tiefenbereich 0 - 20 m. Carapax glatt und schwer, Scheren gross und kräftig. Juvenile dunkelblau bis purpurn und oft gefleckt, Scherenspitzen dunkel; Adulte rötlichbraun und grau oder weiss gefleckt, Scherenspitzen dunkelbraun bis schwarz. Juvenile oft in Riffen und Felsgebieten mittlerer Tiefe; Adulte in Grabgängen im Schlammboden von Buchten und Häfen, sind beim Tauchen nur selten zu finden.

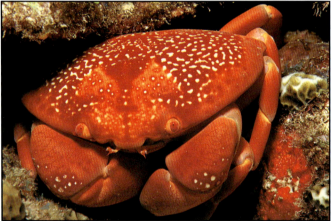

Norbert Probst   St. Lucia, Kleine Antillen

Carpilius corallinus
Korallen-Steinkrabbe
Breite: Bis zu 15 cm. Verbreitung: Westatlantik: Bahamas bis Brasilien. Allgemein: Tiefenbereich 1 - 15 m. Die Färbung des glatten Carapax ist orange, rot oder braun mit weissen und gelben Flecken und Zeichnungen. Die Beine sind rot und purpurn. Bewohnt seichte Korallenriffe, wo sie sich tagsüber versteckt und erst nachts zur Futtersuche herauskommt. Die scheue Art zieht sich bei Annäherung in einen schützenden Unterschlupf zurück. Vielerorts im Verbreitungsgebiet durch Übersammeln wegen des Fleisches selten geworden.

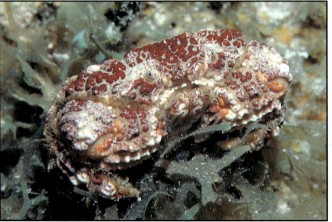

Paul Humann   Florida

Glyptoxanthus erosus
Erodierte Rundkrabbe
Breite: Bis zu 5 cm. Verbreitung: Westatlantik: Bahamas, North Carolina bis Karibik. Allgemein: Tiefenbereich 1 - 13 m. Der Carapax dieses Xanthiden trägt zahlreiche unebene Kanten und Beulen und sieht wie erodiert aus. Färbung cremefarben mit roten, braunen, orangen und gelblichen Flecken. Laufbeine mit gelblichen Spitzen. Die Art lebt in kleinen Löchern und Unterschlupfen in seichten Riffen und auf algenbewachsenen Felsböden. Tagsüber in Spalten versteckt, kommt erst nachts zur Futtersuche heraus.

RUNDKRABBEN XANTHIDAE

Platypodiella spectabilis
Bunte Rundkrabbe
Breite: Bis zu 1,8 cm.
Verbreitung: Westatlantik: Bahamas, North Carolina bis Brasilien. Allgemein: Tiefenbereich 1 - 11 m. Diese farbenprächtige Krabbe ist gelblich bis orangeweiss mit Flecken und unregelmässigen Flächen variabler Grösse. Die grösseren Flächen sind rot bis orange mit dunklen Rändern. Der Carapax ist glatt, gerundet und halbkugelig. Die Scheren sind flach und tragen mehrere Längskanten. Die Art bewohnt seichte Gebiete mit Sand, Korallengeröll, Fleck- und Saumriffe. Relativ wenig scheu.

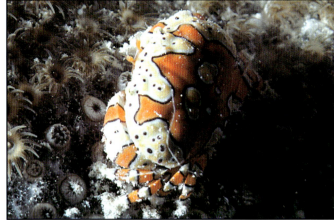

Paul Humann — Grenada, Kleine Antillen

BORSTENKRABBEN PILUMNIDAE

Pilumnus hirtellus
Kleine Borstenkrabbe
Breite: Bis zu 2 cm.
Verbreitung: Ostatlantik: Norwegen bis Kanaren, gesamtes Mittelmeer, Schwarzes Meer. Allgemein: Tiefenbereich 5 - 90 m. Meist im Flachwasser anzutreffen; ein Nachweis dieser Art aus 90 m Tiefe ist die Ausnahme.

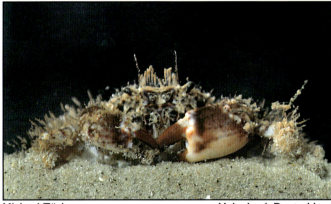

Michael Türkay — Helgoland, Deutschland

Pilumnus villosissimus
Grosse Borstenkrabbe

Breite: Bis zu 2,8 cm.
Verbreitung: Ostatlantik: Englischer Kanal bis Südportugal und Spanien, Azoren, Madeira, Kanaren, Mittelmeer.
Allgemein: Auf Felsen und Steinen, in Spalten und Löchern. Manchmal auch zwischen Schwämmen. Diese Borstenkrabbe trägt ihren Namen zurecht. Sie ist nicht sehr häufig, und über ihre Biologie ist nichts bekannt.

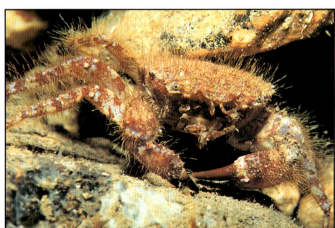

Borut Furlan — Adria

TASCHENKREBSE   CANCRIDAE

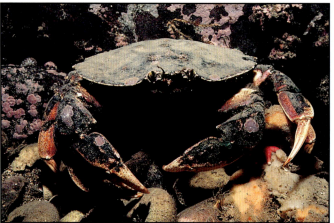

Fred Bavendam   Maine, USA

Cancer borealis
Breite: Bis zu 18 cm, Länge bis zu 18 cm (Männchen), bis zu 15,2 cm (Weibchen). Verbreitung: Westatlantik: Nova Scotia bis Florida. Allgemein: Weibchen sind ab etwa 2,1 cm Carapaxbreite geschlechtsreif, tragen dann rund 4.000 Eier, später mit 8,8 cm Breite aber bis zu 330.000 Eier. Die Eier sind von November bis Mai jung und orangerot und braun und reif von März bis Juni, aber die Weibchen tragen die Eier etwa 5 Monate lang. Paarung im "Butterkrebsstadium" (kurz nach der Häutung) der Weibchen. Manchmal als Hummerbeifang angelandet.

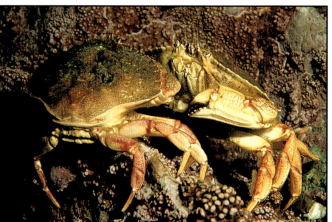

Ingo Vollmer   Nova Scotia, Kanada

Cancer irroratus
B: Männchen bis zu 12,5 cm, Länge 8,2 cm; Weibchen bis zu 9,1 cm, Länge 6,2 cm. Verbreitung: W-Atlantik: Nova Scotia bis Florida. A: Tiefenbereich 0 - 575 m. Wird von Fischen und *Homarus americanus* gefressen. Frisst kleine Schnecken *(Littorina)*, Flohkrebse, *Crangon,* Würmer und kleine Muscheln.

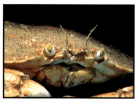

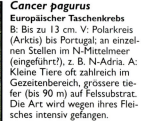

Florian Graner   Sognefjord, Norwegen

Cancer pagurus
Europäischer Taschenkrebs
B: Bis zu 13 cm. V: Polarkreis (Arktis) bis Portugal; an einzelnen Stellen im N-Mittelmeer (eingeführt?), z. B. N-Adria. A: Kleine Tiere oft zahlreich im Gezeitenbereich, grössere tiefer (bis 90 m) auf Felssubstrat. Die Art wird wegen ihres Fleisches intensiv gefangen.

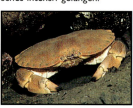

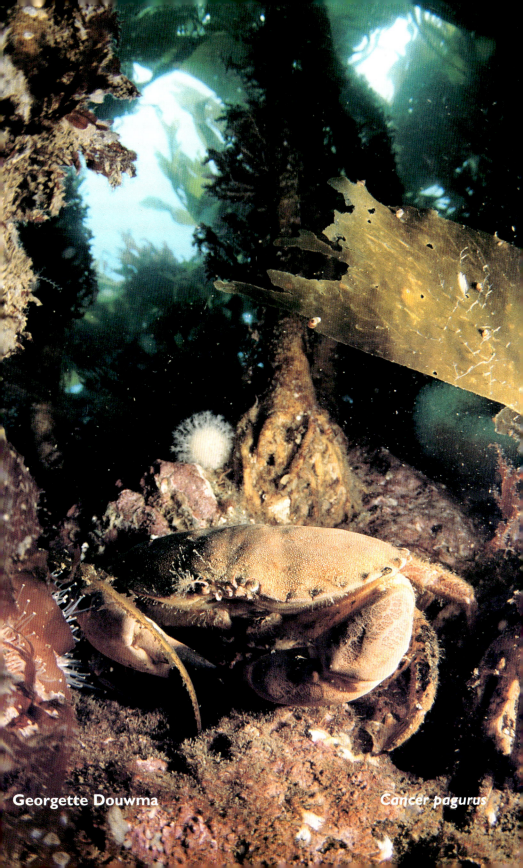
Georgette Douwma — *Cancer pagurus*

SCHWAMMKRABBEN   DROMIIDAE

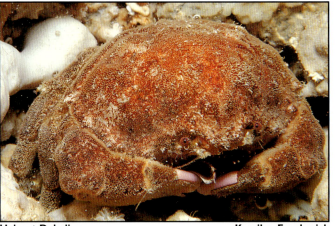

Helmut Debelius   Korsika, Frankreich

Dromia personata
Wollkrabbe
B: Bis zu 8 cm. V: Ostatlantik: Dänemark (Nordsee) bis Mauretanien, Kanaren, Mittelmeer. A: Selten in Tümpeln im unteren Strandbereich, sonst bis in 100 m Tiefe, auf Felssubstrat. Beschneidet Schwämme oder Seescheiden, um sie tarnend auf dem Carapax zu tragen.

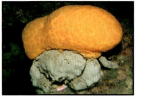

Dromia marmorea
Marmor-Schwammkrabbe
Breite: Bis zu 8 cm. Verbreitung: Ostatlantik: Azoren, Madeira, Kanaren, Kapverden, Ascension. Allgemein: Diese Schwammkrabbe lebt vom Gezeitenbereich bis in 96 m, ausnahmsweise auch bis in 510 m Tiefe. Sie ist nahe mit der Mittelmeerart *Dromia personata* (siehe oben) verwandt. Stellt sich beim Laufen (wie ein Gorilla auf seine Fingerknöchel) hoch auf ihre Scherenspitzen. Junge Exemplare tragen manchmal Schwammstücke; sie halten diese mit dem letzten Beinpaar zur Tarnung über den Rücken.

Peter Wirtz   Madeira

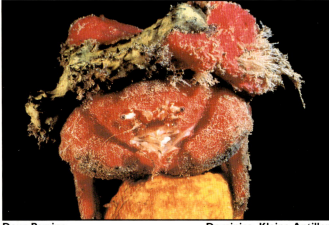

Doug Perrine   Dominica, Kleine Antillen

Cryptodromiopsis antillensis
Antillen-Schwammkrabbe
B: Bis zu 6 cm. V: Westatlantik: Kleine Antillen. A: Eine seltene Schwammkrabbenart des Seichtwassers.

Die meisten Schwammkrabbenarten tragen einen lebenden Schwamm auf dem Carapax. Dromiiden, denen man "ihren" Schwamm abgenommen hat, tun alles, um diesen wiederzubekommen, schneiden sich aber nötigenfalls einen neuen zurecht. Zum "Aufsetzen" der "Kappe" hält die Krabbe den Schwamm fest, rollt sich auf den Rücken und richtet sich dann wieder auf.

SCHWAMMKRABBEN DROMIIDAE

Dromia erythropus
Rotbein-Schwammkrabbe
Breite: Bis zu 7,3 cm.
Verbreitung: Westatlantik:
Bahamas bis Brasilien.
Allgemein: Eine wenig bekannte Schwammkrabbe des Seichtwassers, benannt (erythropus = rotbeinig) nach ihrer Beinfarbe.

Die Dromiiden oder Schwammkrabben sind die am wenigsten spezialisierten Brachyuren und eng mit den Anomuren verwandt. Fast alle Dromiiden tragen ein Stück lebenden Schwamm (siehe Fotoserie: Krabbe setzt Schwamm auf), Seescheide, Weichkoralle oder auch Muschelschale mit sich, das sie über ihren Rücken halten. Dazu sind das vierte und fünfte Beinpaar in der Grösse reduziert, mehr oder weniger nach oben verlagert und mit winzigen Scheren ausgerüstet.

Die diversen Familienmitglieder leben von der Gezeitenzone bis in die Tiefsee aller Ozeane und Klimazonen. Wie bei einigen anderen echten Krabben schlüpfen aus ihren Eiern statt freischwimmender Larven gleich junge Krabben, die noch einige Zeit unter dem Abdomen der Mutter bleiben.

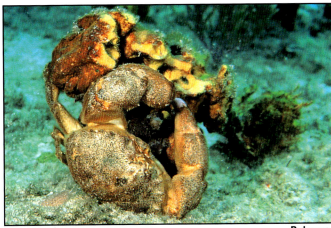
Doug Perrine Bahamas

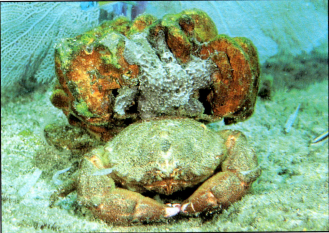
Doug Perrine Bahamas

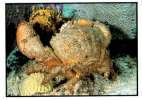

SCHAMKRABBEN CALAPPIDAE

Calappa ocellata
Flecken-Schamkrabbe

Breite: Bis zu 12 cm.
Carapaxlänge bis zu 8,6 cm.
Verbreitung: Westatlantik:
North Carolina bis Brasilien.
Allgemein: Vom seichten Infralittoral bis in etwa 80 m Tiefe. Innenseite der kräftigen Scheren flach, Scherenkanten bedornt. Der Carapax ist seitlich bedornt. Das typische Farbmuster dieser Krabbe ist ein Netzwerk von Linien, das auf dem Hinterteil des Carapax verblasst.

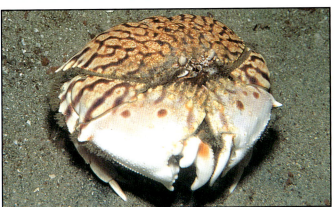
Paul Humann Kuba

SCHAMKRABBEN — CALAPPIDAE

Calappa flammea
Flammen-Schamkrabbe

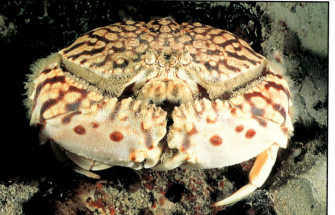

Doug Perrine — Golf von Mexiko

Breite: Bis zu 11 cm. Carapaxlänge bis zu 8 cm.
Verbreitung: Westatlantik: Massachusetts bis Mexiko.
Allgemein: Sehr ähnlich *Calappa ocellata* (siehe Vorseite), aber bei dieser Art setzt sich das typische Netzwerk von Linien auf dem Hinterteil des Carapax fort, wohingegen es bei *C. ocellata* dort verblasst.

Schamkrabben findet man meist auf Sandböden, wo sie sich eingraben und so gegen Feinde wie Kraken und grössere Fische schützen können.

Man nennt die Arten dieser Familie Schamkrabben, weil sie sich die Scheren wie schamhaft vor das "Gesicht" halten.

Die Scheren der Schamkrabben sind auf das Öffnen von Schnecken spezialisiert, die sie auf den Sandböden finden, auf denen sie sich meist aufhalten: Mit der linken, spitzen Schere packt die Krabbe das Weichtier und hält es fest, während die rechte, kräftige Schere ein Stück aus der Mündung des Schneckengehäuses schneidet. Dies wiederholt sich, bis fast das gesamte Gehäuse entlang seiner Spiralwindung aufgeschnitten ist. Anschliessend kann die Krabbe ihre Beute verzehren.

Das Foto links zeigt eine Muräne, die leider ein Exemplar eines Krabbenpaares frisst.

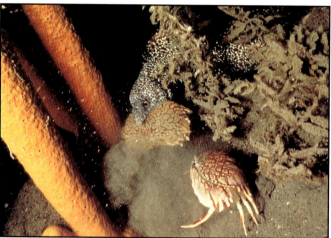

Doug Perrine — Golf von Mexiko

Calappa granulata
Rotflecken-Schamkrabbe

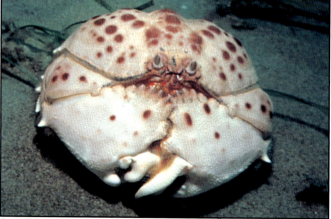

Ates Evirgen — Ägäisches Meer, Türkei

Breite: Bis zu 11 cm.
Verbreitung: Ostatlantik: Nordspanien bis Senegal, Azoren, Madeira, Kapverden, gesamtes Mittelmeer.
Allgemein: Benthisch, im Sublittoral, Tiefenbereich 13 - 500 m (häufig von 30 - 150 m), lebt auf Sand, schlammigem Sand, der auch Muschelbruch enthalten kann, und auf dichtem Tiefseeschlamm. Eiertragende Weibchen von Juli bis September (Spanien). Wird in Fallen gefangen und frisch vermarktet, hauptsächlich in Spanien und Marokko.

SCHAMKRABBEN — CALAPPIDAE

Cryptosoma cristatum
Kleinflecken-Schamkrabbe
Breite: Bis zu 4 cm.
Verbreitung: Ostatlantik: Azoren, Madeira, Kanaren (dort häufig), Kapverden, Mittelmeer.
Allgemein: Benthisch, im Sublittoral, Tiefenbereich 1 - 400 m (zwischen 10 - 50 m am häufigsten). Meist mehr oder weniger in Geröllboden eingegraben.
Das Foto zeigt eine merkwürdige Fressgemeinschaft: Dicht hinter der langsam über den Sandgrund laufenden Schamkrabbe schwimmt ein Weitaugenbutt und schnappt nach Tieren, die von der Krabbe aufgestöbert wurden.

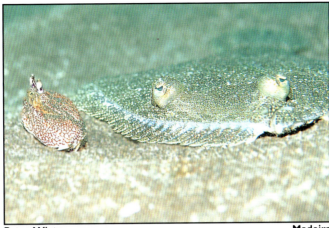

Peter Wirtz — Madeira

KUGELKRABBEN — LEUCOSIIDAE

Ilia nucleus
Kugelkrabbe

Breite: Bis zu 3 cm, Carapaxlänge auch bis zu 3 cm. Gesamtlänge des Scherenbeins mehr als doppelte Carapaxlänge. Verbreitung: Ostatlantik: Spanien bis Senegal, Kanaren, Kapverden, Mittelmeer.
Allgemein: Tiefenbereich 4 - 162 m. Bewohnt das tiefere Littoral und das Sublittoral von 40 - 80 m, wird jedoch manchmal auch im Seichten angetroffen (5 - 10 m), wenn das Habitat passend ist. Bevorzugt sandige und steinige Böden, kommt aber auch auf Schlamm vor. Die Art ist ausschliesslich nachtaktiv, träge und bewegt sich nur ziemlich langsam. Ihre Färbung ist hell gelblichbraun oder dunkelbraun; die Unterseite ist weisslich.
   Laichsaison ist Frühling und Sommer. Die Eier sind rot, relativ klein und sehr zahlreich. Sie werden zwischen dem untergeschlagenen Abdomen und dem Sternum (Brustschild) getragen und sind so buchstäblich weggeschlossen.

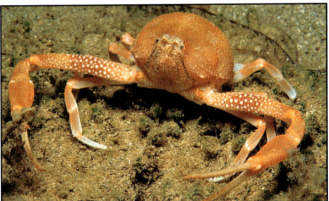

Johann Schemm — Adria

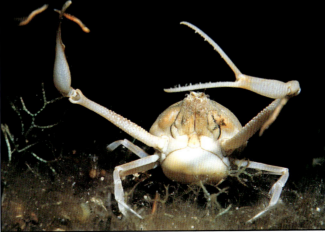

Florian Graner — Adria

83

SPINNENKRABBEN   MAJIDAE

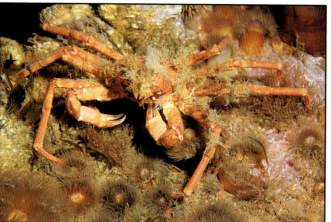

Ingo Vollmer   Nova Scotia, Kanada

Hyas coarctatus

Länge: Bis zu 6,1 cm, Carapaxbreite bis zu 4,4 cm (grosse Männchen). Verbreitung: Polarkreis (Arktis) bis Englischer Kanal, Spitzbergen, Grönland, nördliches Nordamerika. Allgemein: Auf harten und sandigen Böden in einem Tiefenbereich von 5 - 50 (manchmal 500) m, oft tiefer als die folgenden Arten. Die Rostralfortsätze sind ein wenig länger, stehen weniger dicht beisammen als bei *H. araneus* und konvergieren an den Spitzen. Die Scherenbeine sind länger als bei nahe verwandten Arten, Gesamtfärbung aber ähnlich.

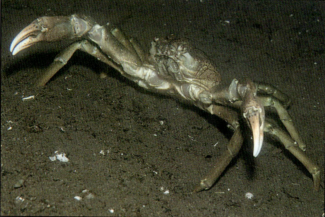

Florian Graner   Island

Hyas araneus

Länge: Bis zu 10,5 cm, Carapaxbreite bis zu 8,3 cm (grosse Männchen).
Verbreitung: Polarkreis (Arktis) bis Englischer Kanal, Spitzbergen, Grönland, nördliches Nordamerika.
Allgemein: Die Färbung dieser relativ grossen Spinnenkrabbenart ist rötlichbraun mit schmutzigweisser Unterseite. Der Carapax ist hinten gerundet, uneben und tuberculat. Die Rostralfortsätze stehen dicht zusammen. Die Scherenbeine sind kürzer als die zweiten bis fünften Pereiopoden (Beine). Auf dem Carapax und den Beinen sitzen verstreut Borsten, einige davon haben hakenförmige Enden.

   Die Art lebt auf harten und sandigen Böden in einem Tiefenbereich von 6 - 50 (manchmal 350) m. Diese und die Vorart *H. coarctatus* haben eine nördlich boreale Verbreitung, und beide sind an allen Küsten der Britischen Inseln häufig, wobei man *H. araneus* oft weniger tief als die Schwesterart antrifft.

   Ein typisches Familienmerkmal sind hakenförmige Borsten auf Carapax und Beinen, die dem Tier dabei helfen, Pflanzen, besonders Algen, aber auch Hydroidpolypen und Schwämme zu befestigen. Diese lebenden Organismen plaziert die Krabbe mit ihren Scherenbeinen. Daher heissen Spinnen- auch Maskenkrabben.

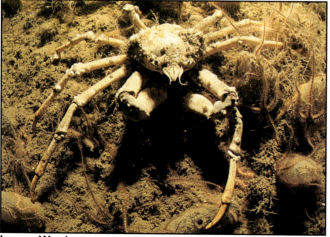

Lawson Wood   Firth of Tay, Schottland

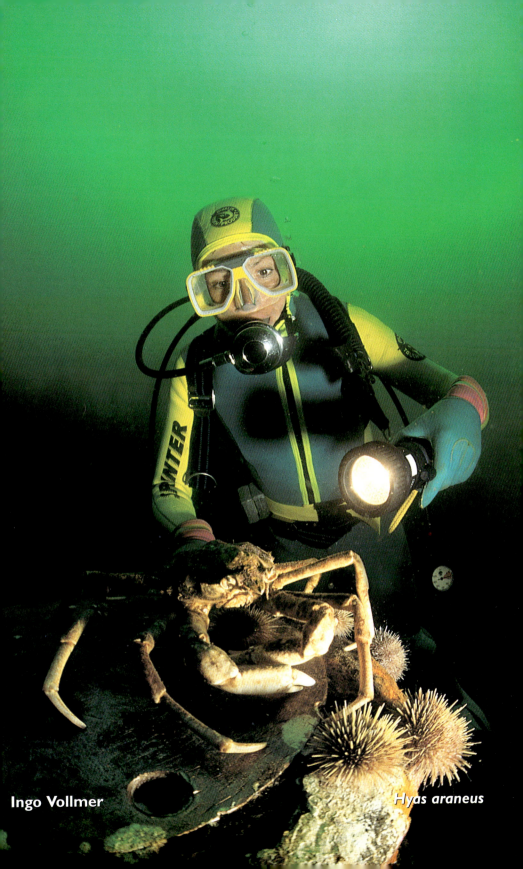
Ingo Vollmer — *Hyas araneus*

SPINNENKRABBEN   MAJIDAE

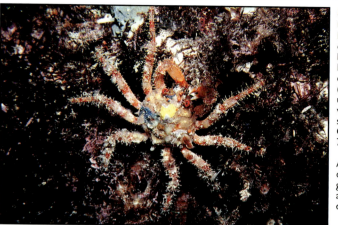
Peter Wirtz   Kapverden

Herbstia rubra
Rote Seespinne
Länge: Bis zu 1,1 cm (Männchen), 0,9 cm (Weibchen). Verbreitung: Azoren, Kanaren, Kapverden, Annobon, Ile Principe, tropisches Westafrika (Senegal). Allgemein: Auf Fels- und korallinen Böden, auch auf von Kalkalgen bedecktem Substrat. Tiefenbereich von der Gezeitenzone bis mindestens 75 m.
Eine relativ kleine, glatte Art, bei der die Scherenbeine der Männchen nicht stark vergrössert sind, die statt dessen aber einen Rückendorn auf dem Carapax tragen.

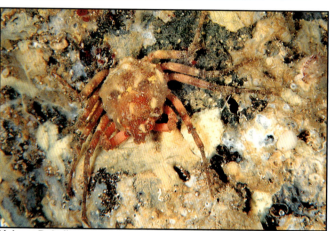
Helmut Debelius   Ibiza, Spanien

Herbstia condyliata
Runzelige Seespinne
L: Bis zu 3 cm (Männchen), 1,8 cm (Weibchen). V: Ostatlantik: Frankreich bis Ghana, ? Azoren, Kanaren, westliches Mittelmeer, Adria. A: Die Beine dieser Spinnenkrabbenart können bis zu 8 cm spannen. Von 0 - 54 m auf diversen Substraten, zwischen Algen.

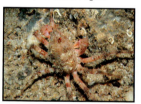

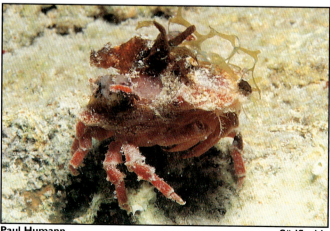
Paul Humann   Südflorida

Macrocoeloma trispinosum
Schwamm-Spinnenkrabbe
Länge: Bis zu 4,7 cm. Verbreitung: Florida, Karibik. Allgemein: Tiefenbereich 3 - 82 m. Der Carapax dieser "dekorierten" Spinnenkrabbe ist dreieckig und trägt drei grosse Rückendorne. Ihr Rostrum besteht aus zwei Fortsätzen. Die Augen stehen auf "Sockeln", die Körperfärbung ist braun. Die meisten Individuen sind mit Schwämmen bedeckt. Dorne und Rostralfortsätze sind, anders als auf dem Foto, in der Seitenansicht besser zu erkennen.

SPINNENKRABBEN   MAJIDAE

Maja squinado
Grosse Mittelmeer-Seespinne

Länge: Bis zu 25 cm.
Verbreitung: Nur Mittelmeer.
Allgemein: Algenbedeckt,
schwierig zu erkennen. Im Verbreitungsgebiet eine der grössten Krabben. 0 - 50 m. Frisst Pflanzen und Tiere, einer der wenigen Feinde von Seegurken.

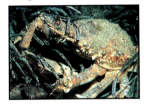

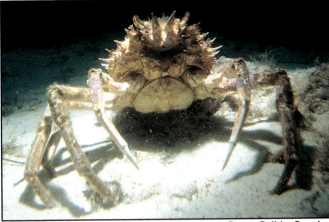

Helmut Debelius   Costa Calida, Spanien

Maja crispata
Kleine Seespinne

Länge: Bis zu 6,5 cm, Breite bis 4,5 cm (häufig bis 4,5 bzw. 3 cm). Verbreitung: Ostatlantik: Portugal bis Senegal, Kapverden, Mittelmeer. Allgemein: Littorale Art, häufig auf mit Algen bedeckten Felsböden. Fast überall ums Mittelmeer gefangen und frisch vermarktet.

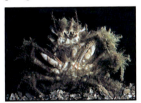

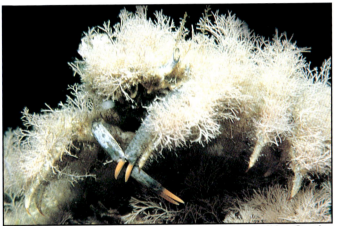

Helmut Debelius   Ibiza, Spanien

Maja brachydactyla
Grosse Atlantik-Seespinne

Länge: Bis zu 35 cm.
Verbreitung: Ostatlantik: Südliche Nordsee bis Guinea. Allgemein: Auf Sand und Felsen bis etwa 50 m Tiefe. Kann mit Algen und Schwämmen bedeckt sein.
 Diese ostatlantische Art wird von *Maja squinado* (siehe oben) nur im Mittelmeer ersetzt. Ein auffälliger Unterschied zwischen beiden Arten ist die Form des Carapax, der bei der atlantischen Art oft grösser und eiförmiger ist.

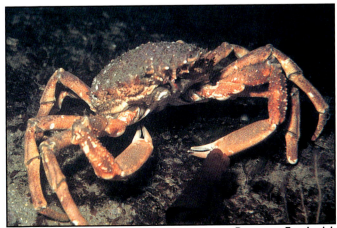

Marion Haarsma   Bretagne, Frankreich

SPINNENKRABBEN   MAJIDAE

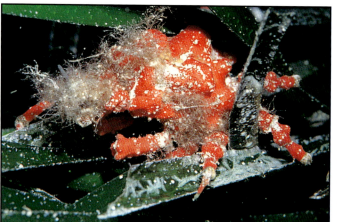
Florian Graner   Adria

Lissa chiragra
Länge: Bis zu 4,6 cm.
Verbreitung: Ostatlantik: Portugal, Mittelmeer.
Allgemein: Sublittorale Art, die auf Weichböden in einem Tiefenbereich von 20 - 40 m lebt. Ihr rötlicher Carapax ist nicht so breit wie lang, etwa birnenförmig, trägt aber auch einige Randknoten und zwei Rückenbuckel. Der Körperumriss ist manchmal durch inkrustierende Organismen optisch aufgelöst. Die beiden Rostralfortsätze scheinen zu einem T-förmigen Rostrum verwachsen zu sein, beiderseits sitzt ein kleinerer Dorn. Alle Beine mit knotigen Gelenken.

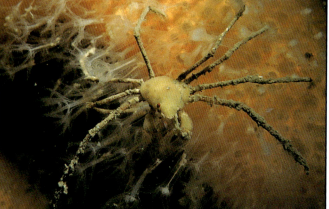
Lawson Wood   Loch Lyne, Schottland

Macropodia tenuirostris
Atlantik-Gespenstkrabbe
Länge: Bis zu 1,9 cm, Breite bis zu 1,1 cm (grosse Weibchen).
Verbreitung: Ostatlantik: Norwegen und Färöer bis Portugal.
Allgemein: Sublittorale Art, vom Seichtwasser bis in 168 m Tiefe. Färbung rötlichbraun. An allen britischen Küsten häufig.

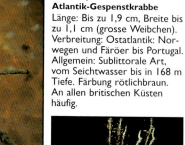

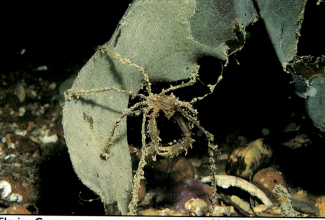
Florian Graner   Helgoland, Deutschland

Macropodia rostrata
Mittelmeer-Gespenstkrabbe

Länge: Bis zu 2,2 cm, Breite bis zu 1,5 cm (grosse Männchen).
Verbreitung: Polarkreis (Arktis) bis Mauretanien, Azoren, Mittelmeer.
Allgemein: Färbung braun, grau, gelb oder rot getönt. Auf Hart- oder Mischsubstraten vom seichten Sublitoral (4 m) bis in 90 m Tiefe. An allen britischen Küsten häufig.
  Die Art ist, wie auch andere Arten der Gattung, manchmal mit dem rhizocephalen Cirripedier (parasitische Seepocke) *Drepanorchis neglecta* infiziert.

SPINNENKRABBEN   MAJIDAE

Inachus phalangium
Anemonen-Gespenstkrabbe
Länge: Bis zu 2,2 cm.
Verbreitung: Ostatlantik: Norwegen bis Senegal, Mittelmeer.
Allgemein: Diese Spinnenkrabbenart ist oft mit den Anemonen *Anemonia viridis* und *Telmatactis cricoides* oder dem Schwamm *Halichondria panicea* assoziiert. In den meisten Fällen gibt es nur ein Exemplar pro Anemone, manchmal auch zwei, sehr selten drei. Weibchen sind stationär, sie verlassen ihre Anemone nur nachts und bleiben immer in der Nähe. Männchen wandern auf der Suche nach Weibchen nachts grosse Strecken.

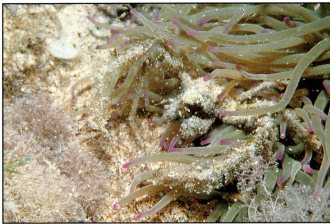

Helmut Debelius   Korsika, Frankreich

Inachus dorsettensis
Länge: Bis zu 3,0 cm, Breite bis zu 2,7 cm (grosse Männchen).
Verbreitung: Ostatlantik: Nordnorwegen bis Südafrika, Mittelmeer.
Allgemein: Färbung gräulich oder hellbraun mit rötlichen Flecken. Carapaxoberfläche mit sehr konstantem Dornenmuster, einschliesslich einer typischen Querreihe von vier Dornen. Die Scherenbeine sind gleichgross, die der Männchen sind etwas dicker als die der Weibchen. Auf Stein-, Sand- oder Schlammböden vom seichten Sublittoral (6 m) bis in 100 m Tiefe. An allen britischen Küsten häufig.

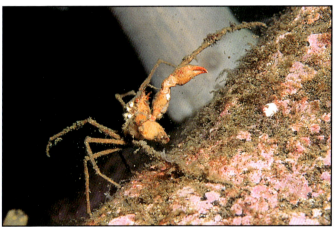

Lawson Wood   Neue Hebriden, Schottland

Inachus thoracicus
Maskierte Gespenstkrabbe

Länge: Bis zu 3,1 cm.
Verbreitung: Ostatlantik: Gibraltar bis Kongo, Kanaren, Mittelmeer.
Allgemein: Sublittorale Art, die auf diversen Substraten in einem Tiefenbereich von 4 bis mindestens 100 m vorkommt.

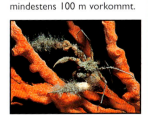

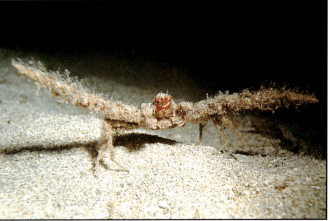

Helmut Debelius   Ibiza, Spanien

SPINNENKRABBEN   MAJIDAE

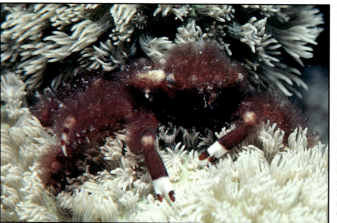

Paul Humann   Bahamas

Mithrax cinctimanus
Bänder-Spinnenkrabbe
Länge: Bis zu 2 cm.
Verbreitung: Südflorida, Bahamas, Karibik. Allgemein: Von 3 - 15 m Tiefe in Korallenriffen und angrenzenden Gebieten. Mit Steinkorallen (siehe Foto) und Anemonen, besonders *Condylactis gigantea* und *Stichodactyla helianthus*, assoziiert. Der Carapax ist cremefarben und mit dunklen, rötlichbraunen Zeichnungen sowie rundlichen Knoten bedeckt. Sehr borstig. Das Foto zeigt sehr schön die typisch gebänderten Scheren. Wurde nach taxonomischer Revision in die eigene Gattung *Mithraculus* gestellt.

Mithrax spinosissimus
Stachlige Spinnenkrabbe
Länge: Bis zu 18 cm. Verbreitung: Florida, Bahamas, Karibik. Allgemein: In Korallenriffen und Felsgebieten. Tagsüber oft in Höhlen und unter Überhängen. Kommt nachts zum Fressen ins Freie. Häufig mit inkrustierenden Organismen und Algen bedeckt.

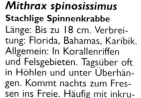

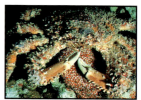

Jones/Shimlock   Dominica, Kleine Antillen

Mithrax verrucosus
Glattscheren-Spinnenkrabbe

Länge: Bis zu 5 cm.
Verbreitung: Westatlantik: South Carolina bis Brasilien. Allgemein: Die Scheren sind bei dieser Art sehr glatt. Der Carapax ist einheitlich granuliert. Diese Spinnenkrabbe ist eine der häufigsten Arten der sehr seichte Gezeitenzone.

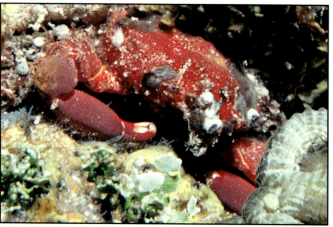

Paul Humann   Südflorida

SPINNENKRABBEN   MAJIDAE

Mithrax sculptus
Grüne Spinnenkrabbe
Länge: Bis zu 2 cm.
Verbreitung: Westatlantik: Südflorida, Bahamas, Karibik.
Allgemein: Von 0,5 - 12 m Tiefe in seichten Riffe und angrenzenden Gebieten mit Korallengeröll und Sand, auch in Seegraswiesen. Versteckt sich unter Felsen und Korallenschutt. Bei vorsichtiger Annäherung erlaubt diese Art dem Taucher, sehr nahe zu kommen. Ihr Carapax ist grünlich und mit glatten, gerundeten Knoten bedeckt. Die Scheren sind glatt mit stumpfen Spitzen, die Beine sind borstig. Wurde nach Revision in die eigene Gattung *Mithraculus* gestellt.

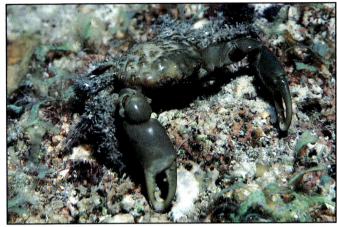

Paul Humann   Belize

Mithrax pilosus
Borstige Spinnenkrabbe

Länge: Bis zu 10 cm.
Verbreitung: Westatlantik: Florida (dort selten), Westindische Inseln, Südkaribik bis Brasilien.
Allgemein: Von 5 - 15 m in Riffen und Felsgebieten. Kryptische Art, die sich in tiefen Höhlen versteckt. Scheu, zieht sich bei Annäherung sofort in den Schutz ihres Unterschlupfs zurück. Carapax, Lauf- und Scherenbeine sind rötlichbraun, borstig und dicht bedornt. Die Scheren sind bis auf wenige stumpfe Dornen glatt.

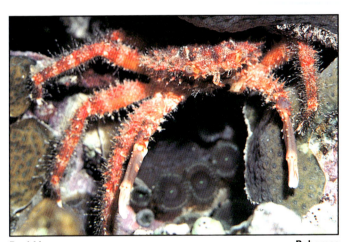

Paul Humann   Bahamas

Mithrax forceps

L: Bis zu 1,8 cm. V: Westatlantik: North Carolina bis Brasilien. A: Tiefenbereich 3 - 15 m. Der Carapax ist rot und mit glatten, runden Knoten bedeckt. Carapaxrand mit auffälligen, spitzen, kegelförmigen Dornen. Scheren glatt mit stumpfen Spitzen. Die Art lebt in Riffen und angrenzenden Gebieten mit Korallengeröll und auf algenbedeckten Felsböden. Sie versteckt sich tagsüber in kleinen Löchern und anderen Unterschlupfen. Wenig scheu, zieht sich nur bei massiver Störung zurück. Nach Revision in eigener Gattung *Mithraculus*.

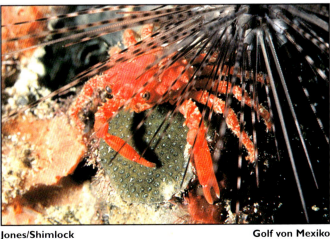

Jones/Shimlock   Golf von Mexiko

SPINNENKRABBEN   MAJIDAE

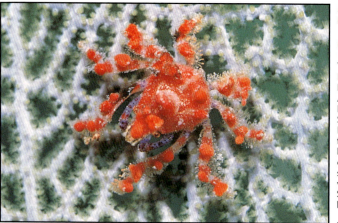
Norbert Wu   Roatan, Honduras

Pelia mutica
Kryptische Maskenkrabbe

Länge: Carapaxlänge bis zu 1,5 cm.
Verbreitung: Massachusetts bis Florida, Westindische Inseln bis Golf von Mexiko.
Allgemein: Eine typische Maskenkrabbe: Mit lebenden Schwämmen an Carapax und Beinen. Die Beine sind abgeflacht, die Scheren typisch hellblau bis purpurn mit verteilten dunklen Flecken, wodurch sie sich unter Wasser sehr gut von anderen, ähnlich kleinen Spinnenkrabben unterscheiden lässt.
In ihrem Verbreitungsgebiet eine der häufigsten Arten, lebt auf Felssubstrat und in Riffen mit Korallen und Schwämmen.
Bleibt bei Annäherung unter Wasser bewegungslos sitzen und verlässt sich auf ihre schützende Tarnung.

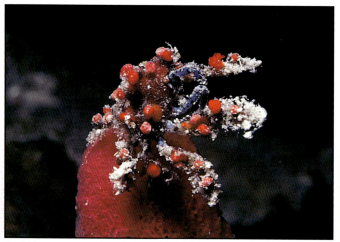
Paul Humann   Bahamas

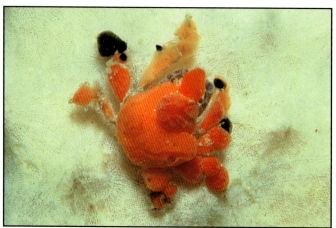
Helmut Debelius   Trinidad

Pelia rotunda

Länge: Carapaxlänge bis zu 1 cm.
Verbreitung: Südkaribik bis Brasilien.
Allgemein: Sehr ähnlich der Vorart. Die Identifikation des Tieres auf dem Foto ist nur vorläufig, da es sogar noch mehr als die Vorart zur Tarnung mit Schwämmen bedeckt ist. Ihr fehlen allerdings immer die typisch purpurblauen Scheren jener Art.

SPINNENKRABBEN   MAJIDAE

Leptopisa setirostris
L: Carapaxlänge bis zu 2,5 cm.
V: Florida, Westindische Inseln bis Nordbrasilien. A: Nur weil sich die Krabbe - wie auf den beiden Fotos rechts zu sehen - gerade gehäutet hat, war eine korrekte Identifikation möglich. Die meisten Maskenkrabben sind allerdings auf Fotos nicht zu identifizieren, da ihre typischen Details meist stark von Schwämmen, Hydroidpolypen, Bryozoen und Seescheiden überwachsen sind (siehe kleines Foto unten).

Der Fotograf war gewitzt genug, die Fotos genau dann zu machen, als sich die Krabbe häutete. Zunächst scheint es, als habe sie nur den Schwamm loswerden wollen; aber wenn man auf die Beine schaut, sieht man, dass sie ihren alten Panzer abgestreift hat.

Einige Majiden setzen sich Seeanemonen auf den Rücken und halten diese vorsichtig mit einer Schere in Position, bis sie sich mit ihren Fussscheiben angeheftet haben. Dies ist eine Art erzwungener Kommensalismus: Die Anemone bekommt Futter, die Krabbe wird durch die Nesseltentakel geschützt.

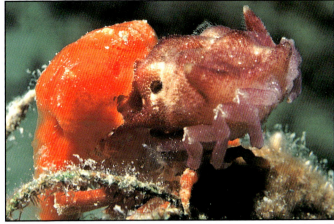

Chris Huss   Virgin Islands

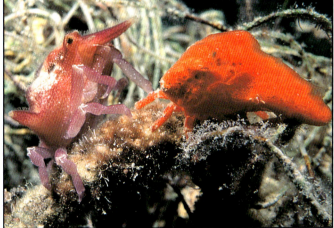

Chris Huss   Virgin Islands

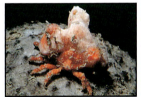

Stenorhynchus lanceolatus
L: Bis zu 2,4 cm (Männchen), 2,8 cm (Weibchen). V: Ostatlantik: Tropisches Westafrika (Spanisch-Sahara bis Angola), Madeira, Kanaren, Kapverden. A: Tiefenbereich 2 - 96 m (in 20 - 80 m häufig). Alle Gattungsmitglieder werden Pfeilkrabben genannt. Diese Art lebt manchmal im Schutz der Anemone *Telmatactis cricoides*, bleibt aber meist nicht länger als einige Stunden (bis zu zwei Tage), bevor sie weiterwandert. Hat in seltenen Fällen Kiemenparasiten (Asseln). Eiertragende Weibchen von März bis Januar.

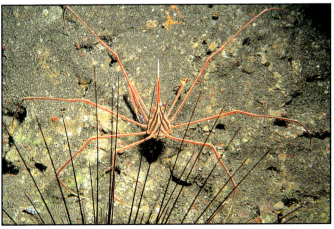

Helmut Debelius   La Gomera, Kanaren

SPINNENKRABBEN — MAJIDAE

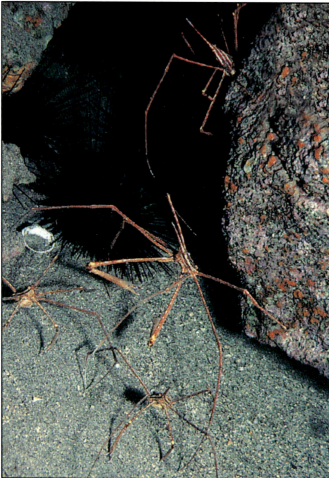

Helmut Debelius — La Gomera, Kanaren

Stenorhynchus lanceolatus
Fortsetzung

Schaut man sich die Arten der Gattung *Stenorhynchus* an, ist die Herkunft des Populärnamens Spinnenkrabben für die Familie eindeutig. Ihr Bau ähnelt dem einiger terrestrischer Spinnen, die ähnlich lange, stelzenartige Beine haben. In englischsprechenden Regionen werden die Mitglieder dieser Gattung wegen ihrer Körperform allerdings Pfeilkrabben genannt. Der Carapax ist dreieckig bis zwiebelförmig und endet vorne in einer scharfen Spitze, einer Pfeilspitze nicht unähnlich. Im Vergleich zu den langen Beinen erscheint er relativ klein. Die Augen sitzen beiderseits des Rostrums, etwa ein Drittel seiner Länge vom Körper entfernt.

Die sehr ähnliche *Stenorhynchus seticornis* (folgende Art) lebt auf der anderen Seite des Atlantiks. Wie viele Arten, die auf beiden Seiten des Atlantiks vorkommen, findet sich der nächste Verwandte einer ostatlantischen Art oft auf der anderen Seite des Atlantiks.

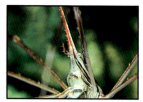

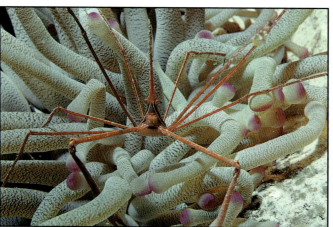

Chris Newbert — Nicaragua

Stenorhynchus seticornis

L: Bis 6,3 cm. V: W-Atlantik: N-Carolina bis Brasilien. A: 3 - 40 m. Körper goldbraun, dreieckig, Rostrum lang, spitz. Carapax mit feinen, dunklen Linien. Beine lang, dünn, spinnenartig. Scheren oft mit violetten Spitzen. In diversen Habitaten, einschliesslich Riffen.

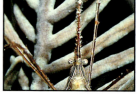

HELMKRABBEN CORYSTIDAE

Corystes cassivelaunus
Helmkrabbe
L: Bis zu 4 cm. V: O-Atlantik: Norwegen bis Gibraltar, gesamtes Mittelmeer. A: Tiefenbereich: Von direkt unter der bei Niedrigwasser exponierten Sandoberfläche bis 115 m. Carapax länglich oval, antero-lateral beiderseits mit 3 Zähnen und einem posterolateral am Hinterrand. Zweite Antenne lang (besonders bei Männchen). Chelipeden lang und kräftig. 2. bis 5. Pereiopoden (Beine) etwas abgeplattet. Chelipeden der Männchen länger als die der Weibchen. Färbung des Carapaxrückens blass malvenfarben bis rötlichbraun, Beine gelblich bis weiss. Die Helmkrabbe lebt meist direkt unterhalb der Oberfläche von sandigen oder sandig-schlammigen Substraten. Das lange zweite Antennenpaar bildet eine Röhre, deren Spitze die Substratoberfläche erreicht und durch die Atemwasser hinunter zu den Kiemen geführt wird (Schnorchel). In manchen Gebieten kommen die Krabben nachts an die Oberfläche. Nach schwerem Sturm oft zahlreich am Strand.

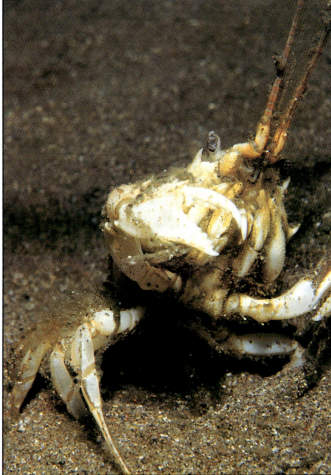

Lawson Wood Fife Ness, Schottland

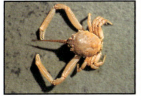

PFEILKRABBEN LATREILLIIDAE

Latreillia elegans
Pfeilkrabbe
Länge: Bis zu 1,5 cm. Verbreitung: Ostatlantik: Portugal bis Südafrika, Kanaren, Mittelmeer; Westatlantik: Massachusetts bis Karibik. Allgemein: Beine und lange Augenstiele rot gebändert. Tiefenbereich 82 - 512 m. Auf sandigen und schlammigen Substraten, aber relativ seltene Art. Reife Weibchen im Januar, von März bis Juli und von September bis November. Das Foto wurde in 100 m Tiefe gemacht.

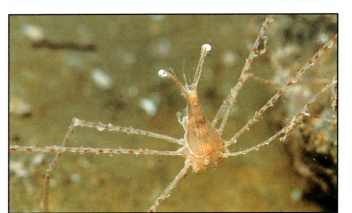

Robert Patzner Banyuls, Frankreich

DIE CHINESISCHE WOLLHANDKRABBE

Die Einwohner einer kleinen Stadt im Norden der Niederlande gerieten in Panik, als hunderte von Krabben in den Gärten der ganzen Stadt auftauchten. Wegen ihres Populärnamens glaubten die Leute, sie seien aus dem örtlichen Chinarestaurant entwischt. Aber die Chinesische Wollhandkrabbe *(Eriocheir sinensis,* Familie Grapsidae) ist eine unabsichtlich eingeschleppte Süsswasserkrabbenart, die aus den Seen in Holland und Norddeutschland zur Paarung und zum Eierlegen an die Küsten wandert. John Neuschwander erinnert sich:

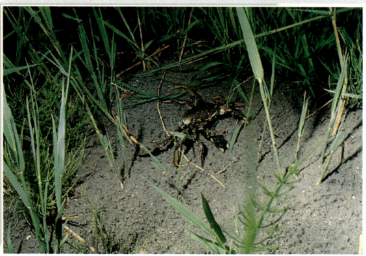

FOTOS: JOHN NEUSCHWANDER

Im Jahr 1912 wurden die ersten Wollhandkrabben in einem Zufluss der Weser in Norddeutschland gesichtet. Sie stammen aus China, wo sich die grösste Population im Jangtse Kiang findet. Die Krabbe kam vermutlich als blinder Passagier im Ballastwasser von Handelsschiffen nach Deutschland, wo sie sich in spektakulärer Weise das Weser-Elbe-Gebiet in der relativ kurzen Zeit von wenigen Jahrzehnten als Lebensraum eroberte. Von Norddeutschland aus verbreitete sie sich auch über die gesamten Niederlande.

Vor 1912 eingeschleppt, verbreitete sich die Wollhandkrabbe dramatisch schnell über Teile Europas.

Im Jahr 1955 machte der Neueinwanderer den Aalfischern in Spaandam (einer kleinen Stadt am IJsselmeer) so viel Ärger, dass sie den Fang einstellen mussten.

Als Kind lebte ich nahe der holländischen Nordsee und beobachtete viele der herbstlichen Wanderungen dieser Krabben. Sie waren überall am Strand, aber in manchen Jahren sah man auch überhaupt keine. Jahre später tauchte ich in einem Süsswassersee nahe bei Rotterdam, wo wir viele Wollhandkrabben sahen. Sie versteckten sich unter Überhängen in etwa 10 m Tiefe, wo es bereits anfing, dunkel zu werden. Sobald einem eine der Krabben auffiel, hob sie auch schon ihre Greifzangen in Abwehrhaltung. Einmal sah ich sie sogar nachts auf trockenem Land zwischen Gras am Seeufer.

Wollhandkrabben sind echte Weltenbummler. Mit Herbstbeginn verlassen sie die Seen und wandern zum Meer, wobei sie grosse Strecken über Land zurücklegen. Ab Mitte Oktober bis Mitte Dezember paaren sich männliche und weibliche Krabben in den Flussmündungen nahe dem Meer. Innerhalb eines Tages nach der Paarung finden sich bereits Eier unter dem Hinterleib der Weibchen. Diese wandern nun in tieferes (Meer)wasser, wo sich die Eier entwickeln. Aus den Eiern schlüpfen Larven, die eine Metamorphose durch mehrere Stadien durchmachen, bevor sie schliesslich bis auf die Grösse ihren Eltern gleichen. Dann kehren sie ins Süsswasser zurück, wo sie nach drei Jahren geschlechtsreif werden und selbst zum Meer wandern, um sich ihrerseits zu paaren.

Eine in ein Gebiet weit von ihrer angestammten Heimat neu eingeführte Tierart bezeichnet man als Neozoon. Die Wollhandkrabbe ist dafür ein gutes Beispiel.

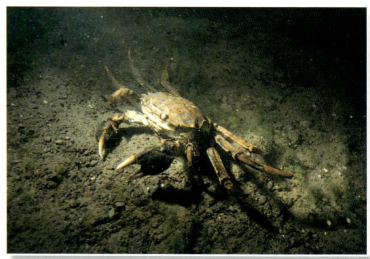

SCHWIMMKRABBEN   PORTUNIDAE

Portunus sayi
Breite: Bis zu 8 cm. Verbreitung: Westatlantik: Nova Scotia bis Brasilien. Allgemein: In grossen Sargassumalgenflössen, fällt manchmal ins Riff. Bei den meisten Familienmitgliedern ist das letzte Beinpaar zu typischen Schwimmpaddeln umgebildet, was auf dem Foto gut zu erkennen ist.

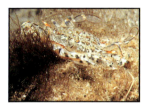

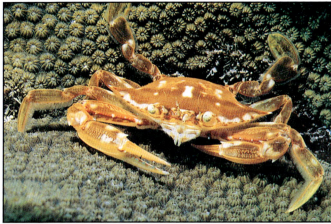

Paul Humann   Bahamas

Portunus sebae
Augenflecken-Schwimmkrabbe
Breite: Bis zu 8,8 cm. Verbreitung: Südflorida (gelegentlich), Bahamas, Karibik. Allgemein: Gut an den beiden grossen Augenflecken (Ocelli) hinten auf dem Carapaxrücken zu erkennen. In Riffen und Seegraswiesen. Tiefenbereich 5 - 27 m.

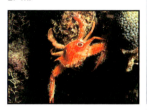

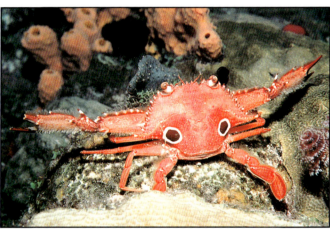

Norbert Wu   Cozumel, Mexiko

Portunus hastatus
Graue Schwimmkrabbe
Breite: Bis zu 5,6 cm. Verbreitung: Ostatlantik: Mauretanien bis Angola, Azoren, Madeira, Kanaren, Kapverden, grösster Teil des Mittelmeeres. Allgemein: Meist auf Sand und Muschelschill von 1 - 40 m Tiefe. Hebt bei Bedrohung die Scherenbeine, zeigt die Ocelli auf den Paddeln und gräbt sich schliesslich in den Sand ein. Mehrere Farbvarianten; Exemplare aus verschiedenen Regionen zeigen kleine anatomische Unterschiede; auch aus überfluteten Höhlen gemeldet, aber der genaue Status all dieser Formen ist noch unsicher.

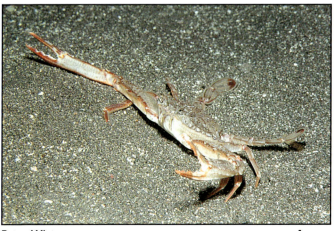

Peter Wirtz   Azoren

97

SCHWIMMKRABBEN   PORTUNIDAE

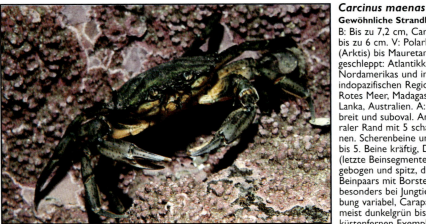

Florian Graner — Lofoten, Norwegen

Carcinus maenas
Gewöhnliche Strandkrabbe
B: Bis zu 7,2 cm, Carapaxlänge bis zu 6 cm. V: Polarkreis (Arktis) bis Mauretanien. Eingeschleppt: Atlantikküste Nordamerikas und in einigen indopazifischen Regionen: Rotes Meer, Madagaskar, Sri Lanka, Australien. A: Carapax breit und suboval. Antero-lateraler Rand mit 5 scharfen Zähnen. Scherenbeine ungleich, 2. bis 5. Beine kräftig, Dactyle (letzte Beinsegmente) am Ende gebogen und spitz, die des 5. Beinpaars mit Borstenrand, besonders bei Jungtieren. Färbung variabel, Carapaxrücken meist dunkelgrün bis grau, bei küstenfernen Exemplaren oft orange. Kleine Exemplare in der Gezeitenzone mit weisser oder schwarzer Zeichnung. Beine meist braun bis grünlichgelb oder orange. Die häufigste Krabbe der Gezeitenzone. Sie vermehrt sich wahrscheinlich das ganze Jahr hindurch und wird manchmal auf einigen wenigen Fischmärkten Europas zum Verkauf angeboten, zwar nicht ernstlich wirtschaftlich ausgebeutet, jedoch von Anglern auch als Köder benutzt.

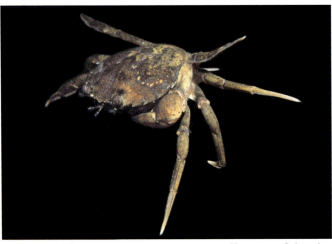

Helmut Debelius — Kattegatt, Schweden

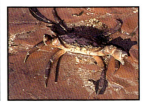

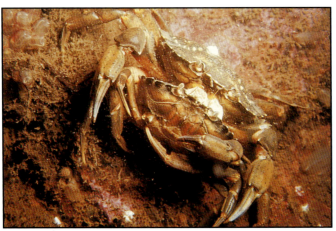

Helmut Debelius — Costa Calida, Spanien

Carcinus aestuarii
Mittelmeer-Strandkrabbe

Breite: Bis zu 7,5 cm.
Verbreitung: Kanaren, gesamtes Mittelmeer und Schwarzes Meer.
Allgemein: Eng mit der Vorart verwandt, unterscheidet sich diese Krabbe durch einen glatteren und höheren Carapax, spitzere antero-laterale Carapaxzähne und Borsten am Aussenrand des Scherenfingers.
   Die Venezianer (aus Venedig, Italien) essen diese Art, wenn sie sich frisch gehäutet hat und weich ist (Butterkrebs, lokal "moleche" genannt).

SCHWIMMKRABBEN PORTUNIDAE

Liocarcinus depurator
Hafen-Schwimmkrabbe

B: Bis zu 5,6 cm. V: Polarkreis (Arktis) bis Spanisch-Sahara (Westafrika), gesamtes Mittelmeer. A: 5 - 300+ m. Auf Sand, schlammigem Sand und Geröll. Oft in Häfen, Abfälle fressend; kleine Gruppen schwimmen dabei an der Oberfläche.
Unten: Männchen & Weibchen.

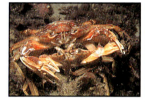

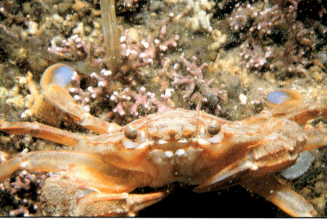

Helmut Debelius   Galway, Irland

Liocarcinus holsatus
Fliegende Schwimmkrabbe

Breite: Bis zu 5,7 cm.
Verbreitung: Polarkreis (Arktis) bis Südportugal, Kanaren; fehlt im Mittelmeer.
Allgemein: Die seltene Art lebt vom Seichtwasser des untersten Gezeitenbereiches bis hinunter auf etwa 400 m Tiefe auf verschiedenen Substraten von schlammigem Sand bis zu Geröll. Weibchen mit Eiern von April bis September. Gelegentlich häufig nahe bei oder gerade innerhalb von Ästuaren.
   Im Nordostatlantik gibt es 10 Arten der Gattung *Liocarcinus*.

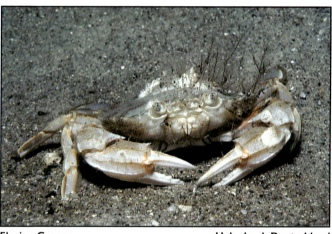

Florian Graner   Helgoland, Deutschland

Liocarcinus corrugatus
Falten-Schwimmkrabbe

Breite: Bis zu 6 cm.
Verbreitung: Ostatlantik von den Orkneys und Schottland bis Angola, Azoren, Madeira, Islas Desertas, Kanaren, Kapverden, Mittelmeer, ? Suezkanal. Allgemein: Die Art ist ausschliesslich nachtaktiv, kann aber tagsüber in ihren Höhlenverstecken gefunden werden. Tiefenbereich 25 - 147 m; sehr selten in der Gezeitenzone.
   Wie alle Familienmitglieder nutzt die Art ihre Scheren, um sich sogar gegen Taucher zu verteidigen. Von dieser und grösseren Schwimmkrabbenarten lässt man besser die Finger!

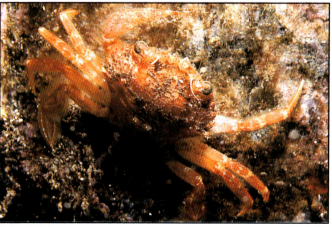

Peter Wirtz   Madeira

SCHWIMMKRABBEN — PORTUNIDAE

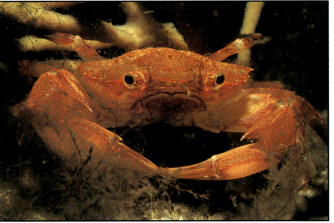

Frank Goedschalk — Grevelingen Meer, Niederlande

Liocarcinus navigator
Breite: Bis zu 4 cm. Verbreitung: Ostatlantik: Norwegen bis Mauretanien, Mittelmeer. Allgemein: Vom Seichtwasser bis mindestens 25 m. Der Carcinologe Katsushi Sakai (Japan) gab den korrekten wissenschaftlichen Namen an, sonst meist unter *L. arcuatus* bekannt.
Die beiden auffälligsten Merkmale der Portuniden sind das abgeplattete 5. Beinpaar, die "Schwimmpaddel", und die Tendenz des Carapax, besonders seiner gezähnten anterolateralen Ränder, verbreitert zu sein. Die abgeplatteten Beine werden zum Schwimmen und Graben eingesetzt.

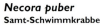

Florian Graner — Isle of Man, Irische See

Necora puber
Samt-Schwimmkrabbe
B: Bis zu 10,2 cm. V: Ostatlantik: S-Norwegen bis Mauretanien, westliches Mittelmeer (eingeschleppt), Schwarzes Meer. A: Vom Seichtwasser bis etwa 80 m Tiefe, meist auf Felssubstrat. Sehr aggressiv. Zweithäufigste Art nach *C. maenas* (s. o.). Auch auf Fischmärkten.

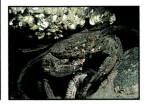

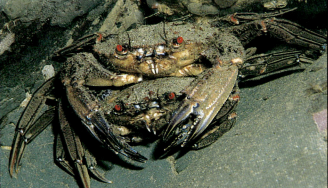

Peter Wirtz — Kapverden

Cronius ruber
B: Bis zu 11 cm. V: Westatlantik: South Carolina bis Brasilien. Auch von den Kapverden gemeldet (Foto). A: Die grösseren Portunidenarten sind sehr geschickte Jäger: Sie lauern flach am Boden und beobachten vorbeischwimmende Fische oder Garnelen. Erst wenn die Beute die Krabbe bereits passiert hat, schnellt letztere hoch und zur Seite, um die Beute auf ihrem Kurs abzufangen. Nachdem sie diese mit ihren scharfen Scheren gepackt hat, sinkt die Krabbe zurück zum Grund und verzehrt ihr Mahl. Danach gräbt sie sich bis auf die Augen im Substrat ein.

SELTSAMER REITER AUF SELTSAMEM PFERD

Christoph Columbus und seine Männer segelten mehrere Male über den Atlantik nach Amerika und zurück. Auf ihren Routen liegen die Azoren, Madeira und die Kanaren. Sehr wahrscheinlich fingen die Seeleute damals Karettschildkröten als Frischfleisch für die langen Reisen. Wir wissen aber nicht, ob sie die winzigen Mitreisenden kannten, die sich unter dem Hinterende der Schildkrötenpanzer verstecken: Oft findet man dort ein Paar der Columbus-Krabbe *Planes minutus* (Familie Grapsidae) zwischen dem Schwanzansatz und den Hinterbeinen. Warum sitzen die Krabben auf der Schildkröte? Und bezahlen sie für die Reise? Meeresbiologe Peter Wirtz erforschte die seltsamen Reiter.

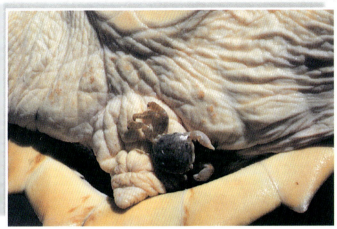

Eine adulte Columbus-Krabbe auf dem Schwanz einer Karettschildkröte.

Die Columbus-Krabbe lebt auf diversem Treibgut im offenen Atlantik. Ihre Larven verlassen das Plankton, wenn sie sich auf treibenden Objekten ansiedeln. Dies sind Holzstücke, Abfall, Bojen oder sogar Rohölklumpen, die den Ozean verschmutzen. Auf diesem neuen Heim verwandeln sich die Larven in kleine Krabben, sind aber auch dazu verdammt, immer dort zu bleiben, da sie nicht weit schwimmen können.

Wissenschaftliche Untersuchungen haben gezeigt, dass die Anzahl der Krabben auf diesen Objekten proportional zur Grösse des Objekts ist. Nur eine kann z. B. auf einem kleinen Plastikteil sitzen, aber eine grosse Gruppe Juveniler und Adulter beider Geschlechter auf einer Boje mit mehreren Quadratmetern Oberfläche. Viel aufregender ist aber, dass dieselbe Krabbenart auch auf der Karettschildkröte *Caretta caretta* vorkommt. Doch ist die Sozialstruktur der Schildkrötenbegleiter völlig anders, da diese nur wenig Platz bietet: Zwei taschenartige Hautfalten zwischen Schwanzbasis und Hinterbeinen. Von 128 untersuchten Karetten trugen 105 Krabben, und in

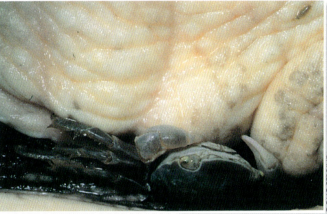

Eine *Planes minutus* von den Azoren.

90 % der Fälle war es ein adultes Paar. Tragen adulte Krabbenweibchen auf toten Objekten nur selten Eier, trifft für die auf Schildkröten das Gegenteil zu. Offenbar ist eine Karette genau der richtige Ort, um die Nachkommenschaft zu sichern! Hier sind die Krabben vor Räubern sicher. Die Schildkröte aber wird belohnt, indem die Krabben ihr Aufwuchs vom Panzer fressen, der den Wasserwiderstand und damit den Energieverbrauch beim Schwimmen drastisch erhöht.

Columbus-Krabben, die auf einer Boje gesammelt wurden.

FELSENKRABBEN   GRAPSIDAE

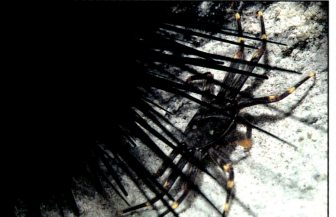

Percnon gibbesi
Breite: Bis zu 3 cm.
Verbreitung: Beide Seiten des Atlantiks: North Carolina bis Brasilien und Azoren bis Südafrika. Auch im Pazifik von Baja California bis Chile.
Allgemein: Bewohnt Riffe und Felsgebiete. Die goldgelben Bänder auf den braunen Beinen sind typisch. Mit ihren kleinen Scheren zupft diese extrem flache Krabbe den feinen Algenbewuchs von Felsen. Sie ist ein sehr "nervöses" Tier, das bei der kleinsten Störung im Zickzack in ein Versteck rast. In der Karibik sucht sie oft unter den Stacheln von Seeigeln Schutz.

Paul Humann   Virgin Islands

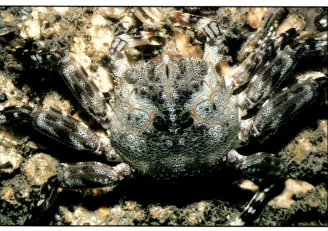

Plagusia depressa

Breite: Bis zu 4,2 cm.
Verbreitung: Beide Seiten des Atlantiks: North Carolina bis Brasilien und Marokko bis Angola, Azoren, Madeira, Islas Desertas, Selvagens Islands, Kanaren, Kapverden, St. Helena, Ascension.
Allgemein: Auf Felsen vom oberen Infralittoral bis in 22 m Tiefe. Die Art verlässt oft das Wasser und läuft über die Felsen. Anders als *Grapsus grapsus* (unten), welche die meiste Zeit ausserhalb des Wassers verbringt, lebt diese Art direkt an der Wasserlinie und verschwindet oft im Wasser.

Michael Türkay   Santa Marta, Kolumbien

Grapsus adscensionis
Ascension-Felsenkrabbe
Breite: Bis zu 4 cm.
Verbreitung: Ostatlantik: Azoren bis Angola. Allgemein: Weitverbreitete Art, lokal häufig, benthisch. Verbringt als adultes Tier die meiste Zeit ausserhalb des Wassers auf Felsen im Supralittoral, ist aber auch bis 7 m Tiefe zu finden.

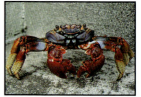

Roger Lubbock   St. Paul's Rocks, Brasilien

FELSENKRABBEN   GRAPSIDAE

Pachygrapsus marmoratus
Rennkrabbe
B: Bis zu 4 cm. V: Ostatlantik: Cornwall bis Kanaren, gesamtes Mittelmeer, Schwarzes Meer. A: Auf Felsen der oberen Gezeitenzone, auch in Spalten von Bunen und Anlegern oder ähnlichen Habitaten. Kann sehr schnell laufen und in die engsten Spalten schlüpfen.

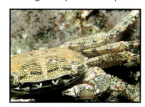

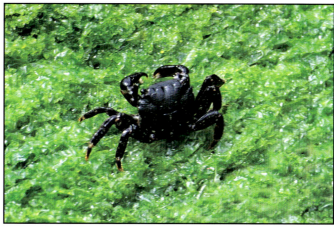

Helmut Debelius · Galizien, Spanien

Pachygrapsus transversus
Querläufer-Felsenkrabbe

Breite: Bis zu 1,5 cm. Verbreitung: Westatlantik: North Carolina bis Uruguay; Ostatlantik: Südportugal (Algarve) und Südostspanien bis Namibia, Madeira, Selvagens Islands, Kanaren, Kapverden, Mittelmeer. Auch im Ostpazifik: Kalifornien bis Peru. Allgemein: Man findet diese typische Felsenkrabbe von der Gezeitenzone bis in 7 m Tiefe hauptsächlich auf Fels- und Sandsubstraten, aber auch in Mangrovengebieten.

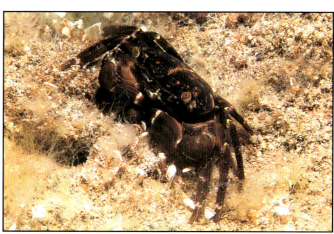

Peter Wirtz · Madeira

MUSCHELWÄCHTER   PINNOTHERIDAE

Dissodactylus primitivus
Herzseeigelkrabbe

Breite: Bis zu 1,8 cm. Verbreitung: Florida (dort gelegentlich) bis Kleine Antillen. Allgemein: Der Carapax dieser meist weissen Krabbe ist rund und halbkugelig, ihre Beine sind borstig. Die Art lebt zwischen den Stacheln des Roten Herzseeigels *Meoma ventricosa* (Echinoidea, Irregularia, Spatangoida), der besonders um Riffe herum in Sandgebieten häufig ist, wo er tagsüber im Sand vergraben liegt und erst nachts herauskommt.

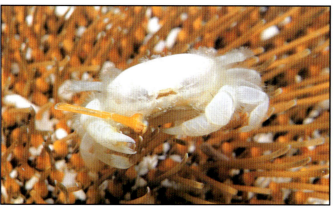

Paul Humann · Antigua, Kleine Antillen

103

MUSCHELWÄCHTER — PINNOTHERIDAE

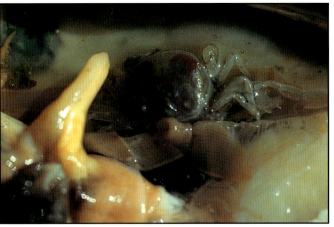

Pinnotheres pisum
Erbsenkrabbe
L: Bis zu 0,8 cm (♂), 1,4 cm (♀). V: Ostatlantik: Südskandinavien bis Mauretanien (Westafrika), gesamtes Mittelmeer. A: Parasitisch in der Mantelhöhle lebender Muscheln (*Modiolus modiolus, Mytilus edulis;* auch in Seescheiden) von der Gezeitenzone bis 150 m.

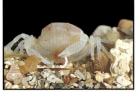

Michael Türkay — Helgoland, Deutschland

WINKERKRABBEN — OCYPODIDAE

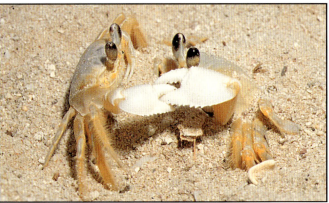

Ocypode quadrata
Westatlantische Reiterkrabbe
B: Bis zu 5 cm. V: Westatlantik: Karibik. A: Gräbt Bauten in der unteren Gezeitenzone von Dünengebieten. Bewegt sich sehr schnell. Die Reiterkrabben der Gattung *Ocypode* haben lange Augenstiele, eine Schere nur wenig vergrössert, sind terrestrisch und dominante Elemente tropischer und subtropischer Sandstrände. Die Systematik dieser Gattung ist immer noch problematisch, das es einige Arten mit sehr geringer Verbreitung gibt und sich alle Jungtiere sehr ähneln.

Peter Wirtz — Kuba

Uca minax
Minax-Winkerkrabbe
Breite: Männchen (eine Schere - linke oder rechte - stark vergrössert) bis zu 3,3 cm, Weibchen bis zu 3 cm. Verbreitung: Westatlantik: Ostküste der USA, Golf von Mexiko. Allgemein: Lebt in von Flüssen durchzogenem Marschland, aber immer dicht am Meer.

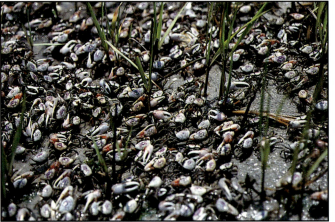

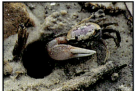

Peter Wirtz — North Carolina, USA

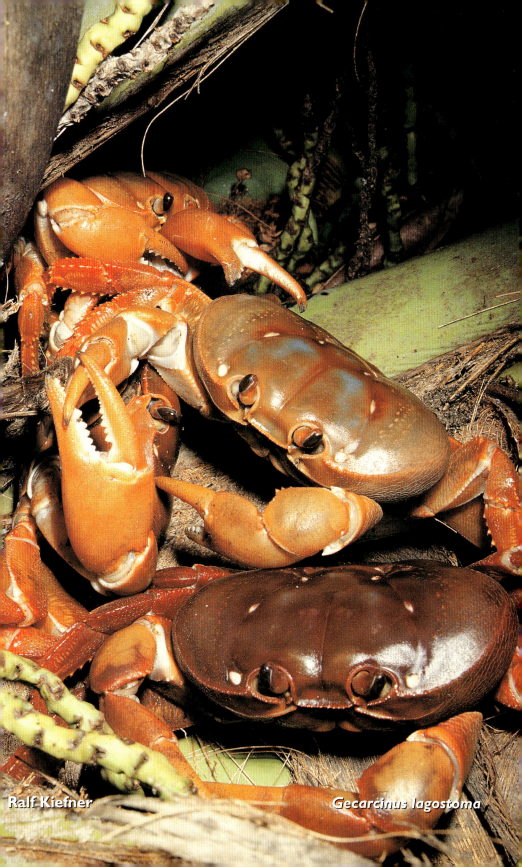
Ralf Kiefner — *Gecarcinus lagostoma*

LANDKRABBEN — GECARCINIDAE

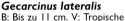
Ralf Kiefner — Fernando de Noronha, Brasilien

Gecarcinus lagostoma
Breite: Bis zu 12 cm. Verbreitung: Südatlantik: Fernando de Noronha, Atol das Rocas, Trinidade (alle Brasilien), Ascension. Allgemein: Grösse, Form und Verhalten wie bei der Landkrabbenart der Weihnachtsinsel *(Gecarcoidea natalis)*, aber orange: Lebt in Grabgängen im Regenwald, wandert zum Laichen ans Meer, Larven planktonisch. Die Art ist auf Trinidade häufig, der Zugang zur Insel ist aber aus militärischen Gründen verboten. Auf Fernando de Noronha ist die Art selten geworden, weil sie von den Einwohnern als Nahrung sehr geschätzt wird.

Michael Türkay — Santa Marta, Kolumbien

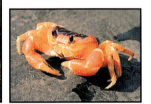

Gecarcinus lateralis
B: Bis zu 11 cm. V: Tropische Küsten des atlantischen und pazifischen Amerikas. A: Der aufgeblähte Carapax und das terrestrische Leben der Gecarciniden machen sie zu einer typischen Gruppe. Ihre Larven werden ins Meer entlassen und kehren nach Beendigung ihrer Entwicklung aufs Land zurück.

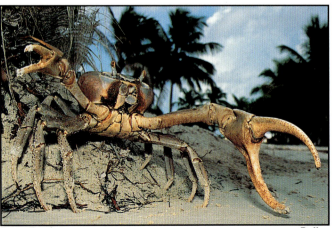
Doug Perrine — Belize

Cardisoma guanhumi
Breite: Bis zu 12 cm. Verbreitung: Westatlantik: Florida bis Brasilien. Allgemein: Die Art lebt in Mangrovengebieten oder ähnlichen Brackwasserhabitaten. Sie ist völlig terrestrisch, lebt aber nahe am Meer und gräbt tiefe Bauten. Vermehrung siehe Vorarten. Wo sie häufig ist, wird sie zum Verzehr gesammelt, dabei meist nachts von Hand gefangen und lebend verkauft. Es gibt Berichte, nach denen manche Landkrabben giftig sind, dies hängt aber sehr wahrscheinlich mit ihrer Nahrung zusammen, da die Pflanzenfresser manchmal giftige Pflanzen konsumieren.

DER MARSCH DER SCHWERTSCHWÄNZE

Jedes Jahr, spät im Frühling, spielt sich an den Stränden der Delaware Bay eines von Nordamerikas besonderen Naturschauspielen ab. Dort treffen sich zwei Massenwanderungen, die eine von Schwertschwänzen, die andere von Strandvögeln, zu einer unvergleichlichen Orgie von Sex und Völlerei. Innerhalb von nur vier Wochen krabbeln bis zu zwei Millionen Schwertschwänze zur Paarung und Eiablage an den Sandstränden an Land. Und etwa halb so viele Strandvögel machen aus diesen Eiern ein Festessen. Fred Bavendam berichtet.

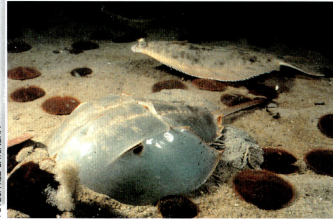

Ein Schwertschwanz kriecht über mit leeren Sanddollar-Seeigeln bedeckten Meeresgrund.

Alles beginnt mit dem Längerwerden der Tage im Frühling. In den Gewässern der Chesapeake Bay und auf dem nahegelegenen Kontinentalschelf hören die Schwertschwänze, welche die meiste Zeit des Jahres mit Graben und Jagen in Sand und Schlamm verbracht haben, einen Ruf. Es ist ein Ruf, den schon unzählige Generationen ihrer Vorfahren gehört haben, denn sie sind ein sehr altes Geschlecht. Lange, bevor die ersten Frühmenschen auf der Erde erschienen, bevor der erste Vogel flog, sogar bevor die grossen Dinosaurier die Erde beherrschten, lebten und starben bereits Schwertschwänze in den alten Ozeanen. Manche ihrer Fossilien sind über 300 Millionen Jahre alt. Im März, wenn die Frühlingstage mehr Licht und stärkere Gezeiten bringen, beginnen die Schwertschwänze ihren unglaublichen Marsch auf die Strände. Obwohl von nur relativ kurzer Weglänge, ist dies wohl eine der ältesten Wanderungen auf dem Planeten.

Auf der anderen Seite der Erde, an den Stränden von Feuerland und Patagonien in Südamerika, nehmen die Strandvögel Notiz von der Abnahme der Tageslänge, denn der Nordfrühling fällt zeitlich mit dem Südherbst zusammen. Sanderlinge und über ein Dutzend anderer Strandvogelarten sammeln sich in immer grösseren Scharen. Schliesslich wird eine kritische Grösse oder ein bestimmter Zeitpunkt erreicht und alle schwingen sich auf zu einem Flug, der einige von der Südspitze Südamerikas zu ihren Nistplätzen hoch in der kanadischen Arktis führt. Dies ist eine der längsten bekannten Tierwanderungen.

Oft als lebendes Fossil bezeichnet, gibt es den Schwertschwanz anatomisch praktisch unverändert seit mindestens 200 Millionen Jahren. Er ist kein Krebstier, sondern ein Gliederfüssler, der mit den Spinnen, Zecken und Skorpionen verwandt ist. Er gehört in eine eigene Ordnung, die Xiphosuren oder Schwertschwänze. Wie ein kleiner Tank kriecht der Schwertschwanz auf den Strand, sein dicker Panzer schützt ihn und seine Eier vor Räubern. Einschliesslich des spitzen, steifen Schwanzstachels

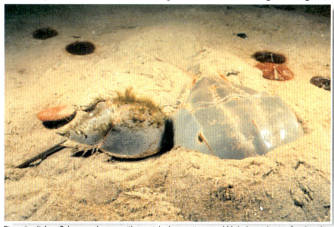

Ein männlicher Schwertschwanz nähert sich dem grösseren Weibchen, das im Sand gräbt.

(Telson) wird ein adulter Schwertschwanz bis zu über 30 cm lang. Männchen sind deutlich kleiner als Weibchen. Heutzutage gibt es noch vier Arten von Schwertschwänzen, drei davon in Asien. *Limulus polyphemus,* der an der amerikanischen Atlantikküste lebt, ist nach dem einäugigen griechischen Sagenriesen Polyphem benannt. Tatsächlich hat ein Schwertschwanz neun Augen und weitere Lichtsinnesorgane entlang des Telsons. Obwohl von Maine im Norden bis nach Yucatan in Mexiko im Süden verbreitet, ist *Limulus* nirgends so häufig wie in der Delaware Bay. Diese Bucht mit ihrer über 230 km langen, brandungsgeschützten Küstenlinie bietet den Schwertschwänzen ideale Brutbedingungen.

Ab Mitte April wimmelt es in den seichten Gewässern der Chesapeake Bay von Schwertschwänzen. Zuerst kommen Unmengen von Männchen an, die direkt vor den Stränden auf die Weibchen warten. Jedes Männchen hat ein Paar spezieller Gliedmassen, die Pedipalpen, direkt hinter seinem Mund, die dazu dienen, ein Weibchen während der Paarung festzuhalten. Einmal in Position gebracht, erlaubt der feste Griff um den Panzer des Weibchens den meisten paarungsbereiten Männchen ein Abwehren von Nebenbuhlern, die versuchen, sie zu verdrängen. Manchmal packt ein zweites oder sogar drittes Männchen mit seinen Pedipalpen einen Rivalen, der schon vor ihm in Position gegangen ist, was zu einer Schwertschwanz-Kette führt.

In den Voll- und Neumondnächten mit den grössten Tiden kommen die meisten Schwertschwänze an Land. Gerade wenn die Flut ihren Höhepunkt erreicht hat,

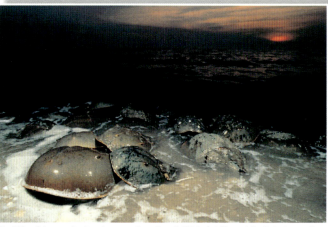

Unzählige Schwertschwänze kommen im späten Frühjahr bei Flut auf die Strände, um ihre Eier im Sand abzulegen.

erscheinen die Männchen und bilden eine Linie am Spülsaum. Bei Ankunft der Weibchen bilden die Männchen Gruppen, klettern übereinander und über die Weibchen, immer versucht, die einzig wahre Position hinter "ihrem" Telson zu erringen. Eine Zählung am Höhepunkt der Paarungszeit ergab ein weites Band von Schwertschwänzen, fast 30 pro Quadratmeter, das sich fortlaufend über viele Kilometer entlang des Strandes erstreckte. Bei einem Geschlechterverhältnis von zwei Männchen auf ein Weibchen gab es 75.000 Tiere pro Strandkilometer, alle bestrebt, den Fortbestand ihrer Art zu sichern.

Schwertschwänze müssen zur Paarung das Wasser verlassen. Hat es ein Männchen einmal geschafft, sich von hinten an ein Weibchen zu klammern, kriechen sie gemeinsam über den Strand. Das Weibchen gräbt ein etwa 15 cm tiefes Loch in den Sand und legt einen Klumpen von rund 4.000 Eiern hinein, die vom Männchen besamt werden. Zusammen bedecken sie das Gelege mit Sand. Das kann sich mehrere Male wiederholen, bevor sie sich endlich zurück ins Wasser begeben. Während einer Paarungsperiode kann ein grosses Weibchen bis zu 80.000 Eier legen. Jedes hat einen

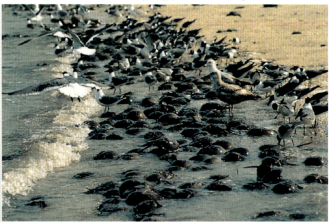

Durchmesser von rund einem Millimeter und ist oliv oder braun. Das Brutgeschäft ist so intensiv, dass auf dem Höhepunkt der Saison die Eidichte enorm ist: Bis zu einer halben Million Eier liegen unter jedem Quadratmeter Strandsand. So befördert auch jede neue Legeaktion vorher abgelegte Eimassen ans Licht. Es ist gerade so, als deckten die Schwertschwänze den Vögeln den Tisch.

Und dann kommen die Strandvögel. Von ihren letzten Rastplätzen im nördlichen Südamerika aus erreichen sie die eiübersäten Strände der Delaware Bay nach 60 bis 80 Stunden Non-stop-Fluges. Die ersten kommen Anfang Mai,

Lachmöwen warten direkt am Spülsaum auf die eiertragenden Schwertschwänze.

und die Zahlen steigen sprunghaft bis etwa zum Beginn der letzten Monatswoche. Wieviele Vögel die Delaware Bay auf ihrer Frühlingswanderung passieren, weiss niemand genau. Es sind einfach zu viele, und sie sind zu sehr in Bewegung für eine genauere Abschätzung. Aber die Schätzungen belaufen sich auf 500.000 bis 1.500.000. Sanderlinge und diverse andere Strandvögel. Ihre mittlere Aufenthaltszeit beträgt nur 10 bis 14 Tage. Während ihres anstrengenden Fluges haben diese Strandvögel ihre Energiereserven aufgezehrt, aber die Schwertschwanzeier bedeuten Nachschub. Jedes der kleinen Eier enthält nur wenig Nährstoff, doch sind es eben Unmengen. Ganze Strandabschnitte sind von wellenumspülten Eiern bedeckt.

Während ihres kurzen Aufenthaltes in der Bucht schlagen sich die Strandvögel den Bauch mit Eiern richtig voll. Manche verdoppeln dabei ihr Gewicht. Man hat berechnet, dass ein Sanderling die Bucht mit mageren 50 g Gewicht erreicht, sie zwei Wochen später mit 100 g wieder verlässt und in dieser Zeit etwa 135.000 Eier verschlungen hat. Was bedeuten würde, dass er fast alle 5 Sekunden 14 Tage lang 14 Stunden pro Tag ein Ei frisst. Fünfzigtausend Sanderlinge - eine moderate Schätzung der anwesenden Vogelzahl - würden dann 6 Milliarden Eier im Gewicht von 27 t fressen.

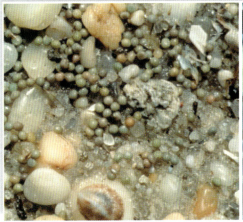
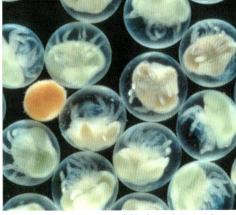

Frisch gelegte Schwertschwanzeier werden oft von grabenden Weibchen freigelegt, die selbst Eier legen wollen.

Schwertschwanzeier kurz vorm Schlüpfen nach zweiwöchiger Inkubation im warmen Sand von Cape May, New Jersey.

Dann fällt die Anzahl der Strandvögel wieder, sogar schneller, als sie zuvor angestiegen war, innerhalb von zwei, drei Tagen auf wenige Zehntausend. Am Ende der ersten Juniwoche sind praktisch alle verschwunden. Die kanadische Arktis hat gerufen. Dort steht ihnen der harte Wettbewerb um Nistplätze bevor, und ihnen bleiben nur wenige Wochen, um sich zu paaren, zu nisten, Junge grosszuziehen und sich für die Reise nach Süden vorzubereiten. Keiner, der zu spät ankommt, wird erfolgreich brüten.

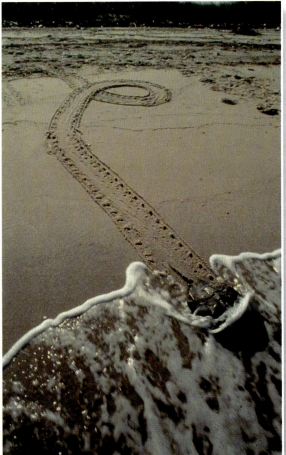

Auch für die Schwertschwänze ist es nicht ohne Risiko, zum Eierlegen auf den Strand zu kommen. Sogar von den kleinen Wellen im Inneren der Bucht werden viele am Spülsaum umgeworfen. Und das Aufrichten fällt ihnen schwer. Viele sterben in der Sonnenhitze, weil ihre Kiemen austrocknen. Anderen reissen Möwen die Kiemen aus, um diese zu fressen. Am Ende der Laichsaison im frühen Juni sind die Strände mit den Panzern derer übersät, die ihr Leben für das Überleben ihrer Art gelassen haben. Eine Schätzung der Sterblichkeit während der Paarungszeit beläuft sich auf 200.000 Tiere pro Jahr, etwa 10 % der Brutpopulation.

Man könnte zurecht fragen, warum sich die Schwertschwänze das Risiko eingehen, ihre Eier auf dem Strand zu legen. Warum überhaupt sich den Wellen und Vögeln aussetzen? Wahrscheinlich wurde dieses Verhalten vor mehreren Millionen Jahren geprägt, lange bevor es Vögel, Säuger und Menschen gab. Zu einer Zeit, in der es im Meer gefährlichere Räuber gab, als an Land. Und jetzt ist dieses Verhalten genetisch verankert. Eine einfachere Antwort wäre aber, dass es schlicht funktioniert. Die Zeit hat es bestätigt. Schwertschwänze haben eine ganze Reihe von Massensterben unverändert überlebt, so auch das, welches die Herrschaft der Dinosaurier beendete. Und vielleicht machen sie ihren Marsch aufs Land noch lange nach dem Ende der Herrschaft des Menschen.

Ein Schwertschwanz hinterlässt auf dem Rückweg ins Wasser nach der Eiablage eine Spur im Sand.

ORDNUNG DECAPODA — INDOPAZIFIK

Der tropische Indopazifik erstreckt sich über zwei Ozeanbecken von der Ostküste Afrikas bis nach Amerika. Dieses riesige Gebiet hat die grösste bekannte marine Artendiversität im allgemeinen und ebenso von Krebstieren im besonderen. Erscheint schon die Karibik reich an Arten, so ist der Indopazifik mit der fünf- bis zehnfachen Menge noch viel artenreicher.

Ein Schwerpunkt des indopazifischen Teils dieses Buches liegt im tropischen Westpazifik von den Philippinen, Indonesien und Papua-Neuguinea bis nach Australien. Dieses Gebiet umfasst die artenreichsten Habitate des Indopazifiks. Viele der häufigen Arten aus dem übrigen Indopazifik finden sich auch dort.

Bislang waren Überfischung und Ölverschmutzung die grössten Gefahren für indopazifische Korallenriffe. Nun ist eine neue Bedrohung dazugekommen: Die globale Erwärmung. Teile des Indopazifiks werden zu warm, und daher sterben die Algensymbionten der riffbildenden Korallen (Korallenbleiche). Das Korallensterben im Jahr 1998 hat Wissenschaftler in aller Welt schockiert. Sogar Jahrhunderte alte Korallenblöcke starben ab und mit ihnen natürlich all die Krebse, deren Überleben von einem intakten Riff abhängt.

Allgemeine Informationen über die Gruppen indopazifischer Krebse über dem Familienrang finden sich vorne im Atlantik-Teil dieses Buches.

INFRAORDNUNG PENAEIDEA — FAM. PENAEIDAE

Heteropenaeus longimanus
Langarmgarnele
L: Bis zu 8,5 cm. V: Singapur, Indonesien, Philippinen, Japan, Neuguinea, Australien, Palau. A: Gattung monotypisch. Die einzige Art wurde nach den aussergewöhnlich langen ersten Pereiopoden (longimanus = lange Hand) der sehr grossen, gar nicht häufigen Männchen benannt. Ein Männchen mit einer Carapaxlänge von 17,5 mm hat erste Pereiopoden (Scherenbeine) von 66 mm Länge mit einem extrem verlängerten Propodus (starrer Scherenfinger). Kleine Art, in Riffen, wirtschaftlich unwichtig, wird aber kiloweise auf philippinischen Märkten verkauft.

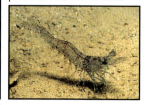

Winfried Persinger — Papua-Neuguinea

GEISSELGARNELEN   PENAEIDAE

Penaeus semisulcatus
Grüne Tigergarnele
L: ♀ bis 25, ♂ bis 20 cm. V:
O-Mittelmeer (via Suezkanal),
Ostküste Afrikas, Rotes Meer
und Madagaskar bis Japan,
Korea, Neuguinea, Australien
und Fiji. A: Nach der jüngsten
Revision verbleiben nur 4
Arten in der Gattung *Penaeus*;
alle sind als Nahrung wichtig.

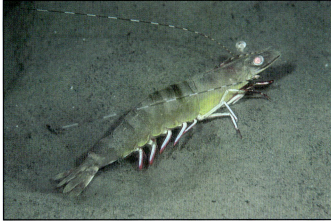
Rudie Kuiter   Sulawesi, Indonesien

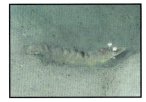

Melicertus latisulcatus
Westliche Königsgarnele
L: ♀ bis 20, ♂ bis 16 cm.
V: Singapur, Malaysia, Thailand,
Indonesien, Südchinesiches
Meer, Philippinen, Japan, Neu-
guinea, Westaustralien, Fiji. A:
Tiefenverbreitung: 1 - 90 m,
bevorzugt Sandböden. Adulte
tagsüber im Substrat, kommen
nachts zum Fressen heraus.

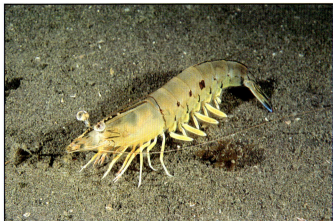
Ryo Minemizu   Izu-Halbinsel, Japan

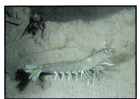

Melicertus plebejus
Östliche Königsgarnele
L: ♀ bis 30, ♂ bis 19 cm.
V: Süd-Queensland bis Victoria,
Australien. A: Auf blankem
oder bewachsenem Sand, 2 -
220 m, wandert von Ästuaren
bis in tiefere Gewässer nordwärts entlang der Küste. Wichtige Fischerei in Ostaustralien.
Unten: *Melicertus* sp., Sulawesi.

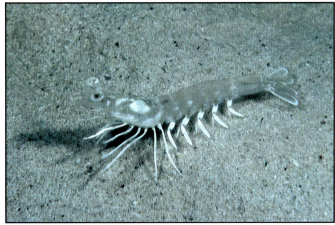
Rudie Kuiter   Südaustralien

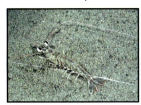

111

GEISSELGARNELEN   PENAEIDAE

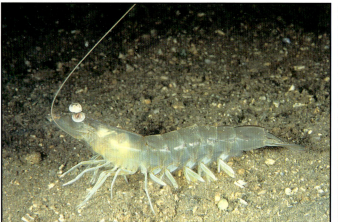
Alex Steffé — Westaustralien

Metapenaeus dalli
Westliche Schwarmgarnele
L: ♀ bis 9,8, ♂ bis 7,8 cm. V: Indonesien, Philippinen, West- und Nordaustralien. A: Auf Schlamm und Sand im Brackwasser der Ästuare, bis 33 m Tiefe. Die Art ist nicht häufig und klein, daher wirtschaftlich wenig wichtig. Unten: *Metapenaeus* sp., GBR, Australien.

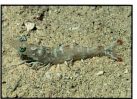

Metapenaeus sp.
L: Bis 10 cm. V: Ostaustralien. A: Allein aus dem westlichen Zentralpazifik kennt man derzeit 100 Arten der Penaeidae. *Metapenaeus* enthält wirtschaftlich sehr wichtige Arten (nur *Penaeus*-Arten sind wichtiger), die auch ausgiebig in Teichen gezüchtet werden. Unten: *Metapenaeus* sp., Sulawesi.

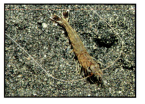

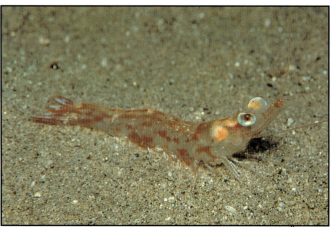
Gerd Haegele — Grosses Barriereriff, Australien

Metapenaeopsis aegyptica
L: Bis 10 cm. V: Östliches Mittelmeer (via Suezkanal), Rotes Meer und Madagaskar bis Japan, Chesterfield Islands und Neukaledonien. A: Diese Art ist nicht häufig und daher nur von begrenzter wirtschaftlicher Bedeutung. Unten: *Metapenaeopsis* sp., GBR, Australien.

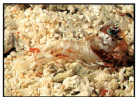

Johann Schemm — Sinai, Ägypten

GEISSELGARNELEN   PENAEIDAE

Metapenaeopsis lamellata

L: Weibchen bis 10 cm, Männchen bis 6 cm. V: Westpazifik: Malaysia, Indonesien, Thailand, Philippinen, Taiwan, Japan, China, West- und Nordaustralien, Neukaledonien. A: Diese mittelgrosse Garnele lebt in 4 - 200 m Tiefe auf Hartböden mit Riff- und Korallenschutt. Obwohl sie manchmal mit Schleppnetzen gefangen wird, ist sie im gesamten Verbreitungsgebiet nicht häufig und daher nur von sehr begrenztem wirtschaftlichen Interesse. Die Fänge werden für den lokalen Verzehr frisch vermarktet (eine der australischen "coral shrimps").

Das mittlere Foto zeigt diese ungewöhnliche Garnele auf einer *Harpa*-Schnecke, aber keiner weiss, was sie dort tut!

Allein im westlichen Zentralpazifik gibt es über 40 Arten der Gattung *Metapenaeopsis*, deren meiste jedoch entweder nur sehr tief vorkommen oder nicht häufig genug sind, um wirtschaftlich wichtig zu sein.

Unten: Eine andere Art der Gattung *Metapenaeopsis* von den Philippinen.

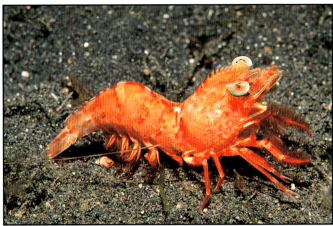
Roger Steene — Sulawesi, Indonesien

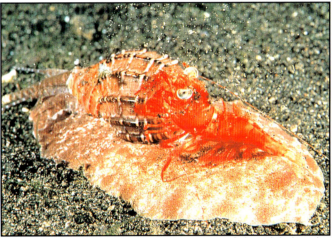
Jones/Shimlock — Sulawesi, Indonesien

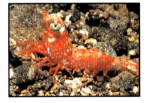

Metapenaeopsis kishinouyei

Länge: Bis 10 cm. Verbreitung: Ostpazifik: Sea of Cortez (Baja California) bis Jalisco (Mexico), Rocas Alijos, Clipperton Isl., Panama, Galapagos-Inseln. Allgemein: Wird lokal frisch verzehrt. Kleines Foto unten: *Metapenaeopsis* sp., Seychellen.

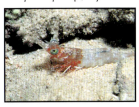

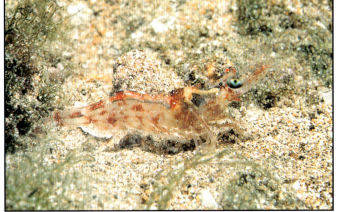
Paul Humann — Galapagos-Inseln, Ecuador

GEISSELGARNELEN　　　　　　　　　　PENAEIDAE

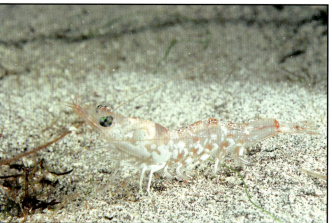

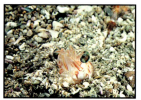

Farfantepenaeus californiensis
L: ♀ bis 25, ♂ bis 18 cm. V: Ostpazifik: San Francisco Bay bis Sea of Cortez (Baja California) bis Callao (Peru) und Galapagos. A: Küstenfern auf Sand, 18 - 95 m. Wirtschaftlich wichtig, macht 60% von Mexikos Pazifik-Garnelenfängen aus. Unten: Im Sand versteckt.

Helmut Debelius　　　　**Sea of Cortez, Mexiko**

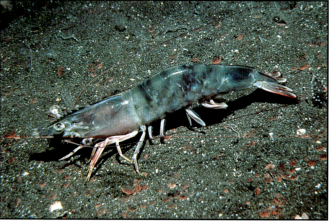

Litopenaeus stylirostris
Blaue Garnele

Länge: Weibchen bis 27,5 cm, Männchen bis 18 cm.
Verbreitung: Westliche Baja California Norte, Sea of Cortez bis Nord-Peru.
Allgemein: Körper weiss bis blassblau. Seitenfurche beiderseits des Rostrums - wie bei anderen Penaeidenarten - fehlt oder ist kaum sichtbar. Lebt küstenfern auf Sand in 15 - 75 m Tiefe. Wird kommerziell genutzt. Juvenile in Ästuaren. Weibchen können in Gefangenschaft in 14 Monaten bis zu 25 cm lang und bis 4 Jahre alt werden.

Paul Humann　　　　**Galapagos-Inseln, Ecuador**

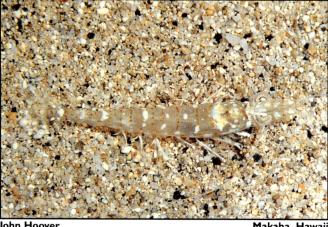

Trachypenaeopsis richtersii
Richters Garnele

Länge: Bis 6,5 cm.
Verbreitung: St. Helena, Madagaskar, Mauritius, Seychellen, Indonesien, Japan, Hawaii.
Allgemein: Eine Garnelenart mit extrem weiter Verbreitung. Typisch für die wenigen Arten der Gattung ist ein kurzes Rostrum, das sich nicht über die Augen hinaus erstreckt. Alle 3 Arten von *Trachypenaeopsis* (diese, *T. minicoyensis*, Lakkadiven, *T. mobilispinis*, Bermudas) leben in Korallenriffen und sind zu klein, um wirtschaftlich von Bedeutung zu sein.

John Hoover　　　　**Makaha, Hawaii**

GEISSELGARNELEN   PENAEIDAE

Marsupenaeus japonicus
Kuruma-Garnele

L: ♀ bis 30 cm, ♂ bis 20 cm.
V: Indo-Westpazifik: Ost-Mittelmeer (via Suezkanal), Ost- und Südafrika bis Fiji. A: Vom Strand bis etwa 90 m, meist über 50 m Tiefe. Auf Sand- und sandigen Schlammböden. Wirtschaftlich wichtig.

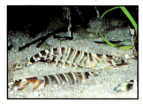

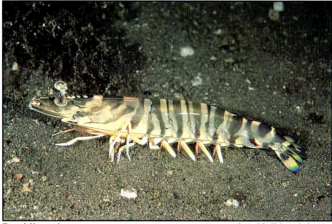

Ryo Minemizu   Izu-Halbinsel, Japan

STEINGARNELEN   SICYONIIDAE

Sicyonia sp.

Länge: Bis 7 cm.
Verbreitung: Papua-Neuguinea.
Allgemein: Der Körper sicyonider Garnelen ist robust, hat einen sehr harten Panzer und sieht "wie ein Stein" aus. Oft ist ihr Abdomen tief gefurcht und trägt zahlreiche Tuberkel. Alle Familienmitglieder sind marin und leben vom Seichtwasser bis in über 400 m Tiefe. Benthisch auf Weich- und Hartböden. Geschlechtsunterschied: Grosses Kopulationsorgan (Petasma) am 1. Pleopodenpaar des Männchens. Eier klein, zahlreich, nicht angeheftet.

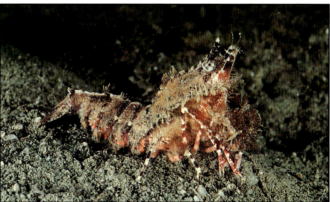

Bob Halstead   Milne Bay, Papua-Neuguinea

Sicyonia aliaffinis

Länge: Bis 5 cm.
Verbreitung: Ostpazifik: Südwestliche Baja California Sur, Sea of Cortez bis Süd-Mexiko, Guatemala, Costa Rica, Panama, Ecuador und Paita (Nord-Peru).
Allgemein: Rostrum mit zwei Dorsaldornen. Hinterer Carapaxdorn erhaben. Küstenfern auf Sand in 5 - 90 m Tiefe. Kann sich im Sand eingraben, kommt aber nachts zum Fressen heraus. Die relativ seltene Art wird gelegentlich von Garnelenfischern in Schleppnetzen gefangen.

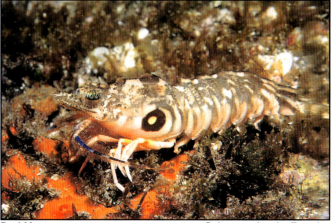

Paul Humann   Galapagos-Inseln, Ecuador

SOLENOCERIDE GARNELEN — SOLENOCERIDAE

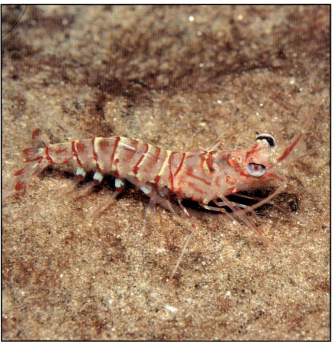

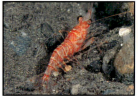

Solenocera faxoni
Faxons Garnele
Länge: Bis etwa 12 cm.
Verbreitung: Westpazifik: Indonesien, Südchinesisches Meer, Japan, Neu-Südwales (Australien).
Allgemein: Solenoceride Garnelen sind meist rosa bis rot, manchmal mit blasser Zeichnung auf den Antennen und Uropodenspitzen. Man findet sie küstenfern von 2 - 5,700 m Tiefe (meist unterhalb 20 m). Alle sind benthisch und bevorzugen Weichböden. Die Gattungsmitglieder sind tagsüber im Schlamm vergraben. Deutlicher äusserer Geschlechtsunterschied ist das grosse Kopulationsorgan (Petasma) am 1. Pleopodenpaar des Männchens.

Bob Halstead — Kavieng, Papua-Neuguinea

INFRAORDNUNG STENOPODIDEA — FAM. STENOPODIDAE

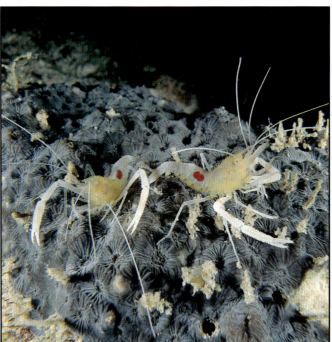

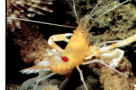

Stenopus devaneyi
Devaneys Scherengarnele

Länge: Bis 6 cm.
Verbreitung: Von den Malediven ostwärts bis Hawaii. Von Ostafrika und den Maskarenen unbekannt. Allgemein: Es gibt keinen äusseren Sexualdimorphismus, beide Geschlechter tragen zwei rote Flecken auf dem Rücken. Eiertragende Weibchen mit gelblichweissen Eiern unter dem Abdomen. Die Larven schlüpfen nach 14 Tagen. Die extrem scheue Art wurde erst 1984 beschrieben und nach Dennis Devaney benannt, der bei einem Forschungstauchgang vor Hawaii starb. Siehe auch das Foto auf der Vorseite.

Herwarth Voigtmann — Ari Atoll, Malediven

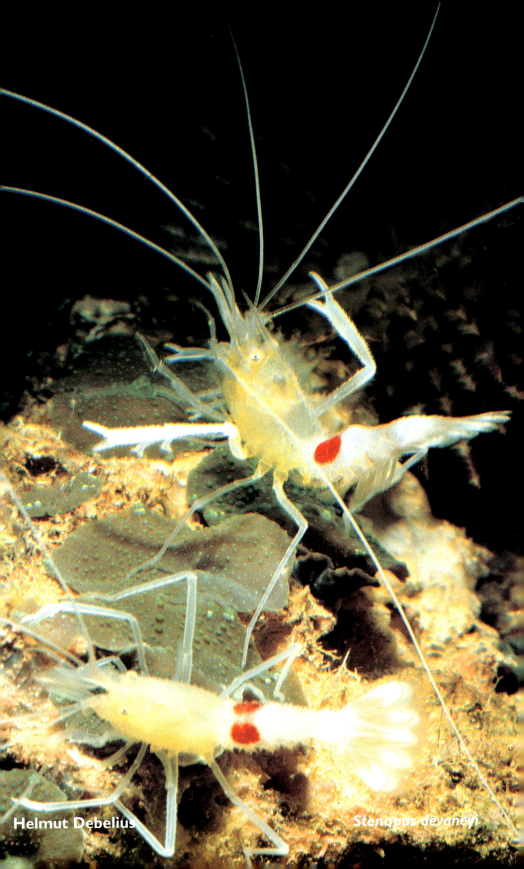
Helmut Debelius *Stenopus devaneyi*

SCHERENGARNELEN — STENOPODIDAE

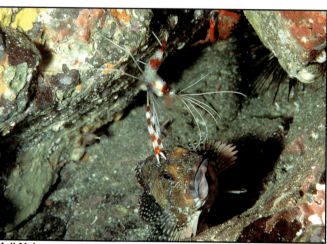

Helmut Debelius — Derawan, Indonesien

Koji Nakamura — Sagami Bay, Japan

Stenopus hispidus
Gebänderte Scherengarnele
Länge: Bis 5 cm. Verbreitung: Eine der wenigen grösseren Krebsarten, die man in allen tropischen Meeren findet, siehe auch S. 11. Allgemein: Eine häufige, putzende Scherengarnele mit stachligem, borstigen Körper und Scheren. Die Art kommt immer paarweise vor und zeigt Sexualdimorphismus: Männchen sind kleiner. Sie lebt in Höhlen ab 3 m Tiefe.

S. hispidus zeigt ein Verhalten, dass in der Natur nur selten beobachtet wird: Der glückliche Autor durfte den Paarungstanz der Art beobachten (oberes Foto): Die Partner stehen einander mit ausgestreckten Scherenbeinen gegenüber. Allmählich beginnt das kleinere Männchen, sich langsam von Seite zu Seite zu wiegen. Kaum beschleunigt das Männchen sein Tempo und beginnt, regelrechte Tanzschritte seitwärts zu machen, fängt auch das Weibchen an, seine Scheren zu bewegen, als ob es das Männchen beeindrucken wollte. Die Paarung selbst findet nach diesem Reigen statt: Das Männchen klettert auf das grössere Weibchen und presst sein Abdomen dem Weibchen gegen die Seite.

Wahrscheinlich sind alle *Stenopus*-Arten Putzer, die am Eingang ihrer Höhle sitzen und mit den Antennen Fischkunden anlocken. Siehe das mittlere Foto von Japan.

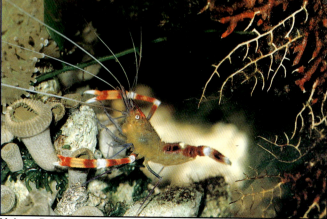

Helmut Debelius — Ambon, Indonesien

Stenopus cyanoscelis
Blaubein-Scherengarnele

Länge: Bis 3 cm.
Verbreitung: Tropischer Westpazifik.
Allgemein: Diese Scherengarnele lebt einzeln oder paarweise im Riff, wo sie sich in Höhlen versteckt. Die Art zeigt keinen äusseren Sexualdimorphismus. Sie wurde erst 1984 beschrieben. Seit damals wurde diese kleine Scherengarnele selten, aber wiederholt für die Aquaristik nach Europa und in die USA eingeführt. Wie alle *Stenopus*-Arten benötigt sie ein Riffaquarium mit einem Höhlenversteck.

SCHERENGARNELEN — STENOPODIDAE

Stenopus tenuirostris
Blaue Scherengarnele

L: Bis 2 cm. V: Gesamter tropischer Indopazifik. A: Eine der kleinsten Arten der Gattung. Meist paarweise. In der Laichsaison kann man die Stiele, mit denen die blauen Eier am Weibchen befestigt sind, durch den Carapax hindurch sehen.

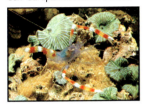

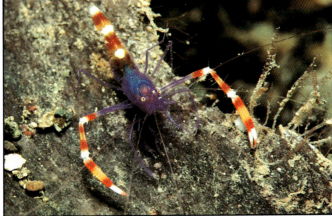

Bob Halstead — Port Moresby, Papua-Neuguinea

Stenopus pyrsonotus
Geister-Scherengarnele

Länge: Bis 3 cm.
Verbreitung: Gesamter tropischer Indopazifik, besonders gut von der Ostküste Afrikas, Mauritius, Neuguinea und Hawaii bekannt.
Allgemein: Die Geister-Scherengarnele lebt in natürlichen Riffhabitaten ab 10 m Tiefe. Die Art ist scheu uund versteckt sich tagsüber in Höhlen und Spalten. Man trifft sie einzeln oder paarweise an. Es gibt keinen äusserlich sichtbaren Sexualdimorphismus. Im natürlichen Lebensraum ist die Art relativ selten und auch schon beim Putzen von Fischen beobachtet worden. Diese Scherengarnele führt ein wesentlich heimlicheres Leben als andere putzende Arten der Gattung *Stenopus*.
   Das kleine Foto unten von Mauritius wurde vom Autor in einer Tiefe von 65 m gemacht, während er nach einem noch unbeschriebenen Kaiserfisch suchte.

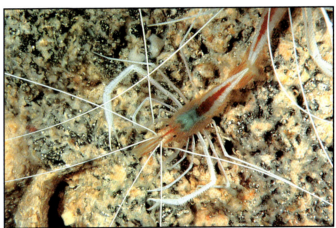

Lionel Pozzoli — Marquesas, Südpazifik

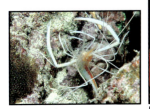

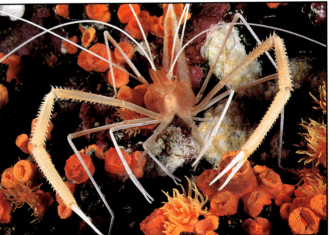

Ed Robinson — Maui, Hawaii

119

SCHERENGARNELEN STENOPODIDAE

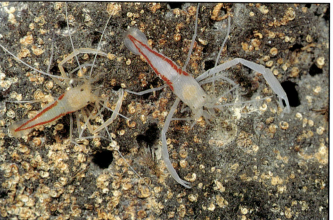
John Hoover Oahu, Hawaii

Stenopus earlei
Earles Scherengarnele
L: Bis 2,4 cm. V: Coral Sea, Komoren und Hawaii. A: Extrem selten, lebt immer unterhalb einer Tiefe von 10 m. Männchen grösser als Weibchen (siehe Foto), was für eine *Stenopus*-Art ungewöhnlich ist. Die Weibchen tragen bläulichgrüne Eier.

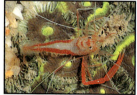

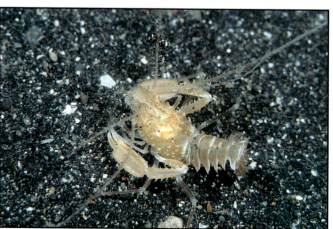
Fred Bavendam Milne Bay, Papua-Neuguinea

Odontozona sp.
Federstern-Scherengarnele
Länge: Bis 2 cm.
Verbreitung: Papua-Neuguinea.
Allgemein: Diese Scherengarnele lebt auf der Unterseite von Crinoiden (Federsternen). Ob sie putzt, ist unbekannt. Kleines Foto unten: Eine unbeschriebene *Stenopus*-Art aus Indonesien.

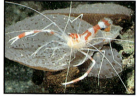

Microprosthema validum
Robuste Scherengarnele

L: Bis 2,5 cm. V: Arabisches Meer bis Westpazifik. A: Erscheinung langustenartig, sehr dornig. Chelipeden sehr gross und abgeflacht. Körper weiss mit variablem Anteil goldbrauner Pigmentation. Unten: Sydney, Australien.

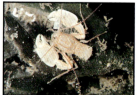

Rudie Kuiter Sulawesi, Indonesien

SCHERENGARNELEN STENOPODIDAE

Stenopus zanzibaricus
Zanzibar-Scherengarnele

Länge: Bis 3 cm.
Verbreitung: Tropischer Indopazifik vom Roten Meer bis Indonesien, besonders gut bekannt aus Kenia und Mikronesien.
Allgemein: Abdomen und Scherenbeine dieser Scherengarnelenart zeigen ein sich wiederholendes rot-weisses Muster, das für alle Gattungsmitglieder charakteristisch ist. Die roten Antennen sind jedoch typisch, der Körper und die ersten Glieder der Beine sind gelb.
   Das kleine Foto unten stammt aus Indonesien.

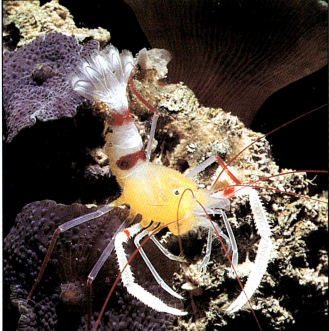

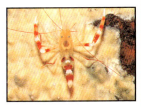

Helmut Debelius   Seven Brothers, Jemen

INFRAORDNUNG CARIDEA FAM. HIPPOLYTIDAE

Lysmatella prima

Länge: Bis etwa 1,5 cm.
Verbreitung: Malediven, Andamanen, Japan, Philippinen, Indonesien.
Allgemein: Tiefenverbreitung vom Seichtwasser bis in mindestens 62 m Tiefe. Die Gattung *Lysmatella* ist monotypisch, man kennt nur diese eine, relativ seltene Art. *Lysmatella* unterscheidet sich von *Lysmata* nur in einem morphologischen Detail der Pereiopoden (das völlige Fehlen von Epipoditen, bei *Lysmata* stark entwickelt). Man beachte die Babygarnele auf dem Nachtfoto rechts.
   Kleines Foto unten auch aus Sulawesi.

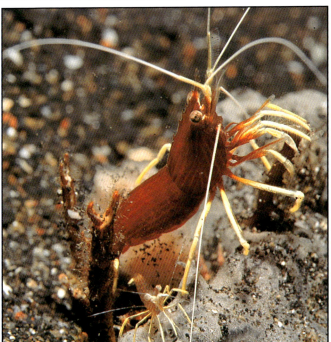

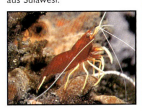

Roger Steene   Sulawesi, Indonesien

PUTZERGARNELEN   HIPPOLYTIDAE

Viele Putzergarnelen leben in tropischen Korallenriffen, es gibt aber auch Arten in warm-temperierten Gewässern. Die meisten gehören zu den Familien Hippolytidae, Stenopodidae (siehe Vorseiten) und Palaemonidae (Partnergarnelen, siehe weiter unten). Ausser Parasiten und Hautfetzchen fressen sie auch Detritus und sogar kleine Fische. Nicht alle Arten bieten ihre Putzerdienste jedoch so offen wie die territoriale Weissband-Putzergarnele *Lysmata amboinensis* (siehe unten) mit typischen Wedelbewegungen ihrer weissen Antennen an. Wenn die Kommunikation erfolgreich war, wird auch ein grosser Raubfisch der Putzergarnele erlauben, seine Kiemen von innen abzusuchen. Niemals werden sich die Kiefer über einem der symbiontischen Helfer schliessen, um ihn zu fressen. Einige Arten der Hippolytidae sind keine Putzer und werden daher in der Familien-Kopfzeile nach anderen Merkmalen benannt, z. B. sind die Arten der Gattung *Saron* "Marmorgarnelen". Wussten Sie eigentlich, dass eine Art der Hippolytidae längere Zeit ausserhalb des Wassers überleben kann? *Merguia oligodon* ist die einzige Garnele, von der man weiss, dass sie das kann.

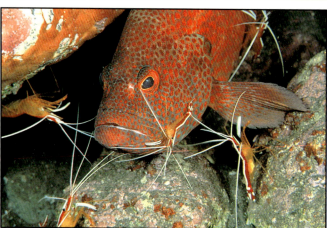

Fred Bavendam — Bali, Indonesien

Lysmata amboinensis
Weissband-Putzergarnele
L: Bis 6 cm. V: Indopazifik: Rotes Meer bis Hawaii und Society Islands. A: Einer der wichtigsten wirbellosen Putzer von Riffischen. Farbmuster typisch, sehr ähnlich dem der atlantischen Art *L. grabhami*. Die weisse Linie auf dem Rücken ist bei *L. amboinensis* am Schwanzfächer unterbrochen, bei *L. grabhami* durchgehend, siehe S. 16. Oft paarweise, auch in Gruppen von bis zu 100 Tieren.

Die Putzergarnelen der Familie Hippolytidae sind dafür bekannt, besonders grosse, stationäre Riffische wie Muränen und Zackenbarsche (Fotos: *Cephalopholis sonnerati*) von Parasiten und infizierter Haut zu reinigen. Ausserdem sammeln sie nicht nur Parasiten von der Haut dieser Fische, sondern krabbeln sogar in die Mundhöhle ihrer räuberischen Kunden (zur Linken ein ungewöhnliches Exemplar!), um Nahrungsreste zwischen deren Zähnen zu entfernen. Daher sind sie als Putzergarnelen bekannt geworden. Siehe auch Seite gegenüber (PNG).

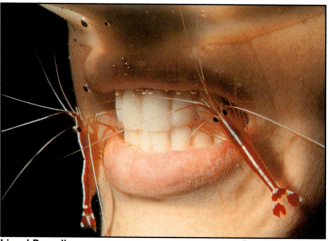

Lionel Pozzoli — Papua-Neuguinea

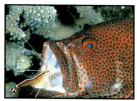

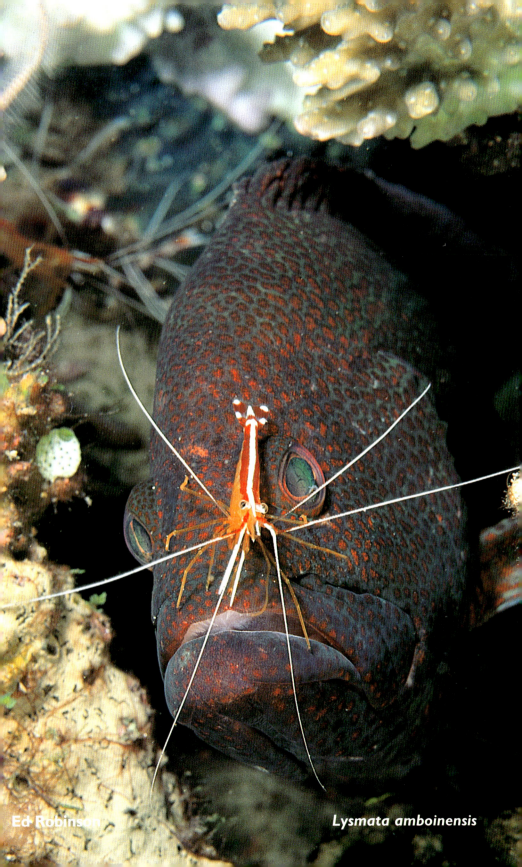
Ed Robinson

Lysmata amboinensis

PUTZERGARNELEN HIPPOLYTIDAE

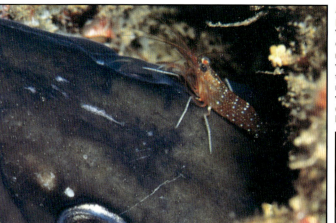

Jerry Kane Hawaii

Lysmata ternatensis
L: Bis etwa 2,5 cm.
V: Seychellen, Lakkadiven, Chagos, Indonesien, Philippinen, Japan, Hawaii. A: Tiefenverbreitung: 2 - 62 m. In Spalten, meist paarweise. Rotbraun mit mehreren Längsreihen weisser Punkte. Putzt Fische (Foto: *Conger cinereus*). Unten: Foto von Hachijo-jima, Japan.

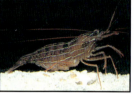

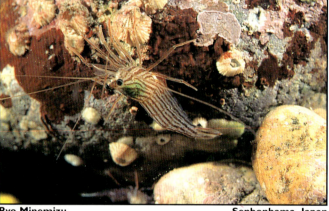

Ryo Minemizu Senbonhama, Japan

Lysmata vittata
Länge: Bis etwa 3,5 cm.
Verbreitung: Ostafrika bis Japan, Philippinen, Indonesien und Ostküste Australiens. Wurde in Hongkong entdeckt. Allgemein: Tiefenverbreitung vom Littoral bis in 54 m. Unten: Ein weiterer Nachweis von Seal Rocks, Australien.

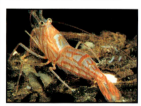

Lysmata galapagensis
L: Bis 3,2 cm. V: Ostpazifik: Sea of Cortez bis Galapagos. A: Endemisch, unter Steinen und in Spalten, Gezeitenzone bis 18 m Tiefe. Ist in der Baja California selten, um die vorgelagerten Inseln häufiger und als Fischputzer bekannt. Unten: Unbeschriebene *Lysmata* sp. aus Südaustralien.

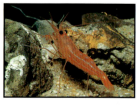

Alex Kerstitch Sea of Cortez, Mexiko

PUTZERGARNELEN   HIPPOLYTIDAE

Lysmata californica

L: Bis 5,0 cm. V: Ostpazifik: Nordkalifornien und Sea of Cortez bis Panama. A: In Südkalifornien und der nördlichen Baja-Region am häufigsten. Färbung halbdurchsichtig rosa bis rot mit rötlichen Querstreifen. Nachtaktiv, kommt von Gezeitentümpeln bis in 61 m Tiefe vor. Wie die meisten anderen *Lysmata*-Arten als Putzer von Fischen - wie zum Beispiel der Muräne im Foto unten - bekannt.

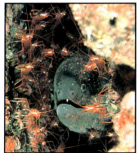

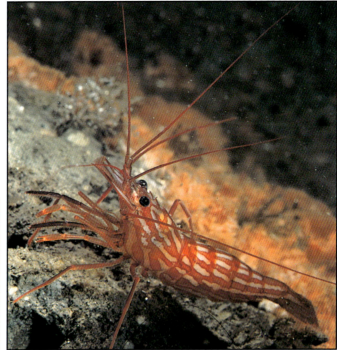

Helmut Debelius   San Clemente Island, California

Lysmata zacae

L: Bis 1,5 cm. V: Westpazifik: Indonesien, Südjapan, Neukaledonien, PNG, Samoa. A: Wegen ihrer kryptischen Lebensweise nicht gut bekannt. In Japan in Spalten in seichten Fels- und Korallenriffen (Tiefenverbreitung: 5 - 13 m). Man kann die Art an zahlreichen, feinen, weissen Punkten und mehr oder weniger weissen Längsstreifen erkennen. Unten: PNG; Hachijo-jima, Japan.

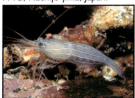

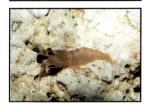

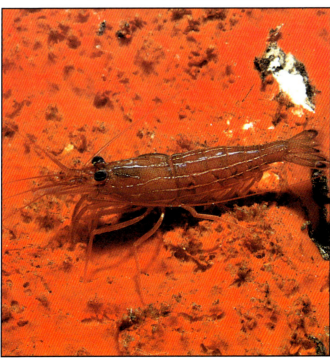

Roger Steene   Bali, Indonesien

125

PUTZERGARNELEN   HIPPOLYTIDAE

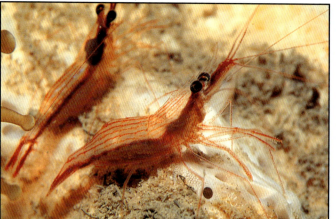

Roger Steene   Salomonen

Lysmata sp.

Länge: Bis mindestens 3 cm.
Verbreitung: Westpazifik: Salomonen und Indonesien.
Allgemein: Diese unbestimmte Art der Gattung *Lysmata* wurde in einer Tiefe von 12 m fotografiert. Sie ist transparent und hat - ähnlich wie andere Gattungsmitglieder - feine, rötliche Längsstreifen, ist insgesamt aber deutlich verschieden. Wahrscheinlich ist sie ein aktiver Putzer von Fischen wie viele andere ihrer Verwandten.

Roger Steene   Sea of Cortez, Mexiko

Lysmata intermedia

L: Bis 5,0 cm. V: Ostpazifik: Mittlere Baja bis Galapagos-Inseln und Peru. Westatlantik: Bermudas und Florida Keys bis Tobago und Curacao.
A: Vom Seichtwasser bis in 22 m Tiefe.
   Kleines Foto unten von den Galapagos-Inseln, Ecuador.

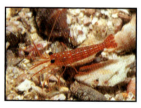

Helmut Debelius   Ambon, Indonesien

Lysmata kuekenthali
Kükenthals Putzergarnele

Länge: Bis 3,5 cm.
Verbreitung: Indo-Westpazifik: Südafrika, Seychellen, Sri Lanka, Japan, Indonesien.
Allgemein: Lebt im Littoral und Sublittoral. Die breiten Querbänder sind für diese Art typpisch.

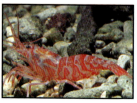

PUTZERGARNELEN HIPPOLYTIDAE

Lysmata debelius
Kardinalsgarnele

Länge: Bis 5 cm.
Verbreitung: Indik bis Zentralpazifik.
Allgemein: Die Kardinalsgarnele findet sich meist unterhalb 10 m Tiefe. Sie lebt paarweise oder in kleinen Gruppen und verteidigt Territorien gegen Artgenossen. Es gibt bei dieser Art keinen äusserlich sichtbaren Sexualdimorphismus. Obwohl nicht der wichtigste wirbellose Putzer im Riff, putzt die Garnele bereitwillig Fische wie den kleinen Fahnenbarsch auf dem oberen Foto (siehe auch S. 129).

Die Färbung der Kardinalsgarnele zeigt innerhalb des riesigen Verbreitungsgebietes Variationen. Die grossen Fotos zeigen die nominelle Farbform (Westpazifik) mit weissen Punkten nur auf dem Carapax. Im Indik (Malediven bis Thailand) ziehen die weissen Punkte bis auf das Abdomen (siehe kleines Foto unten von den Malediven). Eine weitere Farbform kennt man von den Line Islands (Zentralpazifik), wo *L. debelius* rote Beine hat.

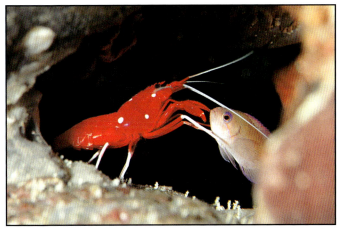
Roger Steene — Bali, Indonesien

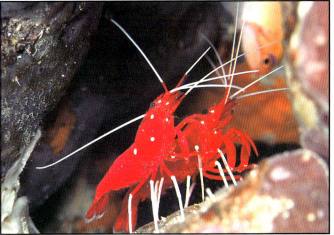
Takamasa Tonozuka — Bali, Indonesien

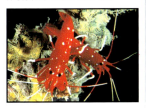

Lysmata multiscissa
Djibouti-Putzergarnele

Länge: Bis 5 cm.
Verbreitung: Nur aus Sammlungen vor Djibouti im Golf von Aden bekannt, vielleicht südwärts bis Kenia.
Allgemein: Unterscheidet sich von verwandten Arten durch zwei oder drei oben auf dem Carapax hinter den Augen gelegenen Rostraldornen. Diese Putzergarnele kann vom Laien von ähnlich gestreiften Arten der Gattung *Lysmata* durch die kurzen Diagonalstreifen auf dem unteren Teil der Hinterleibssegmente unterschieden werden.

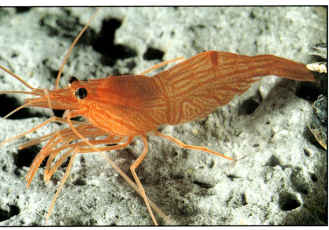
Ben Schrieken — Djibouti, Ostafrika

NACHZUCHT DER KARDINALS GARNELE LYSMATA DEBELIUS

Um den Bedarf an Meerestieren für aquaristische Zwecke so weit wie möglich einzuschränken, kommen immer mehr Aquarianer zu der Erkenntnis, dass alles zu unternehmen ist, um in Zukunft das Herausfangen der Tiere aus ihrem natürlichen Lebensraum zu vermeiden. Ein engagierter Aquarianer und Fotograf berichtet.

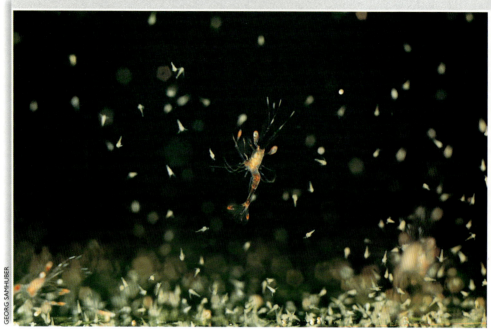

Diese drei Monate alte *Lysmata debelius* sucht aktiv nach Futter.

Nachdem ich erfolgreich verschiedene Arten Anemonenfische gezüchtet hatte, begann ich 1988, mit Scheren- und Putzergarnelen der Gattungen *Stenopus* respektive *Lysmata* zu arbeiten. Dabei berücksichtigte ich jede Information über Haltung und Zucht, die ich aus der Literatur und diversen Berichten bekommen konnte. Die unterschiedlichsten Wasserwerte und Nahrungsangebote wurden ausprobiert. Aber viele Jahre lang blieb der Erfolg aus: die Garnelenlarven erreichten bestenfalls ein Alter von sieben Wochen.

Die vielleicht attraktivste Putzergarnele ist die Kardinalsgarnele *Lysmata debelius* BRUCE 1983, deren Hauptverbreitung im Westpazifik (Philippinen, Indonesien) liegt. Sie lebt auch im Indischen Ozean (Sri Lanka, Malediven, Andamanensee), wo man die Art erst bewundern kann, wenn ein scharfes Auge sie im Riff entdeckt hat. Seit 1994 galt dieser Art meine ungeteilte Aufmerksamkeit. Bald laichte ein Paar ab. Am 4. Dezember 1994 fing ich an, die frisch geschlüpften Larven einzusammeln; sie wurden auf zwei Aquarien verschiedener Grösse mit einem Umlaufvolumen von 600 Litern verteilt. Im ersten Aquarium sank die Larvenzahl dramatisch: nach sechs Wochen waren alle gestorben. Das zweite Aquarium enthielt am 5. März 1995 noch 18 Larven. An diesem Tag häutete

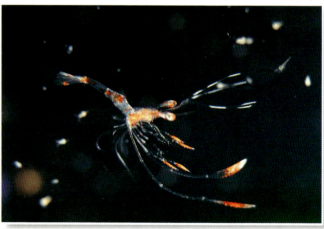

Erst nach einer Häutung sieht die Larve von *Lysmata* den Elterntieren ähnlich.

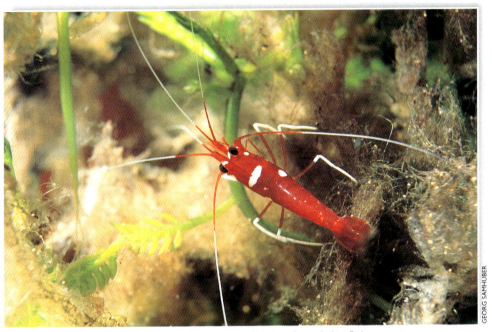

Nach weiteren Häutungen nimmt *Lysmata debelius* im Alter von fünf Monaten ihre endgültige Färbung an.

sich eine von ihnen. Nun glich sie einem adulten Tier und bewegte sich auch so. Andere Larven wandelten sich um. In dieser Zeit wurden sie nur mit Muschelfleisch und Schwebegarnelen gefüttert. Vielleicht reichte das Futterangebot aber nicht aus, da ich Zeuge wurde, wie das grösste Jungtier zwei kleinere Geschwister auffrass. Neun Larven überlebten, die ich nach Möglichkeit ständig beobachtete. Leider starben alle bis auf zwei Garnelen während der Häutungen vom 17. April bis zum 8. Mai. Doch diese beiden überlebten, und ich kann nun ihre Entwicklung mit Fotos dokumentieren. Sicher werde ich bei weiteren Bruten der Kardinalsgarnele erfolgreich sein, wenn ich mehr Erfahrung, Know-how und natürlich Glück investiere.

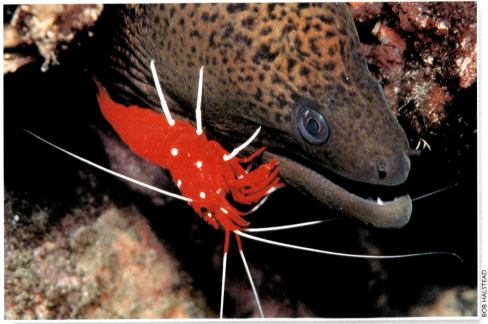

Eine adulte Kardinalsgarnele bei ihrer Lieblingsbeschäftigung: grosse Fische putzen.

ANEMONENGARNELEN — HIPPOLYTIDAE

Lebbeus balssi

L: Bis 2,5 cm. V: Ostpazifik: Ostchinesisches Meer, Japansee. A: Ähnlich *L. grandimanus*, aber kryptischer. Lebt auf der Anemone *Dofleinia armata* auf Sand. Unten: Laborfoto (Junji Okuno) von *L. comanthi* (Japan), der einzigen pazifischen hippolytiden Garnele auf Crinoiden (*Oxycomanthus japonicus*).

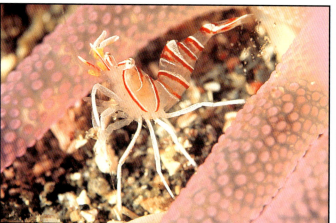

Ryo Minemizu — Sagami Bay, Japan

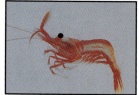

Lebbeus grandimanus

L: Bis 4,5 cm. V: Ostpazifik: Beringmeer bis Puget Sound. A: Tiefenverbreitung: 6 - 180 m. Mit Anemonen assoziiert auf Weich- und Felsböden. Foto: Mit *Cribrinopsis fernaldi*; auch mit *Urticina piscivora*, *U. crassicornis*, *U. columbiana*. Unten: Queen Charlotte Straits, BC, Kanada.

Chris Huss — Vancouver Island, Kanada

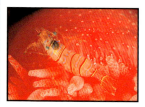

Lebbeus lagunae

L: Bis 2,2 cm. V: Ostpazifik: Pacific Grove, Kalifornien, bis Isla Cedros, Baja California. Typuslokalität: Laguna Beach, Kalifornien, 22 - 27 m. A: Diese Garnele unterscheidet sich von anderen Arten der Gattung in ihrem Verbreitungsgebiet durch einen auffälligen, abwärtsgerichteten Fortsatz beiderseits des Hinterrands des 5. Abdominalsegments und 3 statt 2 Paar Dorne dorsal auf dem Telson. Abdomen oft in "kataleptischer" Haltung (Foto), ähnlich wie bei der verwandten Art *Lebbeus catalepsis*, Strait of Juan de Fuca, USA.

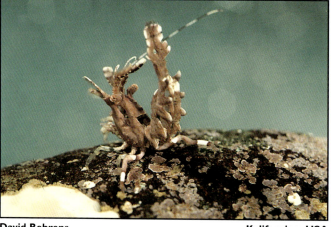

David Behrens — Kalifornien, USA

ANEMONENGARNELEN   HIPPOLYTIDAE

Eualus townsendi
L: Bis 4,4 cm. V: Ostpazifik: Pribilof-Inseln bis Puget Sound. A: Tiefenverbreitung: 38 - 630 m. Färbung ähnlich *H. kincaidi* (siehe unten), aber ohne weisse Mittelrippe auf dem Rostrum. Antennen mit weit auseinanderliegenden, aber deutlichen Bändern. Kleines Foto unten: Washington, USA.

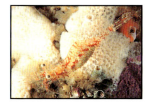

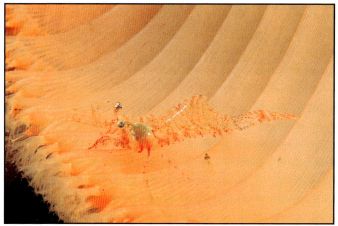

Mark Conlin   British Columbia, Kanada

Heptacarpus tridens
L: Bis 6,1 cm. V: Ostpazifik: Aleuten bis Washington. A: Rostrum lang, mit nur 3 Dorsaldornen direkt über den Augen. Abdomen mit auffälligem Buckel. Farbe abhängig vom Habitat extrem variabel, kann *H. kincaidi* (unten) ähnlich sein, aber ohne weisse Mittelrippe auf dem Rostrum. Im Puget Sound in diversen Habitaten (von vertikalen Felswänden und Überhängen bis zu recht weichen Schlammböden) im Subtidal häufig. Besonders häufig in Klumpen der grossen Anemone *Metridium giganteum*. Tiefenverbreitung: Untere Gezeitenzone bis 110 m.

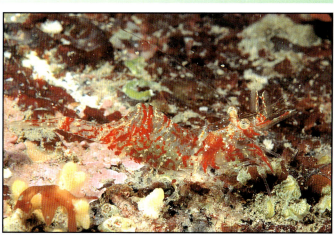

Chris Huss   Washington, USA

Heptacarpus kincaidi
L: Bis 3,5 cm. V: Ostpazifik: British Columbia bis Kalifornien. A: Tiefenverbreitung : 10 - 183 m. Mit der Anemone *Cribrinopsis fernaldi* assoziiert (siehe unten).

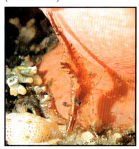

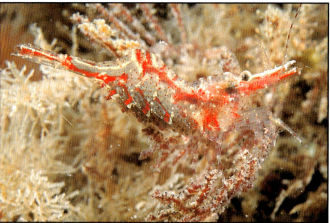

Chris Huss   Vancouver Island, Kanada

SEEGRASGARNELEN — HIPPOLYTIDAE

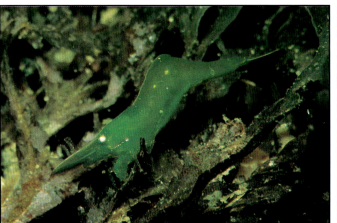

Rudie Kuiter — Victoria, Australien

Hippolyte australiensis
L: Bis 3,8 cm. V: Temperierte Gewässer Australiens und Tasmaniens. A: Mit büscheligen Algen assoziiert und meist wie die Wirtspflanze braun oder grün gefärbt. Auch die verwandte *H. caradina* ist zwischen Algen in geschützten Habitaten häufig. Kleines Foto unten: NSW, Australien.

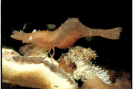

Hippolyte ventricosa
Länge: Bis 2,4 cm.
Verbreitung: Indopazifik.
Allgemein: Die Färbung dieser Garnele ist der von Braunalgen oder totem Seegras, das von weisslichen Epibionten (Bryozoen etc.) bewachsen ist, sehr ähnlich, was die Tiere perfekt tarnt. Kleines Foto unten von Safaga, Rotes Meer.

Gerd Haegele — Lombok, Indonesien

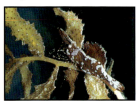

Latreutes mucronatus
Länge: Bis etwa 1,5 cm.
Verbreitung: Indopazifik.
Allgemein: Das Foto stammt aus 9 m Tiefe, es zeigt die Art auf Seegras.

Arten der Gattung gibt es vom Roten Meer und Südafrika bis zu den Kurilen und Philippinen, Indonesien, Australien und Chile, aber auch auf beiden Seiten des Atlantiks. Die fast 20 Arten leben vom Littoral bis in 110 m Tiefe und im offenen Ozean in *Sargassum*-Flössen. Zwei Arten sind oft mit Quallen assoziiert, eine andere lebt wahrscheinlich auf Gorgonien.

Alex Steffé — Grosses Barriereriff, Australien

HÖHLENGARNELEN   HIPPOLYTIDAE

Parhippolyte mistica

L: Bis 4 cm. V: Weit verbreitet im Indopazifik: Arabisches Meer und Ostafrika bis Hawaii und Galapagos-Inseln. A: Nicht durchsichtig, Schwanzfächer mit weisser Zeichnung. Diese Art ist in der Vergangenheit oft mit der folgenden Art *P. uveae* verwechselt worden. *P. mistica* lebt zwischen 3 und 30 m Tiefe in Höhlen, die sie nur nachts verlässt. Ein gutes Habitat-Beispiel zeigt das mittlere Foto, das in dem berühmten Schildkrötengrab von Sipadan in 18 m Tiefe aufgenommen wurde.

Im Gegensatz dazu hat die nahe verwandte folgende Art *P. uveae* (transparent, Schwanzfächer ohne weisse Zeichnung, wird aber im Sonnenlicht völlig rot, siehe erstes kleines Foto unten vom Aldabra-Atoll, Seychellen) ein bemerkenswertes Verhalten: Sie lebt in anchialinen (Karst-) Höhlen, die sie mit der Flut zum Sonnenbaden verlässt. Ist es bewölkt, findet man nur wenige Tiere, nachts gar keine, ebenso an sonnigen Tagen mit Nipptiden, deren niedriger Wasserstand den Garnelen nicht ausreicht, um aus ihren schützenden Spalten ins Freie zu kommen. Bis zu 3.000 Exemplare wurden schon in dem sonnenbeschienenen See Tinigipan (Philippinen) gezählt, wo *P. uveae* sogar die Füsse eines beobachtenden Wissenschaftlers putzt (zweites kleines Foto unten).

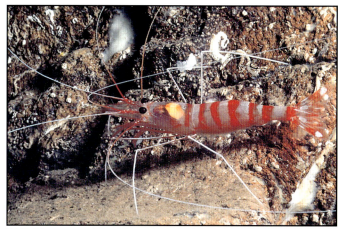
Ed Robinson   Maui, Hawaii

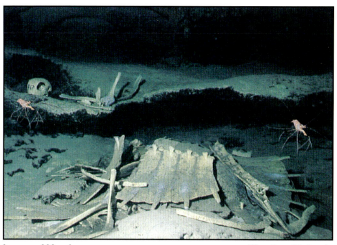
Lawson Wood   Sipadan, Malaysia

Parhippolyte uveae
Bis 4 cm. Ostafrika bis W-Pazifik.

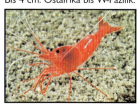

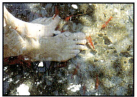

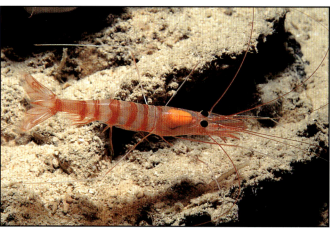
Helmut Debelius   Derawan, Indonesien

133

ANEMONENGARNELEN   HIPPOLYTIDAE

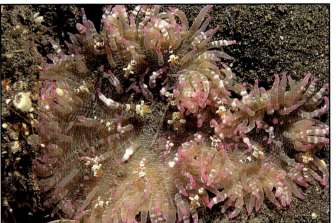

Helmut Debelius   Bali, Indonesien

Thor amboinensis
L: 2 cm. V: Indopazifik: Ostafrika bis Zentralpazifik. Atlantik: Siehe S. 19. A: Kommensale von Korallen, Anemonen (z. B. *Heteractis*). Abdomen wird fast senkrecht gehalten. ♀ fast doppelt so gross wie ♂. Paarweise oder in Gruppen auf dem Wirt. Kein Putzer. Kleines Foto unten: Tulamben, Bali.

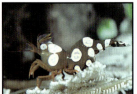

Gerd Haegele   Grosses Barriereriff, Australien

Thor spinosus
Länge: Bis 1 cm. Verbreitung: Malediven, Thailand, Australien und Hawaii. Allgemein: Eine wunderschöne Art der Gattung, die Taucher nur selten zu Gesicht bekommen. Unten: Unbeschriebene *Thor*-Art von Galapagos. Man beachte das ungewöhnliche Farbmuster und die schwarzen Augen.

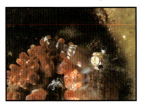

Rudie Kuiter   Sulawesi, Indonesien

Gelastocaris paronae
Länge: Bis 2,5 cm.
Verbreitung: Indo-Westpazifik: Mosambik, Sansibar, Persischer Golf, Sri Lanka, Andamanen, Westaustralien, Timor, Molukken, Indonesien, Sulu-Archipel, Philippinen, Palau, Neukaledonien.
Allgemein: Tiefenverbreitung mindestens 10 - 44 m. Diese Garnele ist sehr wahrscheinlich mit Schwämmen assoziiert, wie man auf dem Foto aus 10 m Tiefe sehen kann. In der Philippinen-Region wurden Exemplare auf Korallensand mit Muschelbruch wissenschaftlich gesammelt. Die Gattung ist monotypisch.

KORALLENGARNELEN   HIPPOLYTIDAE

Tozeuma armatum

Länge: Bis 5 cm.
Verbreitung: Indo-Westpazifik: Rotes Meer und Südafrika bis Japan, Indonesien und Neukaledonien.
Allgemein: Diese Garnele ist extrem langgestreckt. Ihr Körper ist transparent und trägt unregelmässige, tarnende Querbänder. Das Rostrum macht fast ein Drittel der Gesamtlänge aus, ist aber weniger als doppelt so lang wie der Rest des Carapax; Rostrum ohne Dorsaldorne, aber mit 10 - 30 Ventraldornen, sieht daher wie ein winziges Sägeblatt aus. Hinterleibssegmente 3 - 5 mit je einem Dorsaldorn, der auf dem 3. Segment ist gross und gekielt. Die Art lebt auf Schwarzen Korallen, wo sie kaum zu finden ist. Unten: Flores, Indonesien.

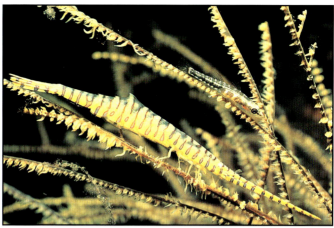

Winfried Werzmirzowsky · Bali, Indonesien

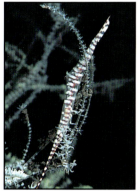

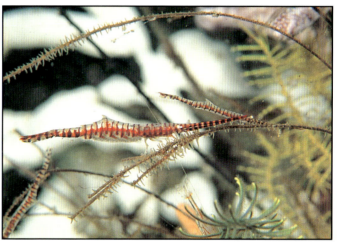

Jones/Shimlock · Sulawesi, Indonesien

Tozeuma kimberi

L: Bis 4,5 cm. V: Südaustralien. A: 0 - 6 m, selten, in Seegras, Abdomen oft mit Augenflecken.

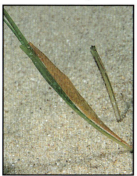

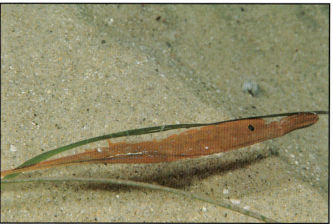

Rudie Kuiter · Victoria, Australien

KORALLENGARNELEN　　　　　　　　　　　　HIPPOLYTIDAE

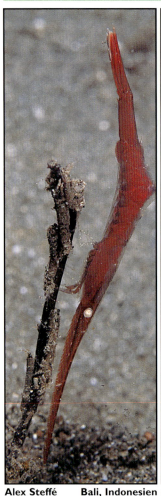 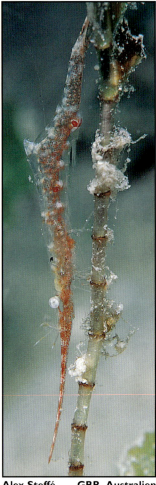 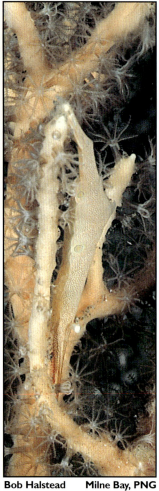

Alex Steffé　　　Bali, Indonesien　Alex Steffé　　　GBR, Australien　Bob Halstead　　　Milne Bay, PNG

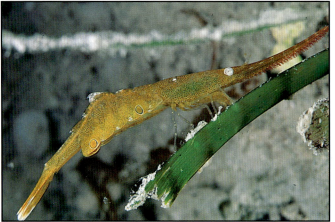

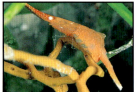

Tozeuma spp.

Die Fotos auf dieser Seite zeigen verschiedene, unbestimmte (? unbeschriebene) Arten der Gattung *Tozeuma* mit und ohne Augenflecken, auf Seegras oder Korallen.

Die Gattung *Tozeuma* hat derzeit 11 Arten mit pantropischer Verbreitung mit Ausnahme von Ostpazifik und -atlantik.

Alex Steffé　　　　　　　Grosses Barriereriff, Australien

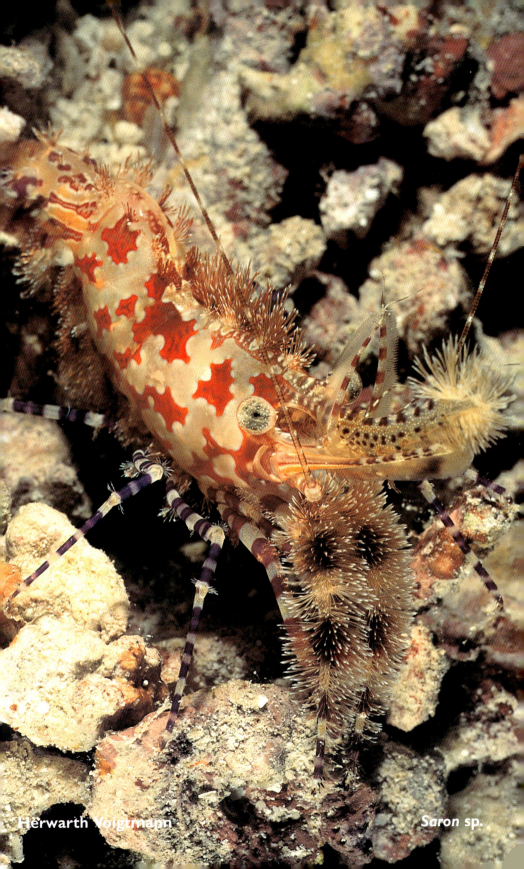

MARMORGARNELEN   HIPPOLYTIDAE

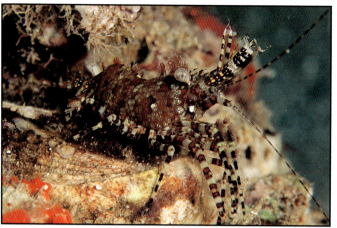
Helmut Debelius   Derawan, Indonesien

Saron marmoratus

L: Bis 4 cm. V: Ostafrika bis Hawaii. A: Gezeigt wird die typische Färbung der Nominalart der *Saron marmoratus*-Gruppe, zu der alle Arten auf diesen beiden Seiten gehören. Das grosse Foto links zeigt ein Männchen, das kleine Foto unten ein Weibchen.

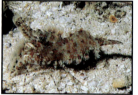

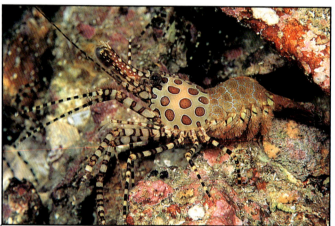
Mark Strickland   Mergui, Myanmar

Saron sp.1

L: Bis 6 cm. V: Andamanensee bis Mikronesien. A: Der japanische Carcinologe Junji Okuno untersuchte diese Arten und hält sie für morphologisch identisch mit *S. marmoratus*. Jedoch ist diese Farbvariante weit verbreitet und sollte zur eigenen Art erhoben werden. Links: ♂. Unten: ♀ (Truk Is., Mikronesien).

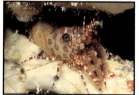

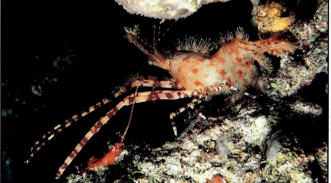
Chris Huss   Fiji

Saron sp.2

L: Bis 9 cm. V: Malediven bis Papua-Neuguinea. A: Diese gut dokumentierte, distinkte Art ist seit vielen Jahren bekannt und sollte dem holländischen Carcinologen Charles Fransen zufolge bald beschrieben werden. Links: Männchen. Vorseite: Weibchen. Unten: Die charakteristische orange Fleckung.

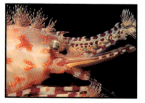

MARMORGARNELEN   HIPPOLYTIDAE

Saron sp.3

L: Bis 6 cm. V: Nur aus Nordindonesien bekannt. A: Dies ist die erste Abbildung dieser gut getarnten *Saron*-Art - sogar von beiden Geschlechtern - in der Literatur. Da sie bis jetzt noch nicht wissenschaftlich gesammelt wurde, ist sie auch noch unbeschrieben. Rechts: Männchen. Unten: Weibchen.

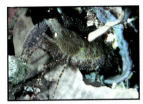

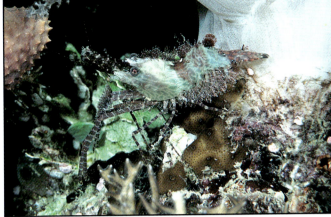

Rudie Kuiter — Sangihe, Indonesien

Saron sp.4

Länge: Bis 4 cm.
Verbreitung: Derzeit nur von Papua-Neuguinea bekannt.
Allgemein: Die Gewässer von Papua-Neuguinea sind für ihren Reichtum an noch unbekannten Meerestieren - besonders Krebsen - bekannt. Daher ist es keine Überraschung, dass der Fotograf (auch als "Adlerauge" bekannt) dort eine solch ungewöhnlich gefärbte Garnele fand. Sie gehört zur *marmoratus*-Gruppe. Das Foto, aufgenommen in einer Tiefe von 11 m, zeigt ein Weibchen.

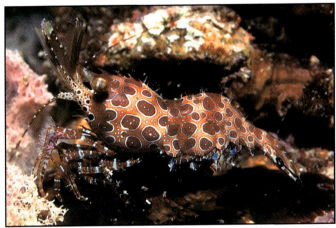

Roger Steene — Port Moresby, Papua-Neuguinea

Saron sp.5

L: Bis 4 cm. V: Derzeit nur von der Westküste Sumatras bekannt. A: Auch diese Garnele (♀) wurde in einer schwer zugänglichen Region entdeckt, in der es noch immer unbekannte Arten gibt. Das kleine Foto von Sulawesi (Indonesien) zeigt ein weiteres Mitglied der *marmoratus*-Gruppe (♀).

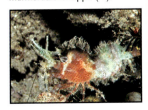

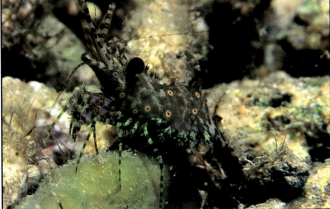

Jim Black — Mentawai, Indonesien

MARMORGARNELEN   HIPPOLYTIDAE

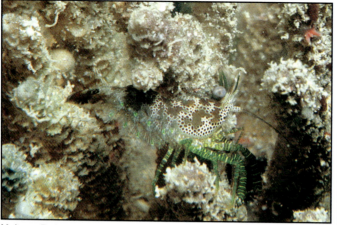

Saron neglectus
L: Bis 3 cm. V: West- und Zentralpazifik. A: Dies ist die Nominalart - charakterisiert durch grüne Färbung und Augenflecken, je zwei auf Abdomen und Telson - der *Saron neglectus*-Gruppe, zu der alle Arten auf dieser Seite gehören. Links: ♂. Unten: ♀ (Eniwetok Atoll).

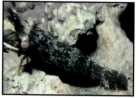

Helmut Debelius   Pulau Seribu, Indonesien

Saron sp.7
L: Bis 3 cm. V: Westpazifik. A: Bei der Sichtung der *Saron*-Fotos für dieses Buch wurden viele grüne Mitglieder der *neglectus*-Gruppe ohne die spezifischen Augenflecken gefunden. Eine Lösung dieses taxonomischen Problems war selbst nach Diskussion mit *Saron*-Spezialisten unmöglich.

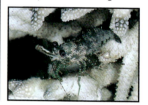

Roger Steene   Milne Bay, Papua-Neuguinea

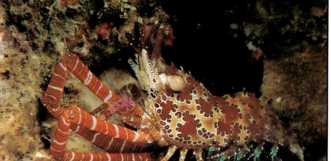

Saron sp.8
L: Bis 4 cm. V: Indik. A: Weiterhin bemerkte der Autor beim Sichten der Fotos, dass Garnelen mit dem typischen *S. neglectus*-Muster im Indik ausschliesslich rot gefärbt sind, nicht grün. Dafür gibt es noch keine wissenschaftliche Erklärung. Links: ♂. Unten: ♀ (Male Atoll, Malediven).

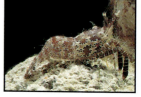

Mark Strickland   Mergui, Myanmar

MARMORGARNELEN   HIPPOLYTIDAE

Saron rectirostris

Länge: Bis 3 cm.
Verbreitung: Westpazifik: Indonesien südwärts bis Vanuatu.
Allgemein: Der Autor erinnert sich gut an diese Garnele, weil ihr Beschreiber, der japanische Carcinologe und Experte für diese Hippolytiden-Gruppe, Ken-Ichi Hayashi, eine Diagnose dieser Art zu dem frühen Buch des Autors **Gepanzerte Meeresritter** beisteuerte.

Diese Art ist nachtaktiv und lebt sehr versteckt. Ihr Körper ist cremefarben mit braunen, porenartigen Punkten und gleicht einem Stück abgestorbener Koralle. Das Rostrum ist gross und an Ober- und Unterkante bedornt. Beine und Telson sind bläulich-violett.

Das grosse Foto oben rechts zeigt ein Männchen, das grosse Foto in der Mitte rechts ein Weibchen; das kleine Foto unten zeigt ein anderes Männchen.

Alle *Saron*-Männchen sind einfach an ihren stark verlängerten Scheren zu erkennen.

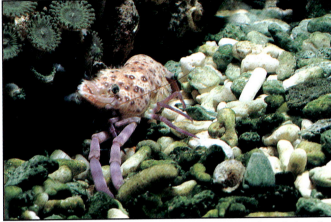

Helmut Debelius   Java, Indonesien

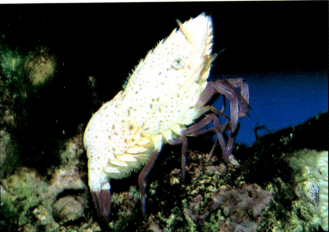

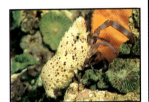

Helmut Debelius   Pulau Seribu, Indonesien

Saron inermis

Länge: Bis 3 cm.
Verbreitung: Westpazifik und Nordaustralien.
Allgemein: Die Art ist seitlich stark abgeplattet und in der Aquaristik sehr begehrt. Das grosse Foto rechts zeigt ein Weibchen, das kleine Foto unten ein Männchen.

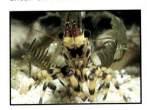

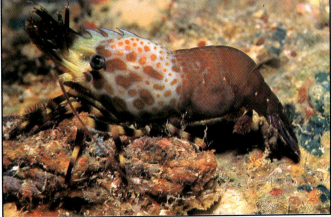

Roger Steene   Milne Bay, Papua-Neuguinea

BLINDE GARNELE NEBEN DEM MEER

Entlang der Küste des Roten Meeres zeigen sich Risse in den angehobenen pleistozänen Riffen, und wo diese nahe genug am Meer liegen, können grosse Spalten mit Seewasser gefüllt und von einer aussergewöhnlichen Meeresfauna besiedelt sein. Vor nur wenigen Jahren entdeckten Wissenschaftler solch einen Riss in der Nähe des berühmtesten Tauchplatzes auf der Sinai-Halbinsel. Der Fotograf erinnert sich an seine Erlebnisse in dieser und einer weiteren Spalte in Südägypten.

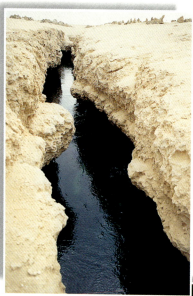

Auf einem Ausflug nach Sharm-el-Sheikh fand ich eine kleine Broschüre mit dem Titel "Ras Mohamed, Guide to Wildlife and Diving" (R. M., Wildtier- und Tauchführer) in einem der örtlichen Souvenirläden. Beim flüchtigen Durchblättern fesselte das letzte Foto darin meine Aufmerksamkeit: ein Schnorchler steht in einer langen Bodenspalte auf der Landzunge von Ras Mohamed! Ich las, dass darin zwei Garnelenarten leben, die es sonst nirgendwo im Roten Meer gibt! Das war der Ort, den ich erforschen und wo ich Fotos von diesen Krabbeltieren machen wollte.

Zusammen mit meinem Führer fuhr ich im Landrover nach Ras Mohamed, um ein paar Landtauchgänge zu machen und nach der Spalte zu suchen. Was wir nicht lange tun mussten, denn eine staubige Piste führte uns direkt zu der wassergefüllten Spalte. Der Riss, der 1968 durch ein Erdbeben entstand, ist etwa 40 m lang und 0,2 bis 1,5 m breit. Er liegt rund 150 m von der nächsten Bucht entfernt und hat keine Verbindung zum Meer. Sein Wasserspiegel liegt 1 m tief unter der Oberfläche. Die Wassertiefe beträgt stellenweise über 14 m. Die Felswände sind ausgehöhlt und hängen über; daher gibt es in der Spalte grosse beschattete Areale, besonders entlang der algenbewachsenen Wände. Der Wasserkörper muss doch eine Verbindung zum Meer haben, da sein Spiegel mit

1. Die Spalte am Ras Mohamed.

ALLE FOTOS: JOHN NEUSCHWANDER

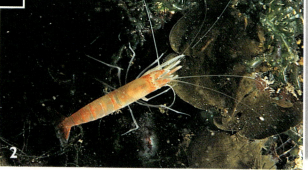

den Gezeiten schwankt. Seine Temperatur beträgt um die 25 °C und der Salzgehalt 23 ‰. So weit die Fakten.

In der heissen Sonne ziehen wir unsere Tauchanzüge an. Unter der Oberfläche wird die Höhle breiter. Das Wasser ist salzig und sehr klar, wir können von einem Ende des kleinen

2. Die blinde Garnele *Calliasmata pholidota* an der algenbewachsenen Spaltenwand.

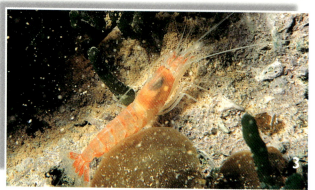

Sees zum anderen schauen. Als wir den abschüssigen Sandboden in die dunkleren Bereiche hinuntergleiten, sehe ich die erste Garnele frei im Wasser schwimmen. Offensichtlich ist es keine blinde Art, da sie schnell flüchtet, sobald ich sie zu fotografieren versuche. Die Höhlenwände sind mit Algen und Schwämmen bewachsen. Nach genauerem Hinsehen entdecke ich Muscheln, Käferschnecken und einige Manteltiere. Plötzlich eine schnelle Bewegung: es ist die blinde

3. Nahfoto der Ras Mohamed-Blindgarnele.

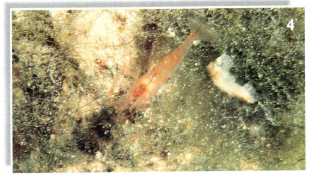

4. Die neuentdeckte Partnergarnele *Periclimenes pholeter*, die zusammen mit der blinden Garnele in dem vom Meer getrennten, unterirdischen See am Ras Mohamed lebt.

Garnele! Wunderschön hellrot gefärbt, verschwindet sie in einem Spalt. Im vorhandenen Licht sehe ich ihre langen Antennen und die zurückgebildeten Augen. Da sie sich immer noch bewegt, kann ich keine weiteren Details erkennen. Ich fokussiere sie durch den Sucher meiner Kamera. Beim ersten Fotoblitz flüchtet sie wie wild und versteckt sich unter Algen. Die Garnelensuche geht weiter. Es gibt mehr Augengarnelen als blinde, erstere sind leicht an der blassorangen Farbe und den relativ grossen Scheren zu erkennen.

Einen Monat später: zurück in Ägypten, nun aber in der südlichen Wüste auf dem Weg nach Marsa Alam, wo wir in einem Tauchcamp bleiben werden. Nachts sitzen wir ums Lagerfeuer und tauschen mit anderen Tauchern Informationen aus. Ich erzähle ihnen von der Spalte am Ras Mohamed, und der Tauchführer erwähnt, dass er eine ähnliche Spalte ganz in der Nähe kennt! Gleich morgens verlassen drei von uns das Camp, um diese zu untersuchen. Sie ist der am Ras Mohamed ähnlich, nur etwas breiter! Wir ziehen uns um und tauchen hinein. Schon von der Oberfläche aus sehen wir *Cassiopeia*-Quallen am Boden pulsieren. Bedacht, nichts aufzuwirbeln, tauchen wir durch den vom Meer getrennten See. Die Vegetation ist der im Ras Mohamed-See ähnlich, auch finden wir bald die Augengarnele mit ihren kräftigen Scheren. Die blinde jedoch lässt sich nicht blicken. Der Tauchführer bestätigt, nie eine gesehen zu haben. Die Wände sind von Grünalgen, Schwämmen, Tunikaten, auch Muscheln, Käferschnecken und kleinen, weissen Röhrenwürmern bedeckt. Seltsamerweise ist das Wasser an der Oberfläche viel kälter als am Boden. Auch diese Spalte wird schliesslich zu eng zum Weitertauchen.

Daheim erfuhren wir, dass der holländische Experte Lipke B. Holthuis zusammen mit israelischen Kollegen sich dieser ungewöhnlichen Garnelen angenommen hatte. Beide Arten waren neu für die Wissenschaft, die blinde wurde sogar in eine neue Gattung gestellt. Die Gattung der Augengarnele *Periclimenes pholeter* gehört zur Familie Palaemonidae und ist Tauchern vertraut, da im Roten Meer viele ihrer Arten vorkommen. Die blinde Garnele wurde

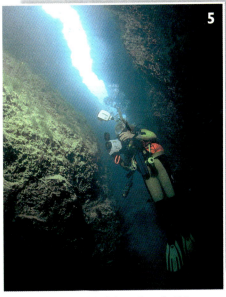

5. Taucher mit Kamera beim Dokumentieren des Unterwasserlebens in der Spalte bei Marsa Alam, Südägypten.

Calliasmata pholidota benannt und gehört zur Familie Hippolytidae, die wichtige Arten der Korallenriffgesellschaften enthält. Auch auf einer Malediven-Insel und Hawaii wurden blinde Garnelen gefunden, wo sie ähnliche, vom Meer getrennte Habitate bewohnen, vergleichbar dem der Rotmeer-Hippolytide. Der unterirdische Wasserkörper am Ras Mohamed wurde erst nach seiner Öffnung zur Oberfläche durch ein Erdbeben (1968) entdeckt. Für die Wissenschaft steht aber fest, dass er schon lange vorher von seinen Bewohnern besiedelt war. Das Spreizen der Rotmeerregion durch Kontinentaldrift wird im Lauf der Zeit wahrscheinlich weitere solcher Spalten öffnen.

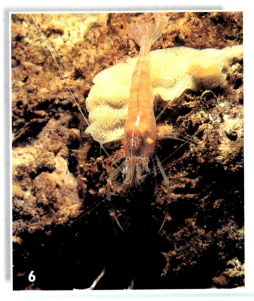

6. Die Partnergarnele *Periclimenes pholeter* aus dem See bei Marsa Alam.

KNALLKREBSE   ALPHEIDAE

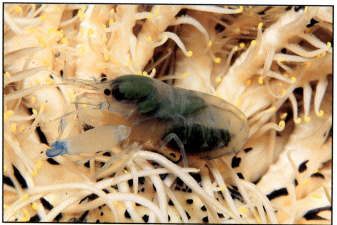

Winfried Werzmirzowsky — Cabilao, Philippinen

Synalpheus carinatus

Länge: Männchen bis 2 cm, Weibchen bis 3,5 cm.
Verbreitung: Indonesien, Philippinen, Mikronesien, Australien.
Allgemein: Diese Art gehört zur *Synalpheus comatularum*-Gruppe, deren Mitglieder ausschliesslich auf Federsternen vorkommen. Sie lebt - oft paarweise - auf Federsternen verschiedener Gattungen wie *Comanthus*, *Comanthina* und *Comatula*. Typisch für diese Art ist ein Kiel (Carina) auf dem Rostrum, der auf dem Foto zu erkennen ist und den Arten *Synalpheus demani* und *Synalpheus stimpsoni* fehlt.

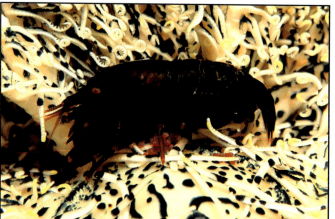

Winfried Werzmirzowsky — Bali, Indonesien

Synalpheus demani

Länge: Männchen bis 2 cm, Weibchen bis 3 cm.
Verbreitung: Rotes Meer, Indonesien, Philippinen, PNG, Japan, Neukaledonien, Loyalty Islands, Mikronesien, Ogasawara-(Bonin-)Inseln, Australien.
Allgemein: Auch diese Art gehört zur *Synalpheus comatularum*-Gruppe. Sie lebt als halbparasitischer Kommensale meist auf *Comanthina schlegeli* (oft paarweise), wo sie sich auf der Zentralscheibe dicht bei Mund und Anus des Wirts aufhält und sich von dem ernährt, was der Federstern nicht gefressen oder verdaut hat.

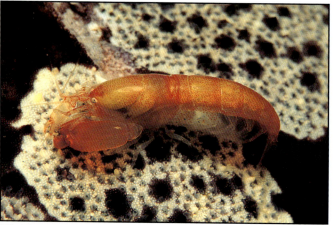

Winfried Werzmirzowsky — Bali, Indonesien

Synalpheus charon

Länge: Bis 2 cm.
Verbreitung: Indopazifik: Rotes Meer und Südafrika bis Japan und Australien, Hawaii bis Golf von Kalifornien und Panama.
Allgemein: Dieser Knallkrebs ist weit verbreitet und relativ häufig. Er bewohnt ausschliesslich die lebenden Teile von Korallenkolonien, z. B. der Arten *Pocillopora meandrina* und *Stylophora pistillata*. Die hell- oder dunkelorange Färbung ist für diese Art typisch, die oft mit anderen Zehnfusskrebsen wie *Alpheus lottini* oder *Trapezia* spp. auf einer Korallenkolonie zusammenlebt.

KNALLKREBSE   ALPHEIDAE

Synalpheus stimpsoni

L: ♂ bis 2,5 cm, ♀ bis 3,5 cm.
V: Indo-Westpazifik: Ostafrika und Madagaskar bis Japan und Australien. A: Gehört auch zur *Synalpheus comatularum*-Gruppe und könnte ein Komplex aus 5 nominellen Arten sein, die derzeit alle als synonym zu *S. stimpsoni* angesehen werden. Färbung sehr variabel, offenbar an die Federsternwirte *Comatula purpurea* und *Comanthus timorensis* (besonders farbvariabel) angepasst. Es gibt folgende Individualfärbungen: Dunkeloliv, oft mit leuchtend gelben Punkten (grosses Foto unten und kleines Foto unten); grau mit distinkten grünen Längsstreifen; vollständig blass oder dunkel mit blassbraunen Längsstreifen (Foto oben).

Alpheus- (siehe folgende Seiten) und *Synalpheus*-Arten sind durch eine vergrösserte Schere charakterisiert, mit der sie einen scharfen Wasserstrahl und Knallgeräusche erzeugen können, um Feinde abzuschrecken und vielleicht kleine Beutetiere zu betäuben. Viele *Alpheus*-Arten graben Gänge in Weichsubstrat, einige Arten sind mit Partnergrundeln assoziiert, die mit im Bau leben. Es gibt einige solcher Grundel/Krebs-Paare. Offenbar ist es die Grundel, die bestimmte Krebsarten auswählt und sie "bewacht". Der Krebs baut unablässig an der Wohnröhre, indem er seine Vorderbeine wie eine Baggerschaufel einsetzt. Fuhre um Fuhre Sand schiebt er vor sich her aus dem Loch, vorbei an der Grundel, zu der er mit Hilfe mindestens einer seiner langen Antennen immer Körperkontakt hält. Nähert sich eine mögliche Gefahr, verschwinden Grundel und Krebs blitzschnell im Loch. Einige Zeit später schaut die aufmerksame Grundel nach, ob die Luft rein ist. Erst wenn sie wieder auf ihrem Posten ist, Schwanz in der Höhlenmündung, begibt sich auch der geschäftige Baumeister wieder an seinen Teil der Arbeit.

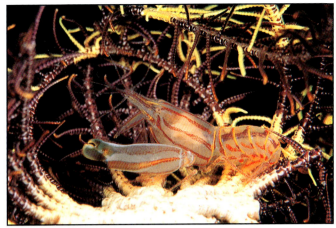
Fred Bavendam   Milne Bay, Papua-Neuguinea

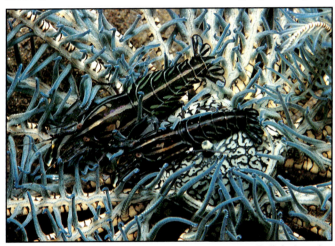
Winfried Werzmirzowsky   Bali, Indonesien

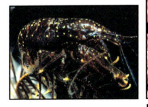
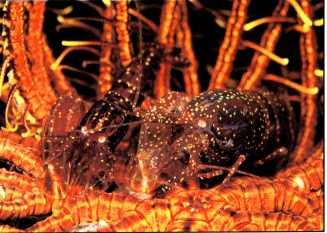
Fred Bavendam   Milne Bay, Papua-Neuguinea

145

KNALLKREBSE   ALPHEIDAE

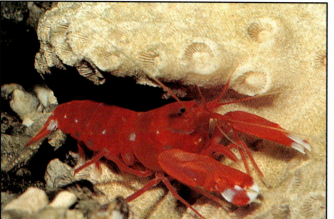

Helmut Debelius

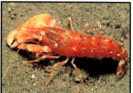

Gubal, Ägypten

Alpheus bisincisus
L: 3,5 cm. V: IWP: Rotes Meer, Madagaskar bis Korea, Neukaledonien, Australien. A: Eine Art der grossen, durch eine starke Knallschere charakterisierten Gattung *Alpheus (edwardsii*-Gruppe). Meist frei lebend, oft unter Steinen oder Schwämmen in der Gezeitenzone. Farbmuster distinkt.

Alpheus lobidens
L: Bis 4,5 cm. V: IWP: Rotes Meer und Südafrika bis Japan, Australien und Hawaii, auch O-Mittelmeer (via Suezkanal). A: Weit verbreitet, häufig, *edwardsii*-Gruppe. Im Intertidal unter Steinen, in Felstümpeln und eigenen Grabgängen. Bestimmung schwierig, einige ähnliche Arten, grünlichgrau.

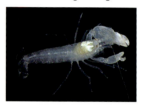

Johann Hinterkircher   Aqaba, Jordanien

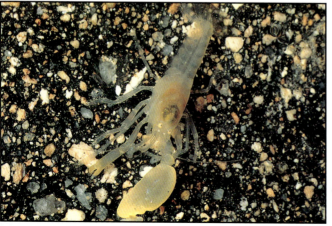

Johann Hinterkircher   Aqaba, Jordanien

Alpheus malleodigitus
Länge: Bis 3 cm. Verbreitung: IWP: Rotes Meer und Madagaskar bis Japan, Australien und Französisch-Polynesien. Allgemein: Wie alle Arten der *obesomanus*-Gruppe mit einer ungewöhnlichen Schere: Basis verdickt, Finger hammerartig. Die Hammerschere dient zum Aushöhlen und Tunnelbohren in toten Korallen, in denen sie oft paarweise vor Räubern geschützt leben. Kommt wahrscheinlich nur nachts zum Fressen heraus; 2. Schere verlängert, vielleicht um zu fressen, ohne den Bau verlassen zu müssen. Sehr ähnlich und nahe verwandt: *A. microstylus* und *A. obesomanus*.

KNALLKREBSE   ALPHEIDAE

Alpheus splendidus

Länge: Bis 4 cm.
Verbreitung: Indo-Westpazifik: Rotes Meer bis Ryukyu-Inseln und Australien, auch Galapagos und Westküste Mexikos.
Allgemein: Diese wunderbar gefärbte Art gehört zur *sulcatus*-Gruppe. Sie ist weit verbreitet, scheint aber relativ selten zu sein. Indische Wissenschaftler fanden sie mehrfach in der Küstenregion von Bombay, wo die Tiere paarweise unter Steinen in der Gezeitenzone leben. Dem Exemplar auf dem Foto fehlt (? unfallbedingt) die grosse Schere.

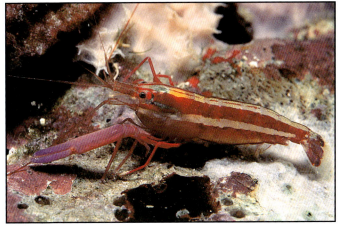

Roger Steene   Kimbe Bay, Papua-Neuguinea

Alpheus lottini
L: Bis 4,5 cm. V: IWP. A: Weit verbreitet, Färbung distinkt, *sulcatus*-Gruppe. Kommensale in *Pocillopora*. Foto-Exemplar mit Eisäcken rhizocephaler Parasiten. Unten (Coral Sea): *A.* cf. *pachychirus,* Rotes Meer bis Französisch-Polynesien, *crinitus*-Gruppe, paarweise in aus Algen selbstgebauten Röhren.

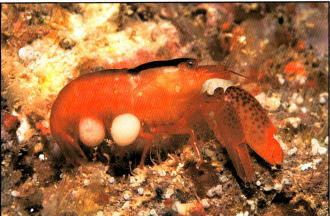

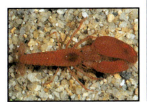

Roger Steene   Tufi, Papua-Neuguinea

Alpheus sp.
L: Bis 3,5 cm. V: Malediven, Sri Lanka, Philippinen, wahrscheinlich weit verbreitet im IWP. A: Die Fotos zeigen eine unbeschriebene Art, vielleicht der *diadema*-Gruppe. Sie hat purpurne Laufbeine und einen auffälligen, grossen Augenfleck auf dem 2. Hinterleibssegment. Foto unten: Coral Sea.

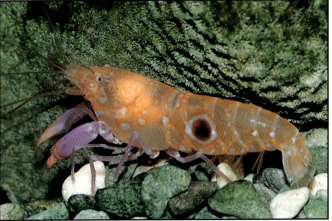

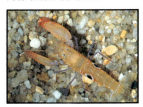

Helmut Debelius   Negombo, Sri Lanka

KNALLKREBSE ALPHEIDAE

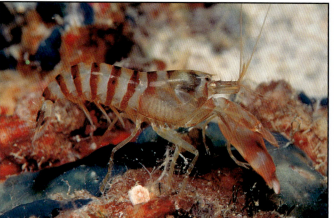

Roger Steene — Kavieng, Papua-Neuguinea

Alpheus leviusculus

L: Bis etwa 2,5 cm. V: Rotes Meer und Madagaskar bis Taiwan und Australien, zentralpazifische Inseln bis Golf von Kalifornien und Kolumbien.
A: Weit verbreitet, unauffällig, oft paarweise unter Steinen in der Gezeitenzone. Gehört zu der grossen *edwardsii*-Gruppe mit über 80 bekannten Arten.

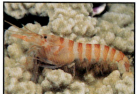

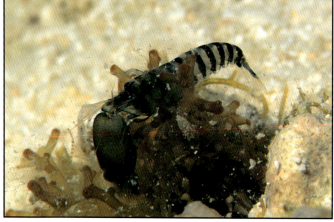

Gerd Haegele — Grosses Barriereriff, Australien

Alpheus sp.

Länge: Bis 2,5 cm.
Verbreitung: Nordostaustralien, wahrscheinlich noch weiter verbreitet.
Allgemein: Das Foto zeigt vermutlich eine Art der grossen *Alpheus edwardsii*-Gruppe. Die regelmässige, dunkelgrüne Bänderung auf dem Abdomen ist auffällig.

Die Bestimmung der Arten dieser Gruppe ist extrem schwierig. Im Fall der Vorart *Alpheus leviusculus* waren Gesamtfärbung und Form der grosse Schere ausschlaggebend, um die Exemplare auf den Fotos zu benennen.

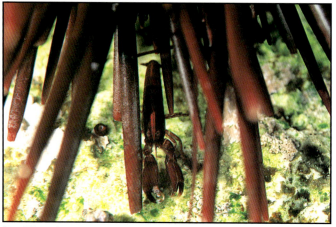

Ryo Minemizu — Ryukyu-Inseln, Japan

Athanas indicus

L: Bis 1,7 cm. V: Rotes Meer bis Japan und Australien. A: Ist ausschliesslich kommensal mit dem Seeigel *Echinometra mathaei* assoziiert, lebt zwischen den Stacheln (Foto) oder im Bohrloch des Seeigels. Männchen können das Geschlecht wechseln, um die Konkurrenz mit dominanten Männchen zu vermeiden. Anschliessend paart sich das "neue" Weibchen mit dem stärksten Männchen. *A. kominatonensis* ist ein Synonym. *Athanas*-Arten unterscheiden sich von *Alpheus* spp. durch das Fehlen einer Knallschere und nicht vom Carapax überdeckte Augen.

KNALLKREBSE ALPHEIDAE

Alpheus bidens

L: Bis 8 cm. V: IWP: Südafrika bis Ryukyu-Inseln, Australien, Tuamotu-Archipel. A: Recht grosse, weit verbreitete, aber wenig bekannte Art der *diadema*-Gruppe. Manchmal in *Pocillopora,* aber meist versteckt in Spalten und Grabbauten in der Gezeitenzone (1 - max. 84 m). Unten: Portsea, Australien.

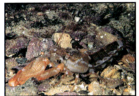

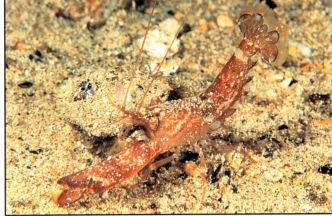

Fred Bavendam   Edithburg, Australien

Alpheus novaezealandiae

Länge: Bis 7 cm.
Verbreitung: Australien, Tasmanien, Lord Howe Island, Neuseeland.
Allgemein: Dieses Mitglied der *brevirostris*-Gruppe ist wunderschön rosa-purpurn marmoriert. Die Art lebt in temperierten und subtropischen Gewässern Australiens in Riffen oder an Felsküsten bis in etwa 25 m Tiefe unter Steinen und zwischen Schwämmen. Das Foto zeigt die verlängerten Scheren, die man in dieser Form sonst eher bei Tiefwasserarten findet.

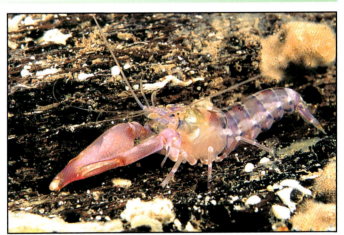

Fred Bavendam   Edithburg, Australien

Alpheus villosus

L: Bis 6 cm. V: IP: Philippinen bis Australien. A: Gross, borstig, *sulcatus*-Gruppe. Wurde für ein Endemit Australiens gehalten, aber 1978 auch bei den Philippinen entdeckt. In Australien 2 Formen (vielleicht Arten): Eine lebt unter Steinen und Algen im temperierten Süden, die andere auf Korallen.

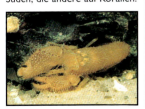

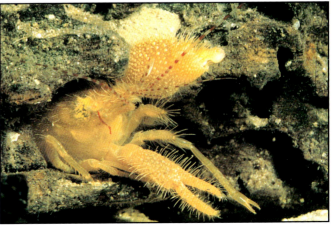

Rudie Kuiter   Flinders Pier, Australien

149

KNALLKREBSE ALPHEIDAE

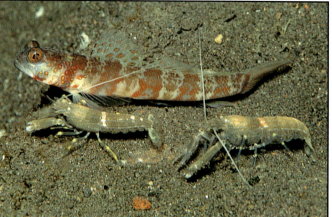

Winfried Werzmirzowsky — Bali, Indonesien

Alpheus ochrostriatus
L: Wahrscheinlich bis etwa 5 cm. V: Rotes Meer, Seychellen, Malediven, Philippinen, Papua-Neuguinea. A: Feine rosa Längsstreifen und 2 mehr oder weniger deutliche weisse Sättel auf dem 1. und 4. Hinterleibssegment sind distinkt. Mit mehreren Grundelarten assoziiert, z. B. *Amblyeleotris guttata, A. wheeleri* und *Cryptocentrus fasciatus*. Diese Art gehört wahrscheinlich - wie die meisten der mit Grundeln lebenden *Alpheus* spp. - zur *brevirostris*-Gruppe, einer taxonomisch sehr schwierigen Artengruppe mit vielen Schwesterarten. Es gibt über 30 bekannte Arten, mindestens 10 davon sind mehr oder weniger eng mit einer oder mehreren Grundelarten assoziiert. Der Artname erscheint oft in Unterwasserführern, sollte aber eigentlich nicht benutzt werden: Er existiert seit 1981, als er zum erstenmal in einer israelischen Arbeit über Knallkrebs/Grundel-Beziehungen im Roten Meer auftauchte, die Art wurde aber nie beschrieben (daher ist dies ein sogenannter nomen nudum = nackter Name).

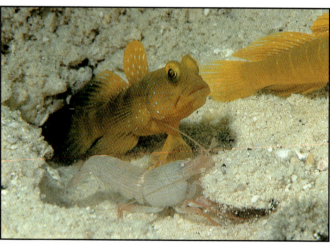

Helmut Debelius — Burma Banks, Andamanensee

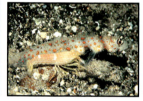

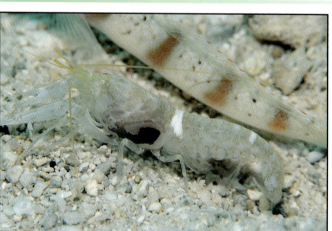

Roger Steene — Bali, Indonesien

Alpheus djeddensis
Djedda-Knallkrebs
Länge: 3 - 4, max. 5 cm. Verbreitung: Wahrscheinlich gesamter Indo-Westpazifik vom Roten Meer bis Australien und Salomonen. Allgemein: Eine weitere Art der *brevirostris*-Gruppe. Ihr Körper ist grau, gelbbraun gemustert und zeigt - wie bei der Vorart - zwei weisse Sättel, je einen auf dem 1. und 4. Hinterleibssegment. Besonders auffällig und für die Identifikation nützlich ist ein dunkelbrauner oder schwarzer Fleck beiderseits des Carapax. Mit mehreren Grundelarten assoziiert, z. B. mit *Amblyeleotris steinitzi*.

KNALLKREBSE   ALPHEIDAE

Alpheus randalli
Randalls Knallkrebs

Länge: Bis etwa 3 cm.
Verbreitung: Westpazifik von Japan und Indonesien bis zu den Marquesas (Französisch-Polynesien).
Allgemein: Typisch für diesen Knallkrebs sind seine gelben Laufbeine und die roten und weissen Bänder auf Körper und Scheren. Dies ist die einzige Art der *edwardsii*-Gruppe, die dauerhaft mit diversen Grundelarten assoziiert lebt, z. B. *Amblyeleotris steinitzi, Stenogobiops nematodes, Tomiyamichthys omi* und *Flabelligobius* spp.
   Das grosse Foto oben wurde in einer Tiefe von 7 m aufgenommen. Das kleine Foto unten stammt ebenfalls aus Bali.

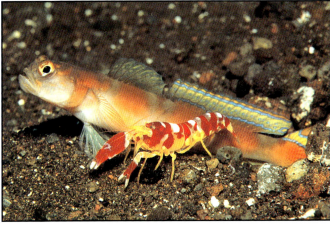

Winfried Werzmirzowsky   Bali, Indonesien

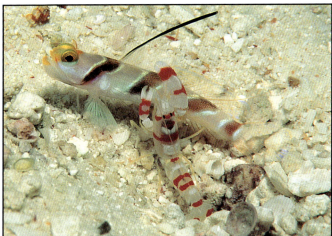

Mark Strickland   Similan Islands, Thailand

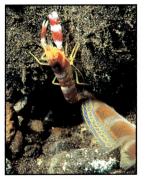

Alpheus rapax
Marmorierter Knallkrebs
L: Bis 3, vielleicht bis 4 cm. V: Indo-Westpazifik: Rotes Meer und Madagaskar bis Japan, Australien und Hawaii. A: Diese weit verbreitete Knallkrebsart gehört zur *brevirostris*-Gruppe und wird oft mit dem ähnlichen, aber etwas grösseren *Alpheus rapacida* verwechselt. Beide leben in vielen Regionen (z. B. Hawaii) sympatrisch nebeneinander und unterscheiden sich in einigen Merkmalen der grossen Schere. Die Grundfärbung ist graugrün mit dunkelbrauner Marmorierung. Meist mit *Psilogobius mainlandi* und *Cryptocentrus* spp. assoziiert.

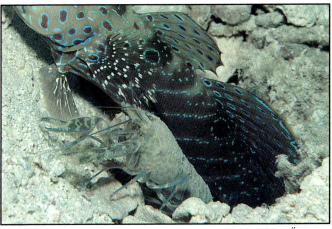

Klaus Hilgert   Marsa Alam, Ägypten

KNALLKREBSE — ALPHEIDAE

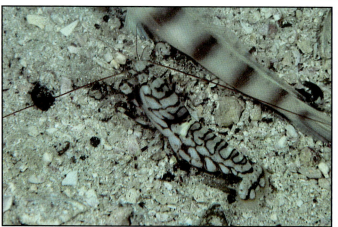

Rudie Kuiter — Kushiwa-jima, Japan

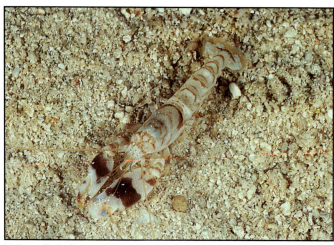

Helmut Debelius — Flic en Flac, Mauritius

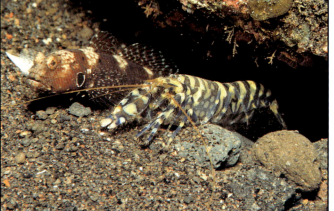

Winfried Werzmirzowsky — Bali, Indonesien

Alpheus bellulus
Hübscher Knallkrebs

Länge: Bis 4 cm, eiertragende Weibchen bis 5 cm.
Verbreitung: Indo-Westpazifik: Japan, Ryukyu-Inseln, Südchina, Thailand, Indonesien, Papua-Neuguinea, wahrscheinlich Seychellen und Australien.
Allgemein: Von japanischen Wissenschaftlern beschrieben und studiert, gehört diese Art zur *brevirostris*-Gruppe und ist einer der am besten bekannten Knallkrebse. In japanischen Gewässern lebt sie in Grabgängen, die - oft in Riffnähe - in Sand und Geröll gegraben werden.
Von dieser Knallkrebsart gibt es mindestens drei Farbformen (vielleicht auch nahe verwandte Arten). Allen ist jedoch ein breites, dunkelviolettes Band auf der grossen Schere gemeinsam.
Die Art ist mit Grundeln der Gattungen *Amblyeleotris* und *Ctenogobiops* assoziiert.
Das grosse Foto oben wurde in einer Tiefe von 15 m aufgenommen. Das kleine Foto unten stammt aus Sri Lanka.

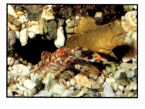

Alpheus djiboutensis
Djibouti-Knallkrebs

L: Bis 4 cm. V: Rotes Meer, Ostafrika bis Australien, Salomonen. A: Weit verbreitet im Indopazifik. Gehört zur *brevirostris*-Gruppe. Färbung distinkt. Assoziiert mit *Amblyeleotris steinitzi, Cryptocentrus lutheri, Ctenogobiops* spp., *Eilatia* spp. Unten: Safaga, Ägypten.

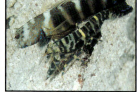

KNALLKREBSE   ALPHEIDAE

Alpheus rubromaculatus
Rotgepunkteter Knallkrebs

Länge: Etwa 3,5 - 4 cm.
Verbreitung: Rotes Meer, Malaysia und Indonesien, wahrscheinlich gesamter Indo-Westpazifik.
Allgemein: Dieser rot gefleckte Knallkrebs ist unter dem oben angegebenen Namen bekannt; wie im Falle von *Alpheus ochrostriatus* (siehe S. 150) taucht dieser Name in Unterwasserführern auf, sollte aber nicht benutzt werden, da die Art nie korrekt beschrieben wurde.

Dieser wunderschön gefärbte Knallkrebs kann einfach an den purpurnen oder Bordeaux-roten Punkten erkannt werden, die überall auf Körper und Beinen verteilt sind. Wie die Fotos aus völlig verschiedenen Regionen zeigen, lebt diese Art fast ausschliesslich mit der ebenfalls sehr schön gefärbten Grundel *Lotilia graciliosa* zusammen.

Das grosse Foto oben wurde in einer Tiefe von 15 m aufgenommen. Das kleine Foto unten stammt aus Bali.

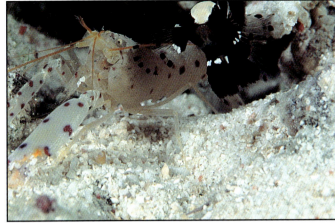

Jones/Shimlock — Mabul, Malaysia

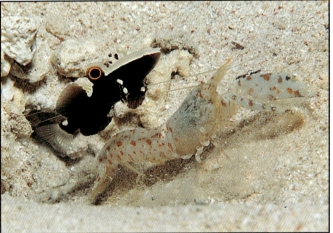

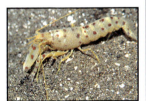

Peter Nahke — El Quseir, Ägypten

Alpheus sp.

Länge: Bis etwa 4 cm.
Verbreitung: Philippinen, wahrscheinlich weiter verbreitet.
Allgemein: Diese unbestimmte Art ist *Alpheus bellulus* (siehe Vorseite) sehr ähnlich und gehört ebenfalls zur *brevirostris*-Gruppe. Sie könnte auch nur eine Farbvariante von *Alpheus bellulus* sein. Das Foto zeigt sie zusammen mit der dunklen Farbform der Partnergrundel *Cryptocentrus cinctus*.

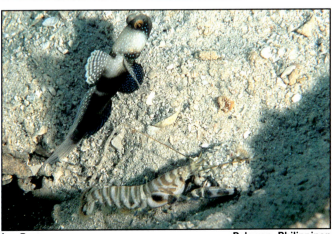

Jan Post — Palawan, Philippinen

KNALLKREBSE ALPHEIDAE

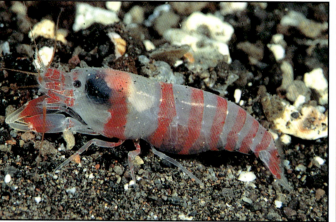

Fred Bavendam — Bali, Indonesien

Alpheopsis yaldwyni
Yaldwyns Alpheide

L: Bis 2,5 cm. V: Westpazifik: Australien, Indonesien, Mikronesien, Ryukyu-Inseln. A: Ist oft an der Basis von Korallenköpfen zu finden. Färbung auffällig. Alle *Alpheopsis*-Arten haben nur leicht vergrösserte Scheren und sind nicht in der Lage zu knallen.

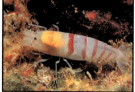

Alison Reynolds — New South Wales, Australien

Alpheopsis trispinosus
Dreidorn-Alpheide

Länge: Bis 2 cm. Verbreitung: Indopazifik: Madagaskar bis Indonesien und Australien. Auch in der Karibik. Allgemein: Im Indopazifik existieren mehrere nahe verwandte Arten.

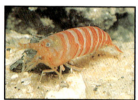

Howard Hall — Kalifornien, USA

Betaeus harfordi
Harfords Seeohrenkrebs

L: Bis 2 cm. V: Ostpazifik: Kalifornien und Baja California. A: Alle *Betaeus*-Arten (auch als "Haubenkrebse" bekannt) leben in temperierten und kalt-gemässigten Gewässern. Typisch für sie ist, dass der Dactylus (Finger) der Schere ventral sitzt, nicht dorsal oder lateral wie bei *Alpheus*- oder *Synalpheus*-Arten, und sie daher auch nicht knallen können. Diese Art ist im Kommensale von Seeohren (*Haliotis* spp.). *B. macginitiae* ist eine sehr ähnliche, sympatrische Art, die unter Seeigeln lebt.

SCHARFSCHÜTZEN IM RIFF

Mit weltweit über 550 Arten sind die Knallkrebse (Alpheidae) eine grosse Familie. Sie sind in allen tropischen Meeren sehr häufig, besonders in Korallenriffen. Obwohl zahlenmässig sehr häufig, sind die meisten dieser Krebse schwierig zu finden, weil sie sich tagsüber oft in diversen Höhlungen verstecken. Knallkrebse lassen sich an der vergrösserten Schere und den Augenhauben, welche die Augen ganz oder teilweise überdecken, einfach erkennen. Allerdings können nicht alle Knallkrebse auch knallen. Arthur Anker, ein Experte für diese faszinierende Gruppe, geht in die Details:

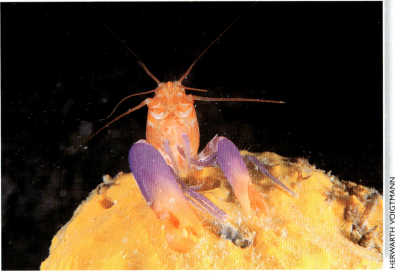

Bei genauem Hinsehen sieht man an der grossen Schere dieses *Alpheus* sp. den Zapfen des Schnappmechanismus.

HERWARTH VOIGTMANN

Bei vielen Alpheiden ist das grössere der ersten beiden Scherenbeine zu einer wirksamen Waffe, der Knallschere, umgewandelt. Tatsächlich können die Krebse diese Schere zur Abwehr von Fressfeinden, hauptsächlich Fischen, nutzen. Der Schnapp- oder Knallmechanismus besteht aus einer Art abgerundetem Zapfen am beweglichen Scherenfinger (Dactylus), der genau in eine runde, tiefe Grube (Fossa) des starren Scherenfingers passt. Man erkennt diese Strukturen schön auf dem ersten Foto. Will der Krebs knallen, öffnet er zuerst den beweglichen Finger und hält ihn in dieser Position. Jetzt beginnt der riesige Abduktor-Muskel zu arbeiten, muss aber den starken Widerstand des beweglichen Fingers überwinden, der durch sogenannte Klebscheiben oder einen komplexen inneren Einrastmechanismus aufrecht erhalten wird. Ist der Widerstand schliesslich überwunden, wird der Zapfen des Fingers in die Grube geschmettert, aus der das Wasser als kräftiger Strahl nach vorne durch eine schmale Rinne entweicht. Dieser Strahl ist so stark, dass er andere Kleinkrebse und sogar kleine Fische töten kann. Man hat sogar schon bei einigen Arten beobachtet, dass sie ihre Knallschere zur Jagd nutzen! Auch bei Territorialkämpfen kommt sie zum Einsatz. Viele männliche Knallkrebse reagieren auf alle möglichen Eindringlinge sehr aggressiv und zögern nicht, diese "zu Tode zu knallen", zumindest in Aquarienexperimenten. Manche Arten können mit ihrer abgewandelten grossen Schere Gänge in sehr harte Materialien wie Korallenkalk oder

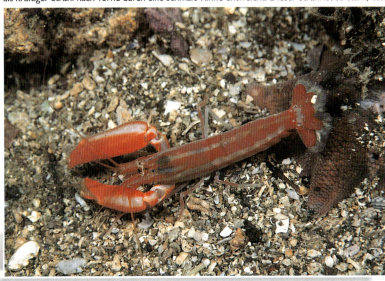

Alpheus astrinx (macrocheles-Gruppe) hat eine sehr auffällige Färbung.

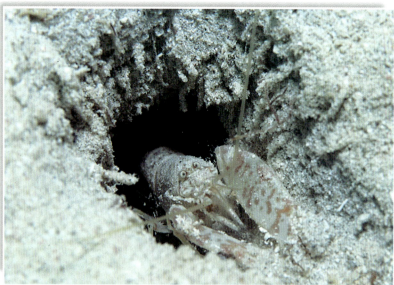

sogar Basalt bohren! In den meisten Fällen jedoch wird die Knallschere zur Verteidigung benutzt - wer will schon einen schmerzhaften Wasserstrahl ins Maul bekommen?

Wenn man auf den Bahamas gewisse, an bei Ebbe exponierten Riffen entlanggeht, wird man von einem ständigen Knallen aus Höhlungen, Schwämmen oder teilweise aus dem Wasser ragenden Korallen begleitet. Anmerkung: Während

Wie dieser *Alpheus floridanus* von den Virgin Islands in der Karibik, graben viele Arten in Weichsubstraten.

und nach dem zweiten Weltkrieg wurden die Knallgeräusche, die vielleicht nur ein Nebeneffekt des Schnappvorgangs sind, intensiv von Wissenschaftlern des American War Research Department (Kriegsforschungsabteilung der USA) untersucht.

Viele Alpheiden scheinen fast blind zu sein oder wenigstens eine verminderte Sicht zu haben. Sogar mit ihrer Knallschere wären sie sehr verwundbar und eine leichte Beute für zahlreiche Räuber. Viele Garnelen wie Arten der Pontoniinae oder der Hippolytidae ahmen fast perfekt Farbe und manchmal auch Form ihrer Umgebung nach. Alpheiden lösen dieses Problem etwas anders. Viele Arten fertigen lange und tiefe Grabgängen in Sand oder Schlamm an, andere leben in Schwämmen oder Seescheiden, wo sie relativ sicher sind, wieder andere findet man zwischen den Stacheln von Seeigeln. Die vielleicht beste Lösung hat eine kleine Gruppe echter Knallkrebse der Gattung *Alpheus* gefunden. Sie teilen ihre Höhle mit Grundeln, die den Eingang des Grabgangs bewachen und den Krebs warnen, wenn sie eine mögliche Gefahr sehen. Beide Partner haben ein hochentwickeltes Kommunikationssystem: Sie stehen fast ständig durch die Antennen des Krebses miteinander in Verbindung. Besonders wenn der Krebs Sand aus dem Gang transportiert oder ausserhalb auf Nahrungssuche ist, hat er immer Kontakt zu seinem Grundelpartner. Eine winzige Schwanzbewegung der Grundel ist ein Gefahrensignal, und beide - Grundel und Krebs - verschwinden blitzartig im Gang. In einigen Fällen wurde die Grundel dabei beobachtet, wie sie den Krebs zu relativ weit vom Gang entfernten Stellen begleitet - natürlich immer mit Körperkontakt zum Partner - und diesen danach zum Gang zurückgeleitet hat. Normalerweise teilt ein Krebs seinen Gang mit nur einer Grundel, aber gelegentlich findet man zwei Partner der einen oder anderen Art (siehe Foto).

Erst kürzlich hat ein amerikanisches Forschungsteam gezeigt, dass manche in karibischen Schwämmen lebende Knallkrebse der Gattung *Synalpheus* sehr sozial sind. Ein grosser Schwamm kann Tausende von ihnen

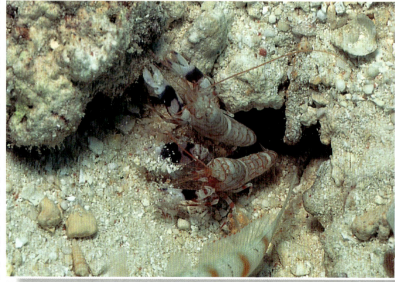

Manchmal sind zwei Knallkrebse (wie diese *Alpheus bellulus*) mit einer (oder sogar zwei) Grundeln assoziiert.

beherbergen! Eine solche Krebskolonie besteht aus einer grossen "Königin", dem einzigen Weibchen, bei dem Eier gefunden wurden, einem kleinen "König" und einer grossen Anzahl Soldaten. Wird z. B. ein Stück des Schwammes abgeschnitten, kommen letztere - ähnlich den Soldaten von Termiten oder Ameisen - heraus und knallen. Vielleicht ist der Vergleich mit Insekten übertrieben, es scheint aber, dass selbst diese winzigen *Synalpheus*-Krebse ein komplexes Kommunikationssystem haben, welches in Zukunft hoffentlich untersucht werden wird.

Ein anderer Fall von Kommunikation, diesmal zwischen einem Knallkrebs und einer Krabbe, ist der von *Alpheus lottini*, ein Kommensale von Korallen, der oft mit Korallenkrabben der Gattung *Trapezia* zusammen auf *Pocillopora*-Korallen lebt. Der Knallkrebs kann eine fremde "Sprache" sprechen, nämlich "Krabbisch"! Ein italienischer Spezialist für das Verhalten von Krabben hat gezeigt, dass ein Knallkrebs-Neuling versucht, von der alteingesessenen Korallenkrabbe freundlich aufgenommen zu werden, indem er sie mit seinen Antennen berührt und so eine Art Nachricht übermittelt: "Ich bin kein Eindringling, sondern ein Freund, und wir können friedlich koexistieren."

Wie bereits erwähnt, können nur manche Knallkrebse auch knallen. Den meisten Knallkrebs-Gattungen fehlt jedweder Schnappmechanismus an den Scheren. Man kann sie aber immer noch an den vergrösserten ersten Chelipeden (Scherenbeinen) erkennen, wie im Fall der Art aus der Gattung *Automate* (siehe unten).

Ein letztes Wort sollte den Farben dieser Tiere gewidmet sein. Wie bei zahlreichen anderen Garnelenartigen, scheinen Farbmuster artspezi-

Alpheus eulimene wird oft paarweise in kleinen Schwämmen gefunden.

fisch zu sein, und man kann auch viele Knallkrebse an ihrem einzigartigen Farbkleid einfach erkennen. Viele Arten sind unauffällig bräunlich oder grünlich, aber ihre wahre Schönheit erkennt man erst unter dem Mikroskop: Ein komplexes Mosaik aus zahlreichen winzigen Farbpigmentzellen (Chromatophoren). Erst kürzlich haben Wissenschaftler die Existenz von sogenannten Schwesterarten aufgezeigt, die in der Morphologie fast identisch sind und sich im Farbkleid sehr ähneln, aber dennoch ein wenig verschieden sind. Zweifellos werden, wenn man erst mehr Informationen über Farbmuster hat, in Zukunft viele weitere Arten beschrieben werden.

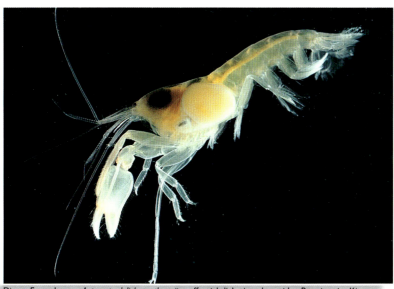

Dieses Exemplar von *Automate dolichognatha* trägt offensichtlich einen bopyriden Parasiten im Kiemenraum. *Automate*-Arten sind wahrscheinlich Zwitter. Foto aus dem Roten Meer (Jordanien).

LANGHORNGARNELEN — PANDALIDAE

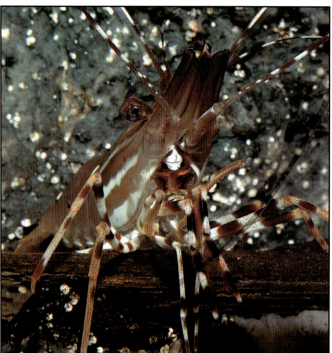

Chris Huss — Washington, USA

Pandalus platyceros
Weisspunkt-Garnele

Länge: Bis 25.3 cm.
Verbreitung: Westpazifik: Japansee, Korea-Strasse. Ostpazifik: Unalaska Island (Alaska) bis San Diego (Kalifornien).
Allgemein: Die grösste pandalide Garnele an der Westküste Nordamerikas. Ihre Färbung ist rötlichbraun mit charakteristischen weissen Punkten auf dem 1. und 5. Segment von Abdomen und Carapax. Beine und Antennen sind kräftig gebändert. Juvenile leben im Seichtwasser und sind manchmal grün, braun oder rot wie die Algen oder das Seegras, das sie bewohnen. Man findet die Art auf Felsböden und an senkrechten Felswänden von der untersten Gezeitenzone (Juvenile) bis 490 m. In Amerika ist sie für die kommerzielle Korbfischerei wichtig. Diese Garnele lebt tagsüber meist unterhalb üblicher Sporttauchtiefen, ist nachts aber oft anzutreffen, wenn sie zum Fressen ins Seichtwasser kommt.

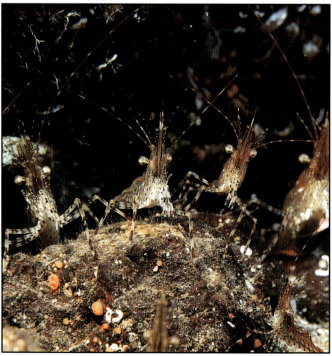

Chris Huss — Washington, USA

Pandalus danae
Dock-Garnele

Länge: Bis 14 cm.
Verbreitung: Ostpazifik: Alaska-Halbinsel bis Bahia San Quintin, Baja California.
Allgemein: Abdomen auffällig mit unterbrochenen Querstreifen gezeichnet, die je nach Habitat und Tiefe mattbraun bis rot sein können. Beine und Antennen sind kräftig gebändert, das Rostrum endet meist in drei Spitzen. Exemplare aus Südkalifornien können ein geflecktes Abdomen und mehrere dünne, weisse Linien vorne auf dem Carapax haben.
Fortsetzung nächste Seite.

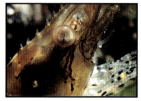

LANGHORNGARNELEN PANDALIDAE

Pandalus danae
Fortsetzung

Am häufigsten auf Mischböden, kommt aber auf allen Böden von festem Fels bis zu siltigem Sand vor, solange diese Schutz bieten. Bleibt tagsüber meist in Spalten und unter Algen verborgen, ist nachts aber oft in der Nähe der Piers in Bootshäfen häufig. Tiefenverbreitung: Von der unteren Gezeitenzone (meist Juvenile) bis 185 m. Die von Tauchern am häufigsten beobachtete Pandalide an der Westküste Amerikas, macht dort einen Teil der sportlichen und kommerziellen Garnelenfänge aus. Südkalifornische Tiere wurden lange *P. gurneyi* genannt.

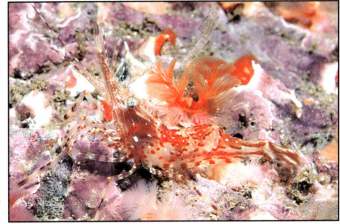

Helmut Debelius — Kalifornien, USA

Pandalus kessleri
Kesslers Garnele

Länge: Bis 12 cm.
Verbreitung: Westpazifik: Nordjapan.
Allgemein: Diese Art lebt in lockeren Gruppen in Seegraswiesen. Ihre Larven werden gefangen und in Aquarienbehältern aufgezogen, um Nachschub für kommerzielle Zuchten (Marikulturen) zu liefern. In Japan ist sie von grosser wirtschaftlicher Bedeutung. Russische Wissenschaftler brachten die Art versuchsweise im Schwarzen Meer aus.

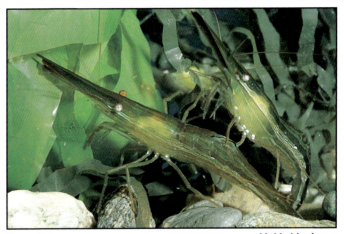

Roger Steene — Hokkaido, Japan

Pandalus stenolepis
Rauhfleck-Garnele

Länge: Bis 8,2 cm.
Verbreitung: Ostpazifik: Unalaska Island (Alaska) bis Hekata Bank (Oregon).
Allgemein: Auf Schlamm und Geröllböden von 18 - 230 m Tiefe. Wird oft mit *P. danae* (siehe oben) verwechselt, ist von ähnlicher Form und Farbe und hat kräftig gebänderte Körperanhänge. Diese Art ist auffälliger mit kleinen, leuchtend blauen Punkten gezeichnet als *P. danae*. Die Hinterleibsseiten tragen grosse braune Punkte statt der für "nördliche" *Pandalus danae* typischen Streifen.

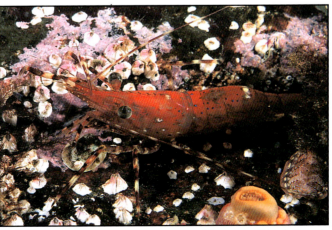

Chris Huss — Vancouver Island, Kanada

LANGHORNGARNELEN   PANDALIDAE

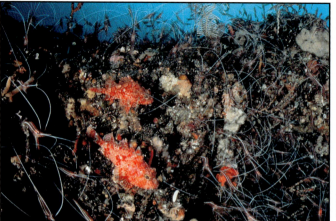
Koji Nakamura   Sagami Bay, Japan

Plesionika spinipes
Länge: Bis 9 cm. Verbreitung: Westpazifik. Allgemein: Nahe mit der ausschliesslich atlantischen Art *P. narval* verwandt, Färbung und Verhalten sehr ähnlich: Körper leuchtend rot mit 4 weissen Längsstreifen, Beine und Antennen sehr schlank. Lebt in grossen Gruppen (gelegentlich über 1.000 Individuen) in Höhlen und Spalten (Foto) in von Tauchern erreichbarer Tiefe (ab 30 m), meist aber in grösseren Tiefen (200 - 400 m).
   Alle indopazifischen *Plesionika*-Arten auf dieser Seite gehören morphologisch zur *P. narval*-Gruppe.

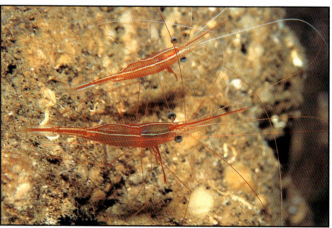
Bob Halstead   Milne Bay, Papua-Neuguinea

Plesionika grandis
Länge: Bis 9 cm. Verbreitung: Westpazifik: Südjapan bis PNG. Allgemein: Weiss der Antennen und Körperstreifen (nur 2) weniger leuchtend als bei der verwandten *P. spinipes*. Man beachte die extrem dünnen Beine. Unten: *Plesionika* sp., ein weiteres Mitglied der *narval*-Gruppe (Sipadan, Malaysia).

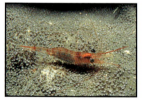

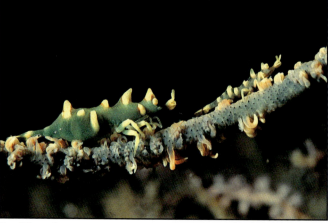
Ryo Minemizu   Izu-Halbinsel, Japan

Miropandalus hardingi
Gorgonien-Pandalide
L: Bis 1,5 cm. V: West- und Zentralpazifik: Honshu (Japan), Bali (Indonesien) und Eniwetok Atoll (Zentralpazifik).
A: Ein sehr ungewöhnlicher Pandalide, der sehr an bestimmte kommensale pontoniine Palaemoniden erinnert, die ebenfalls auf Gorgonien *(Antipathes lentipinna)* leben. Die tarnende Färbung ist perfekt an die des Wirts angepasst.
   Das Foto wurde in 18 m Tiefe aufgenommen und zeigt ein Paar, das grössere Exemplar ist vermutlich ein Weibchen, das kleinere wohl ein Männchen.

LANGHORNGARNELEN   PANDALIDAE

Plesionika izumiae
Izumis Pandalide

L: Bis 3 cm. V: Temperierte Gewässer Japans. A: In den Küstengewässern Japans ausser vor N-Honshu und Hokkaido relativ häufig. Tiefenverbreitung: 40 - 80 m (Foto: 50 m). Auf Schlamm, kleine Gruppen sind wahrscheinlich mit der Anemone *Dofleinia armata* assoziiert und werden oft zusammen mit den anderen Arten dieser Seite gesehen, die alle nicht zur *narval*-Gruppe gehören. Eine wissenschaftliche Bearbeitung der Familie Pandalidae hat gezeigt, dass *P. izumiae* bislang von nirgendwo sonst gemeldet wurde. Izumi ist ein häufiger weiblicher Vorname in Japan.

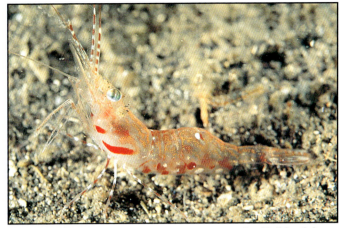

Ryo Minemizu   Izu-Halbinsel, Japan

Plesionika chacei
Chaces Pandalide

Länge: Bis 6 cm.
Verbreitung: Japan. Allgemein: Typisch für diese schöne Garnele ist ein leuchtend rotes Band vorne auf dem Carapax. Wie die Vorart ist auch sie mit *Dofleinia armata* assoziiert, lebt aber eher auf Sandböden als auf Schlamm. In Tiefen über 50 m ist sie sehr selten. In Osesaki (Japan) kann man die Art das ganze Jahr über in einer Tiefe von etwa 60 m vor der Spitze der kleinen Misaki-Halbinsel finden. Während der Laichsaison tragen die Weibchen hellblaue Eier.

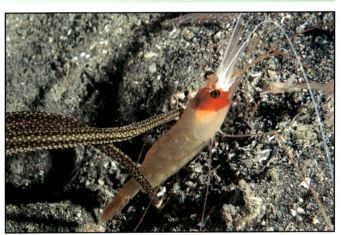

Ryo Minemizu   Izu-Halbinsel, Japan

Plesionika ortmanni
Ortmanns Pandalide

L: Bis 4 cm. V: Indonesien bis Philippinen und Japan. A: Tiefenverbreitung: 25 - 400 m. Lebt auf Schlammböden. Wie die auf dieser Seite gezeigten nahe verwandten Arten ist sie mit *Dofleinia armata* assoziiert. In Osesaki (Japan) ist sie meist in Tiefen von über 35 m zu finden, nur selten in etwa 25 m Tiefe. Bei etwa 30 % der *Dofleinia*-Anemonen dieser Region leben das ganze Jahr über Garnelen, das Hauptvorkommen ist von August bis September mit bis zu 5 Garnelen pro Anemone.

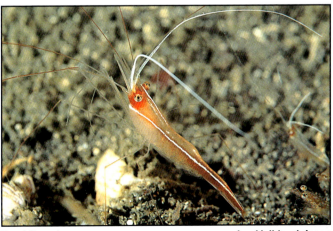

Ryo Minemizu   Izu-Halbinsel, Japan

LANGHORNGARNELEN — PANDALIDAE

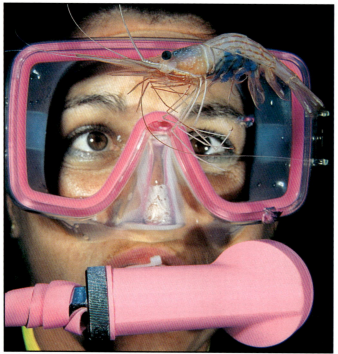

Ed Robinson — Palau

Pandalopsis japonica
Sues Pandalide
Länge: Bis 5 cm.
Verbreitung: Westpazifik
Allgemein: Viele Pandaliden leben in Tiefen, die für Taucher unerreichbar sind. Dies gilt auch für die Garnelen auf dieser Seite. Wie der Fotograf berichtet, hatte er das Glück, beide Arten in einer eigentlich für *Nautilus* gestellten Falle zu finden. Im Seichtwasser bewegten sich die betäubten Pandaliden nur langsam, so dass der Fotograf sie auf Film bannen konnte. Die Augen der Taucherin im Hintergrund zeigen das Erstaunen angesichts dieser Tiefseewesen, die kaum jemand je zuvor lebend gesehen hat.

    Viele Pandalidenarten werden regelmässig von Trawlern gefangen und zum Verzehr vermarktet. Aber um sie in ihrem natürlichen Lebensraum zu beobachten, muss man Mischgas verwenden, um Dekompressionsprobleme zu vermeiden, wie sie unterhalb von 60 m auftreten können.

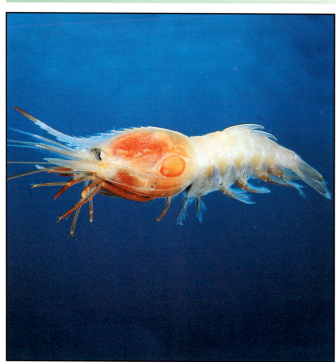

Ed Robinson — Palau

Heterocarpus ensifer
L: Bis 10 cm (Weibchen grösser). V: Pazifik. A: Auf Sand und Schlammböden in Tiefen von 200 - 600 (max. 1.000) m. Obwohl mehrere nahe verwandte, einander ähnliche *Heterocarpus*-Arten derzeit nicht kommerziell gefangen werden, sind sie die häufigsten Cariden, die bei Tiefseeforschungsfängen mit Schleppnetzen erbeutet werden. Zweites kleines Foto unten: *H. sibogae*.

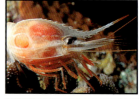
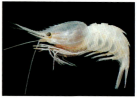

EASY RIDER

So ruhig wie möglich, ohne Sedimentwolken aufzuwirbeln, schwimmen wir mit Flossenantrieb langsam über den Schlammgrund. Zum erstenmal bekommen wir einen Vorgeschmack darauf, was man im Seichten alles an interessanten und ungewöhnlichen Meereswesen finden kann. Wir sind in der Milne Bay in Papua-Neuguinea - einem der reichhaltigsten marinen Lebensräume, die wir bislang kennenlernen durften. Der Schneckenforscher Mark Strickland berichtet.

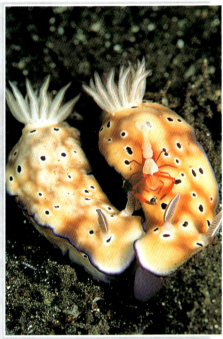

Gerade hatte ich mich niedergelassen, um einen Geisterfetzenfisch zu fotografieren, als meine Tauchpartnerin kam und mir bedeutete, ihr zu folgen. Beflissen schwamm ich hinterher. Schliesslich stoppte sie und zeigte auf den Boden. Unter uns, in nur 5 Meter Wassertiefe, krochen zwei schöne Nacktkiemerschnecken über den dunklen Sand. Bei näherer Betrachtung sah man zwei sehr spezielle Mitreisende: Ein Paar der winzigen, leuchtend gefärbten Imperator-Putzergarnelen, das auf dem Rücken einer der Schnecken sass.

Sofort fiel die Aktivität der Garnelen auf. Offensichtlich wollten sie nicht nur den Ritt geniessen, denn sie waren ständig in Bewegung. Ständig auf der Suche nach einem neuen Platz krabbelten sie über die Schnecke und übereinander. So hingen sie schliesslich am muskulösen Fuss ihres Gastgebers und durchstöberten das schlammige Substrat nach allem, was als Futter geeignet war. Mehrmals krochen die Schnecken durch Gebiete, die besonders viel Nahrung boten, denn die Garnelen stopften sich dort richtig voll. Während die Nacktkiemer langsam vorankamen und dabei diese Gebiete hinter sich liessen, schienen die Krebschen unentschlossen. Obgleich sie der reichen Nahrung scheinbar nachtrauerten, wollten sie gleichzeitig ihre Reittiere nicht verlassen. Einmal war eine der Garnelen so damit beschäftigt, ein winziges Gewächs am Boden durchzukämmen, dass sie sich daran festklammerte, während die Schnecken ihren Weg unbeirrt fortsetzten. Nun war der Krebs gezwungen, die ganze Schnecke entlangzulaufen, bis er schliesslich an ihrem Hinterende hing und sich verzweifelt an dem Gewächs festhielt, das sich schon wie ein Bäumchen im Sturm bog. Erst als die Garnele Gefahr lief, von ihrem Wirt gezogen zu werden, liess sie endlich los!

Die Imperator-Putzergarnele *Periclimenes imperator* lebt auf einem Paar der Nacktkiemerschnecke *Risbecia tryoni*.

Diese ungewöhnliche Beobachtung warf einige Fragen auf. Zum Beispiel, warum wählen die Garnelen die Nähe der Nacktkiemerschnecken, wo sie sich doch frei bewegen können? Eine einleuchtende Antwort wäre Schutzbedürfnis. Viele Nacktkiemer produzieren Gifte zur Abschreckung potentieller Räuber. Auf einem ungeniessbaren Wirt zu leben, reduziert die Chance, selbst gefressen zu werden. Um ihren Schutz weiter zu verbessern, haben die Garnelen die Färbung der Schnecken angenommen, was eine ausgezeichnete Tarnung ist. Obwohl diese Gemeinschaft unzweifelhaft Vorteile für die Garnelen bietet, helfen diese auch den Schnecken, indem sie den Parasitenbefall kontrollieren. So dient diese Beziehung beiden gleichzeitig.

Ein weiterer Vorteil für die Krebse liegt in der Fresseffizienz. Zunächst sieht es so aus, als würden die Gelegenheiten zur Nahrungsaufnahme durch ein Leben auf der Schnecke eingeschränkt. Nach einiger Beobachtung stellt man aber fest, dass das Gegenteil stimmt: Durch das Reisen auf dem Wirt durchqueren die Garnelen ein viel grösseres Gebiet, als sie es alleine könnten; ausserdem verbrauchen sie dabei kaum Energie. Alles in allem ist dies ein schönes Beispiel für Mutualismus und ein gutes Geschäft für Wirt und Gäste gleichermassen.

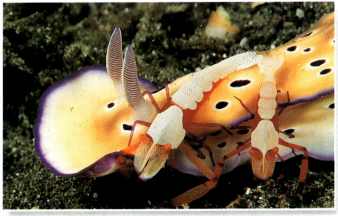

Ein Garnelenpaar sucht die Schnecke ab und frisst dabei Parasiten und Schleim.

TANZGARNELEN — RHYNCHOCINETIDAE

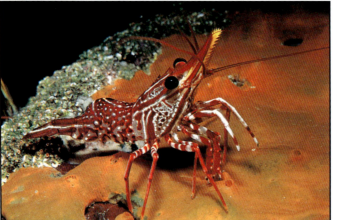

Roger Steene — Galapagos-Inseln, Ecuador

Rhynchocinetes typus
Galapagos-Tanzgarnele
Länge: Bis 4 cm.
Verbreitung: Ostpazifik: Westküste Südamerikas von Chile bis Galapagos-Inseln.
Allgemein: Die kommerziell genutzte Art gilt als Typusart dieser Familie nachtaktiver Garnelen.
   Rhynchocinetiden werden wegen ihrer ungewöhnlichen Fortbewegungsweise am Boden Tanzgarnelen genannt: Sie stelzen vorsichtig umher, nur um nach wenigen Schritten innezuhalten. Dieser abrupte Halt erinnert an einen Tangotänzer. Siehe auch die beiden atlantischen Arten auf S. 33.

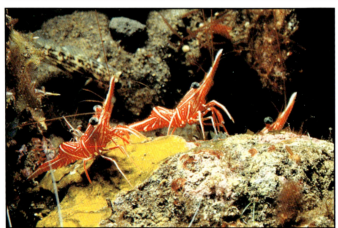

Helmut Debelius — Derawan, Indonesien

Rhynchocinetes durbanensis
Durban-Tanzgarnele
L: Bis 4 cm. V: Arabisches Meer und Südafrika bis Mikronesien und Japan. A: Oft fälschlich als *R. uritai* (folgende Seite) bezeichnet, unterscheidet sich aber durch ein sehr langes, bedorntes Rostrum. Ein weiterer Unterschied liegt in der Färbung: Die weissen, innen liegenden Linien sind genauso breit wie die roten, nicht verschieden breit wie bei *R. uritai*. Lebt tief in Spalten und Löchern. Diese von Tauchern am häufigsten gesehene Tanzgarnele ist auch nachmittags aktiv, besonders, wenn sie sich in Gruppen sammelt.
   Erstes kleines Foto unten: Bali; zweites (altes Männchen mit typischen grossen Scheren): Queensland, Australien.

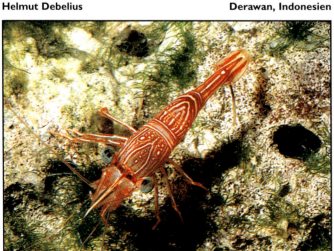

Helmut Debelius — Oman, Arabisches Meer

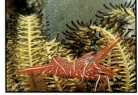

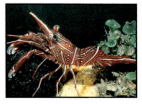

TANZGARNELEN RHYNCHOCINETIDAE

Rhynchocinetes uritai
Uritas Tanzgarnele
L: Bis 4,5 cm. V: Warm gemässigte Gewässer Japans, Koreas.
A: Durchscheinend, mit unregelmässigen, roten bis schwarzen Körperlinien. Weisse Punkte, nicht unterbrochene Linien, zwischen den breiteren Linien. Hinterleib ohne weisse Schrägstreifen. Lebt auf Korallengeröll.

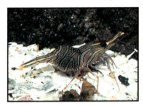
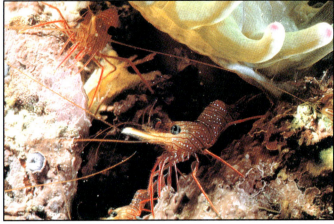

Jan Post — Korea

Rhynchocinetes kuiteri
Kuiters Tanzgarnele
Länge: Bis 5 cm.
Verbreitung: Südküste Australiens und Tasmanien.
Allgemein: Färbung distinkt. Eine der wenigen Tanzgarnelenarten temperierter Gewässer. Lebt einzeln, paarweise oder in kleinen Gruppen im Seichtwasser auf Felssubstrat.

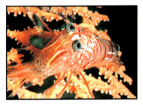
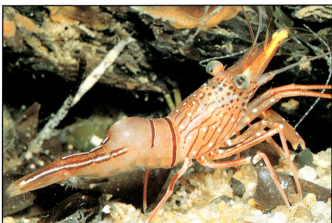

Rudie Kuiter — Victoria, Australien

Rhynchocinetes serratus
Gesägte Tanzgarnele
Länge: Bis 6 cm.
Verbreitung: Australien bis Japan und Hawaii.
Allgemein: Dorsalseite des 3. Hinterleibssegments mit weissroter Netzzeichnung. Früher als *R. rugulosus* bekannt. Das Foto zeigt Männchen und Weibchen.

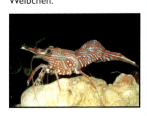
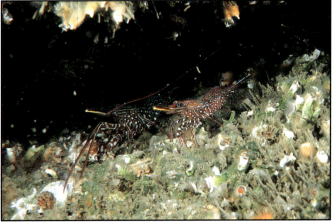

Rudie Kuiter — Sydney, Australien

165

TANZGARNELEN RHYNCHOCINETIDAE

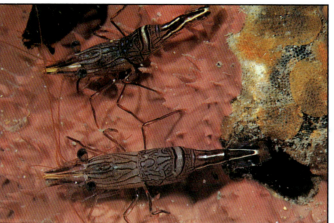

Rudie Kuiter — Victoria, Australien

Rhynchocinetes australis
Australische Tanzgarnele
Länge: Bis 3,5 cm. Verbreitung: Temperierte Gewässer Australiens und Neuseelands. Allgemein: Rotweisses Muster distinkt. Eine der wenigen Tanzgarnelenarten temperierter Gewässer. Meist paarweise im Seichtwasser auf Felsböden anzutreffen.

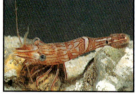

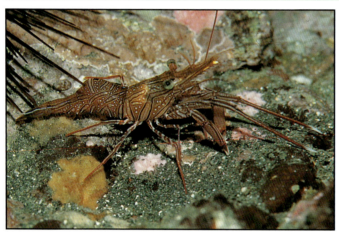

Roger Steene — Ryukyu-Inseln, Japan

Rhynchocinetes conspiciocellus
L: Bis 4,5 cm. V: Warm temperierte Gewässer Japans. A: In der Farbe der Folgeart ähnlich, aber nur aus Japan bekannt. Andere Unterschiede bedürfen mikroskopischer Untersuchung. Grosse Augen und ein Buckel sind typisch für alle Familienmitglieder, ebenso das Gelenk an der Basis des Rostrums, das nach unten gefaltet werden kann. Die meisten anderen Zehnfusskrebse haben ein starres Rostrum. Die Bedeutung des beweglichen Stirnfortsatzes zeigt sich während der Häutung: Das abwärts geklappte Rostrum erleichtert diese erheblich.

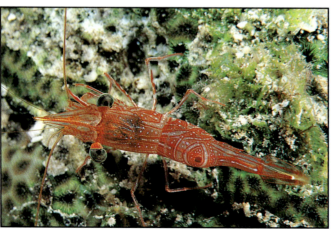

Phil Woodhead — Grosses Barriereriff, Australien

Rhynchocinetes brucei
Bruces Tanzgarnele
Länge: Bis 4,5 cm. Verbreitung: Philippinen und Australien. Allgemein: Das Rostrum dieser Art ist etwa genauso lang wie ihre Antennenschuppe. Der Körper ist transparent und zeigt ein Netzmuster aus Streifen, die ihrerseits aus zwei roten oder dunkelgrauen Linien bestehen, zwischen denen je eine dünne, unterbrochene Linie liegt. Die übrigen Flächen sind mit weissen Punkten bedeckt. Das auffälligste Merkmal ist der dunkle Fleck mitten auf dem 3. Hinterleibsschild. Lebt bis 30 m Tiefe in Höhlen und Spalten von felsigen Riffen.

TANZGARNELEN   RHYNCHOCINETIDAE

Rhynchocinetes rathbunae
Rathbuns Tanzgarnele
Länge: Bis 3 cm. Verbreitung: Nur von Hawaii bekannt. Allgemein: Dieser neu beschriebene Endemit Hawaiis war früher als *R. rugulosus* bekannt. Die Art ist einfach an ihrem Muster roter Doppellinien mit weissen Punkten und Linien dazwischen zu erkennen. Die Grundfärbung variiert von Graugrün bis (meist) Rötlich mit grösstenteils weissen Beinen. Auf Felssubstrat von 3 - 15 m, gelegentlich auch zwischen Korallen. Gelangt manchmal als "Mandaringarnele" in den Aquarienhandel.

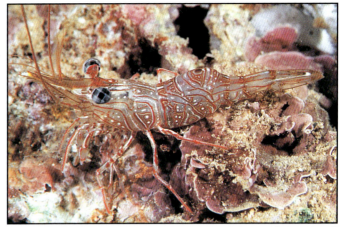

John Hoover   Oahu, Hawaii

***Rhynchocinetes* sp.1**
L: Bis 5 cm.
V: Arabisches Meer.
A: Der enthusiastische Garnelenfotograf entdeckte diese neue Art nachts in 18 m Tiefe. Tanzgarnelen sind oft leuchtend gefärbt, meist in Rottönen mit Querbändern. Wie viele Krebse, können sie ihre Farbmuster verändern.

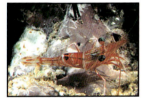

Phil Woodhead   Oman, Arabisches Meer

***Rhynchocinetes* sp.2**
Länge: Bis 6 cm.
Verbreitung: Temperierte Gewässer Westaustraliens.
Allgemein: Bereits vor 20 Jahren war der Autor dabei, als ein Mitglied des Westaustralischen Museums einige Exemplare sammelte. Leider ist die Art bis heute nicht beschrieben und benannt worden.

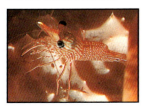

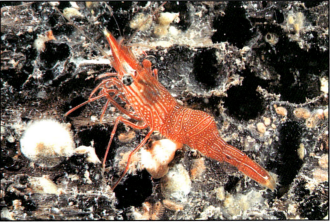

Rudie Kuiter   Esperance, Westaustralien

TANZGARNELEN RHYNCHOCINETIDAE

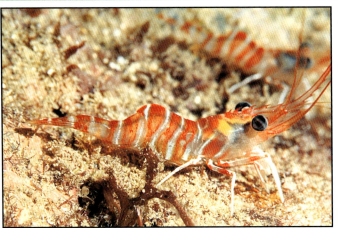

John Hoover — Oahu, Hawaii

Cinetorhynchus fasciatus
Gebänderte Tanzgarnele

Länge: Bis etwa 5 cm.
Verbreitung: Hawaii und Ogasawara-(Bonin-)Inseln.
Allgemein: Rot mit 5 Abdominalbändern, die weiss bis fast farblos und unauffällig sind. Zwei diagonale Bänder auf dem hinteren Carapax und zwei auf dem Schwanzfächer. Der ähnliche *C. hiatti* (ganz unten auf dieser Seite) hat einen komplett roten Schwanzfächer. Kürzlich beschrieben und nur von den beiden oben angeführten Inselgruppen bekannt. Die Art ist nahe mit *C. striatus* verwandt (unten).

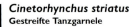

Roger Steene — Madang, Papua-Neuguinea

Cinetorhynchus striatus
Gestreifte Tanzgarnele

Länge: Bis 6,5 cm.
Verbreitung: Westpazifik: Ryukyu-Inseln (Südjapan), Philippinen, Neukaledonien.
Allgemein: Diese Art lebt meist in felsigen Riffgebieten. Ihre Tiefenverbreitung beträgt mindestens 1 - 20 m.

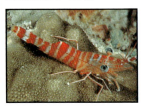

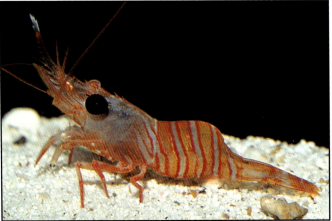

Junji Okuno — Guam, Marianen

Cinetorhynchus hiatti
L: Bis etwa 4 cm. V: Indopazifik.
A: Häufig in Spalten geschützter Riffe, in Häfen sowie entlang der ruhigen Seiten von Wellenbrechern und Deichen. Kommt in dunklen Nächten bis dicht an die Oberfläche und kann vom Ufer mit Hilfe einer Taschenlampe beobachtet werden.
Unten: Cocos Island, Ostpazifik.

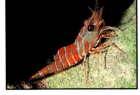

TANZGARNELEN — RHYNCHOCINETIDAE

Cinetorhynchus reticulatus
Genetzte Tanzgarnele

Länge: Bis 6,5 cm.
Verbreitung: Indopazifik: Rotes Meer bis Japan und Hawaii.
Allgemein: Mit ihrem rotbraun gefleckten Körper und gebänderten Beinen ähnelt diese Art der kleineren *C. hendersoni* (folgende Seite). Merkwürdigerweise sind ihre äusseren anatomischen Merkmale fast identisch mit denen von *C. hawaiiensis* (unten). In Hawaii ist die Art jedoch weniger häufig als andere Familienmitglieder. Man sieht sie oft an senkrechten Wänden in der Nähe von Höhlen und tiefen Überhängen, meist in kleinen Gruppen. Alte Männchen haben lange, vergrösserte Scheren.

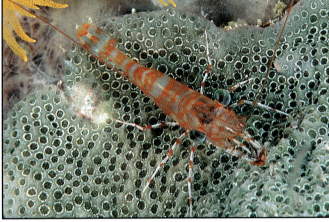

Zafer Kizilkaya — Sulawesi, Indonesien

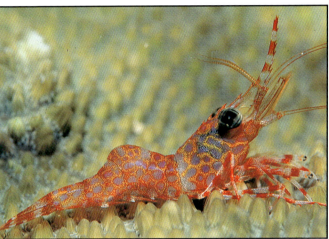

Roger Steene — Madang, Papua-Neuguinea

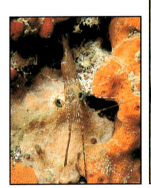

Cinetorhynchus hawaiiensis
Hawaii-Tanzgarnele
Länge: Bis 2,2 cm.
Verbreitung: Nur von Hawaii bekannt.
Allgemein: Bei Nachttauchgängen kann man um Fingerkorallen *(Porites compressa)* oft im reflektierten Licht der Lampe "glühende" Augenpaare sehen. In Hawaii gehören viele davon zu dieser Tanzgarnele, die typischerweise zwischen toten Ästen an der Basis der Korallenkolonien lebt. Obwohl die Art auf vielen Riffen Hawaiis häufig ist, wurde sie erst vor kurzem beschrieben und benannt.

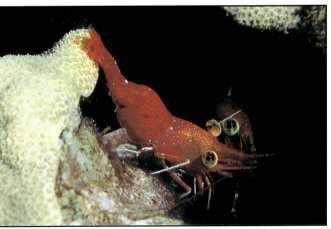

John Hoover — Kona, Hawaii

TANZGARNELEN RHYNCHOCINETIDAE

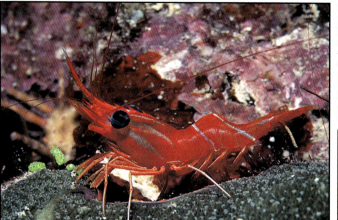

Roger Steene — Salomonen

Cinetorhynchus concolor
L: Bis 7,5 cm. V: West- und Zentralpazifik. A: Ein grosses Familienmitglied. Orangerot, 4 weisse Querbänder, 2 auf dem Schwanz, 2 auf dem Carapax, das untere erstreckt sich bis zum Auge. Von oben gesehen, bilden die oberen Carapaxbänder ein "V". Rostrum rot mit weisser Spitze.

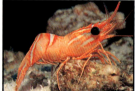

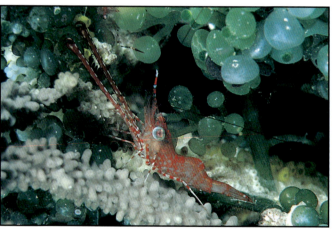

Rudie Kuiter — Talaud Islands, Indonesien

Cinetorhynchus hendersoni
Hendersons Tanzgarnele
L: Bis 2,5 cm. V: Pazifik: Japan bis Kolumbien. A: Rötlich oder braun, tags zwischen Korallengeröll und in Löchern, nachts auf Nahrungssuche. Rostrum und Beine weiss und rot gebändert. Scherenbeine alter Männchen stark verlängert und verdickt. Unten: Thailand.

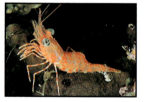

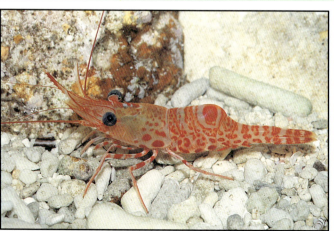

Junji Okuno — Ryukyu-Inseln, Japan

Cinetorhynchus erythrostictus
Rotpunkt-Tanzgarnele

Länge: Bis 5 cm.
Verbreitung: Westpazifik: Südjapan, Neukaledonien, Loyalty Islands. Allgemein: Kürzlich beschriebener naher Verwandter der atlantischen *C. rigens* (siehe S. 33), unterscheidet sich in kleinen morphologischen Details und der Färbung: Die Seiten des vorderen Carapax von *C. erythrostictus* sind blass und nicht einheitlich rot gefleckt wie bei *C. rigens*. Lebt in Gezeitentümpeln und auf Hartsubstrat vom Seichtwasser bis in mindestens 15 m Tiefe.

FELSENGARNELEN — PALAEMONIDAE

Die artenreiche Familie Palaemonidae wird in zwei Unterfamilien geteilt, Felsengarnelen (Palaemoninae) und Partnergarnelen (Pontoniinae). Felsengarnelen leben eher in temperierten oder kalten Gewässern, während Partnergarnelen meist in tropischen Meeren vorkommen. Felsengarnelen sind an ihrem langen, oben und unten gesägten Rostrum einfach zu erkennen. Die meisten Partnergarnelen sind Kommensalen, das heisst, sie leben in dauerhafter, obligatorischer, nicht parasitischer Gemeinschaft mit anderen Tieren. Auch andere Krebstiere haben derartige zwischenartliche Beziehungen. Diese Vergesellschaftungen sind ein Hauptgrund für die hohe Artendiversität in Korallenriffen. Viele sessile Wirbellose - oft sind es Anemonen und andere Nesseltiere - bieten Kommensalen Nischen an, die es in temperierten Gewässern in dieser Form nicht gibt. Partnergarnelen können sich perfekt an die Farbmuster ihrer Wirte anpassen, um optimal in diesen Nischen zu leben. Eine solche Farbanpassung geschieht durch Änderung der Verteilung unterschiedlicher Chromatophoren (Pigmentzellen).

Macrobrachium intermedium

Länge: Bis 6 cm.
Verbreitung: Westaustralien bis Queensland (Australien) und um Tasmanien.
Allgemein: Körper transparent mit dunklen Punkten oben und dünnen Streifen unten. In Südaustralien das häufigste Gattungsmitglied, in sehr hoher Dichte in küstennahen und ästuarinen Seegraswiesen, auch zwischen Algen auf geschützten Riffen. Tiefenverbreitung: 0- 17 m. *Macrobrachium*-Arten werden "Süsswassergarnelen" genannt, weil viele Arten in Flüssen und Seen leben.

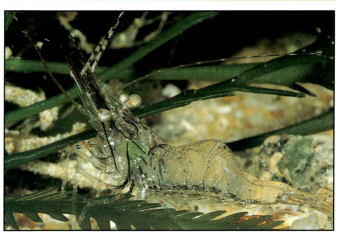

Rudie Kuiter — New South Wales, Australien

Macrobrachium sp.1

L: Bis 5,5 cm. V: Queensland (Australien). A: 2. Bein aller Gattungsmitglieder viel grösser als 1., mit kräftiger Schere. Scherenbeine der Männchen länger und kräftiger als die der Weibchen, bei grossen Männchen können sie sogar länger als der Körper sein. Unten: *Macrobrachium* sp.2, aus einem Ästuar in Queensland.

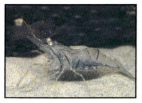

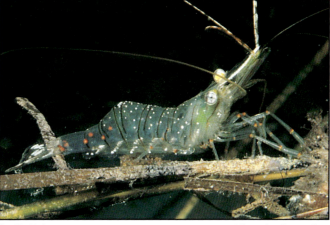

Rudie Kuiter — Victoria, Australien

FELSENGARNELEN   PALAEMONIDAE

Palaemon serenus

L: Bis 6 cm. V: Westaustralien bis Queensland, Tasmanien. A: Transparent mit roten Querstreifen auf Carapax und rotgepunktetem Abdomen. Scheren mit rotem Band. Tiefenverbreitung: 0 - 15 m. In grossen Mengen in Spalten der Küstenriffe. Frisst Algen und Aas.

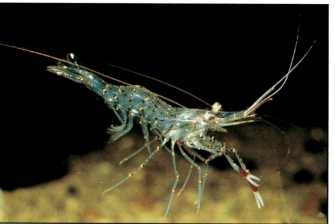

Rudie Kuiter · NSW, Australien

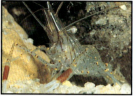

Leander plumosus

Länge: Bis 3 cm.
Verbreitung: Indo-Westpazifik: Malediven, Indonesien, Neukaledonien, Südjapan.
Allgemein: Schlanke, distinkt gefärbte Garnele. Färbung hellbraun mit weisser und dunkelbrauner Zeichnung auf Körper und Antennenschuppen. Borstenbüschel auf Antennenschuppen und Abdomen. Beine und Antennen transparent. Das Rostrum ist genauso lang wie die Antennenschuppe, länger als der Carapax sowie oben und unten grob gesägt. Die Seichtwasserart lebt bis in etwa 15 m Tiefe auf festsitzenden Pflanzen in Riffen.

Die Seite gegenüber zeigt *Urocaridella antonbruunii*, ein weiteres Mitglied der Unterfamilie Palaemoninae. Das Foto wurde in Bali (Indonesien) in einer Tiefe von 26 m aufgenommen. Erstaunlicherweise ist selbst der Krake, der Krebse ansonsten zum Fressen gern hat, ein geduldiger Kunde, wenn es ums Putzen geht.

Für weitere Informationen zu dieser und einigen verwandten Arten siehe auch S. 174.

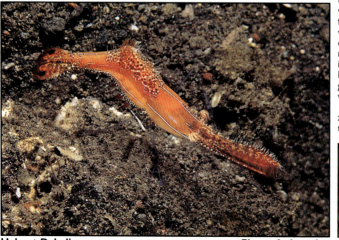

Alex Steffé · Bali, Indonesien

Helmut Debelius · Flores, Indonesien

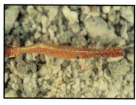

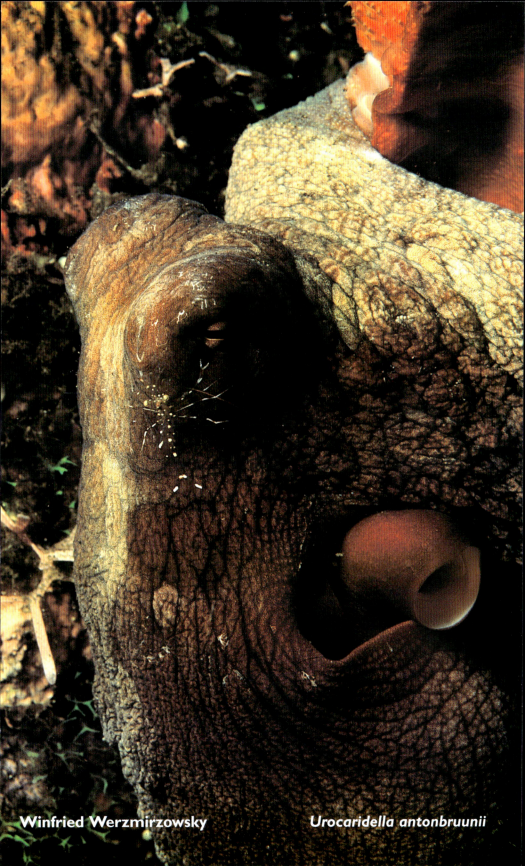
Winfried Werzmirzowsky — *Urocaridella antonbruunii*

FELSENGARNELEN   PALAEMONIDAE

Urocaridella sp.A

L: Bis 3 cm. V: Indo-Westpazifik.
A: Transparent, mässig rot und weiss gefleckt, distinkter weiss-rot-weisser Fleck auf dem Hinterleibsbuckel. Die Benennung der Arten auf dieser Seite folgt dem japanischen Experten J. Okuno, der sie als von *U. antonbruunii* verschieden erkannte (siehe Text unten).

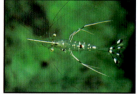

Helmut Debelius — Similan Islands, Thailand

Urocaridella sp.B

L: Bis 3 cm. V: Indo-Westpazifik.
A: Transparent, Dichte des rot-weissen Musters zwischen dem der Vorart und dem der dicht gefleckten *U. antonbruunii* (siehe Text unten). Die weissen Punkte sind auffälliger als die roten, die jedoch grössere Flächen einnehmen.

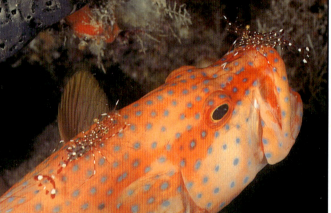

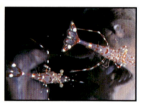

Herwarth Voigtmann — Ari Atoll, Malediven

Urocaridella sp.C

Länge: Bis 3 cm.
Verbreitung: Indo-Westpazifik.
Allgemein: Eine dritte unbeschriebene Art der Gattung. Färbung deutlich verschieden von derjenigen der Vorarten, auch mit gelber Zeichnung.

Eine der wenigen beschriebenen Arten der Gattung ist *U. antonbruunii*, die jedoch oft fälschlich als *Leandrites cyrtorhynchus* bezeichnet wird. Sie ist transparent und hat ein langes, schlankes Rostrum, das die Antennenschuppe überragt. Der Körper ist voll von weissen und roten Punkten, Scheren und Beine sind rot-weiss gebändert.

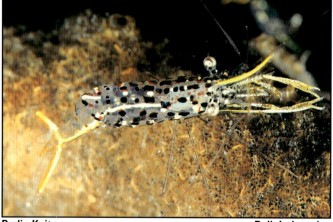

Rudie Kuiter — Bali, Indonesien

SEEIGELREITER

Was nutzen einem Stachelhäuter die schönsten Stacheln und Panzerplatten zur Abwehr von Fressfeinden, wenn die Laus bereits im Pelz sitzt? So geht es auch dem im Indopazifik weitverbreiteten und relativ häufigen **Feuerseeigel** *Asthenosoma varium* aus der Familie Echinothuriidae. Trotz seiner Giftstacheln gibt es diverse Wirbellose (hauptsächlich Krebse) und Fische, die auf oder dicht über der Oberfläche seines Körpers leben. Die meisten von ihnen schaden ihrem Wirt nicht oder nur wenig; andere jedoch, wie die Schnecke *Luetzenia asthenosomae*, sind echte Parasiten des Feuerseeigels.

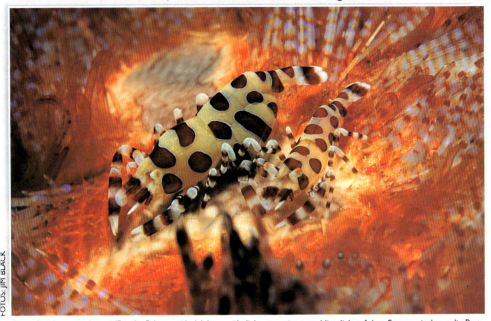

Oben: *Periclimenes colemani* (Familie Palaemonidae) lebt gewöhnlich paarweise ausschliesslich auf dem Feuerseeigel, wo die Partnergarnelen eine Stelle bewohnen, die sie von Saugfüsschen und Stacheln befreit haben. Sie bewegen sich zwischen den Giftstacheln und Pedicellarien, ohne Schaden zu nehmen. Das Weibchen ist grösser; sein Carapax ist durch einen parasitischen bopyriden Isopoden, der seine Kiemen befallen hat, grotesk angeschwollen. Auch der Kiemenparasit lebt paarweise, manchmal finden sich sogar zwei Paare an einer Garnele (Männchen oder Weibchen), eins auf jeder Carapaxseite. Das Isopodenweibchen ist gross, asymmetrisch und füllt die Kiemenhöhle des Wirts. Das Männchen ist winzig und dient nur der Befruchtung der Eier.

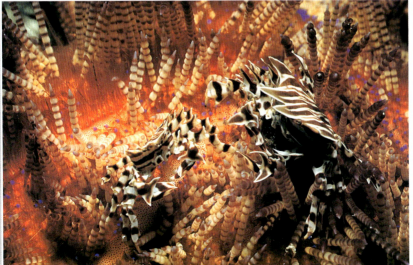

Links: Die gestreifte **Seeigelkrabbe** *Zebrida adamsii* (Familie Eumedonidae) ist ein weiterer "Gast" auf dem Feuerseeigel. Im Gegensatz zu *P. colemani* lebt sie auf diversen Seeigelarten. Das letzte Beinsegment ist hakenförmig und dient zum Festhalten an den Seeigelstacheln. Die Krabbe lebt einzeln oder paarweise auf ihrem Wirt, ohne ihm zu schaden.

Rechts: Der **Seeigel-Kardinalbarsch** *Siphamia unicolor* (Familie Apogonidae) ist ein Wirbeltier-Kommensale des Feuerseeigels. Er lebt in kleinen Gruppen im Schutz der Seeigelstacheln. Ob der Feuerseeigel irgendwelche Vorteile von der Anwesenheit der Fische hat, ist unbekannt. Andere Arten der Gattung *Siphamia* leben ausschliesslich zwischen den Stacheln der schwarzen **Diademseeigel** *Diadema setosum* oder denen der **Dornenkrone** *Acanthaster planci*.

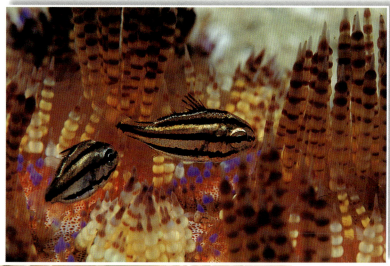

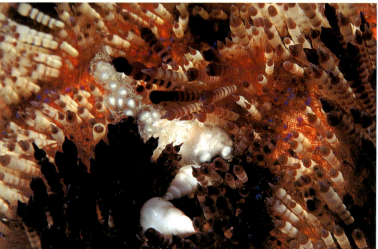

Links: Die Radula (Raspelzunge) der Schnecke *Luetzenia asthenosomae* (Fam. Eulimidae) ist zugunsten eines vorstreckbaren Rüssels und in Anpassung an ihre parasitische Lebensweise reduziert. Die Schnecke (hier mit ihrer Eischnur) ist ein obligater Parasit verschiedener Seeigelarten der Gattung *Asthenosoma*. Sie frisst deren Ambulacralfüsschen und andere Oberflächengewebe. Zahlreiche Eulimidenarten sind spezialisierte Parasiten diverser Stachelhäuter. Die Gehäuse aller sind einfach gebaut und farblos.

Rechts: Die Partnergarnele *Allopontonia iaini* (Familie Palaemonidae) lebt auf dem indopazifischen Feuerseeigel und dem westpazifischen Seeigel *Salmacis belli*. Kommensalismus ist eine Form des Zusammenlebens mit klaren Vorteilen für einen der beiden Partner (die Garnele ist durch die Stacheln geschützt). Die zweite beteiligte Art hat keine (bekannten) Vorteile, aber auch keine Nachteile. Nach intensiverer Forschung stellt sich oft heraus, dass viele Kommensalismen echte Symbiosen sind.

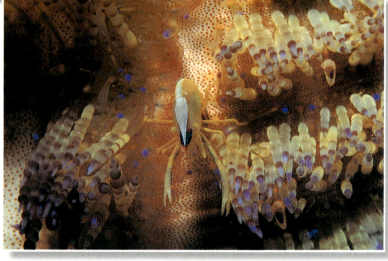

PARTNERGARNELEN — PALAEMONIDAE

Periclimenes holthuisi

L: Bis 2,5 cm. V: Ostafrika bis Malediven, Japan bis Australien und PNG. A: Es gibt viele Partnergarnelen, die *P. holthuisi* ähnlich sehen. Die Art wurde 1969 von einem Experten für diese Gruppe, Dr. A. J. Bruce, beschrieben. Dieses Buch schafft Klarheit besonders über die Färbung dieser Art und bereinigt Fehler, wie man sie besonders in jüngerer Bestimmungsliteratur findet. Das Foto rechts zeigt das "klassische" Farbmuster von *P. holthuisi*. Ähnliche und nahe verwandte Arten auf dieser und den folgenden vier Seiten.

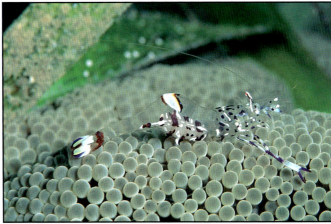

Ed Robinson — Milne Bay, Papua-Neuguinea

Periclimenes tosaensis

Länge: Bis 2,5 cm.
Verbreitung: Malediven, Sri Lanka, Thailand, Indonesien bis Japan, Südchinesisches Meer, Marshall Islands.
Allgemein: Dies ist die Art, die in der Bestimmungsliteratur oft *P. holthuisi* genannt wird. Sie ist viel häufiger als die echte *P. holthuisi* und unterscheidet sich meist im Farbmuster auf dem Hinterleibsbuckel.

Sie lebt - sogar in grossen Gruppen - auf Nesseltierwirten, meist Anemonen (siehe Foto ganz unten). Blasenkorallen *(Plerogyra* spp.), Pilzkorallen *(Heliofungia* spp.) und die Qualle *Cassiopeia* sind weitere Wirte.

Es ist das Verdienst der Unterwasserfotografen, Belege dafür geliefert zu haben, dass es in der indo-westpazifischen Region noch eine ganze Anzahl anderer Farbmuster gibt. Dies legt die Existenz eines Komplexes aus nahe verwandten und morphologisch einander sehr ähnlichen Arten nahe.

Das kleine Foto unten wurde in der Milne Bay (Papua-Neuguinea) aufgenommen.

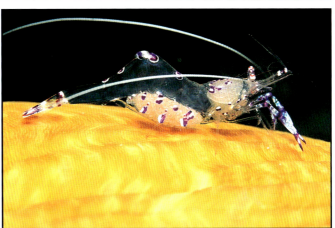

Winfried Werzmirzowsky — Cabilao, Philippinen

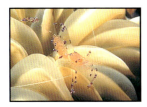

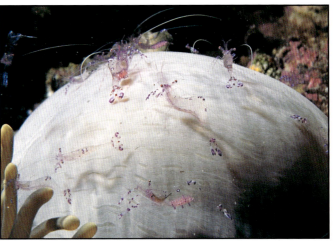

Helmut Debelius — Ambon, Indonesien

PARTNERGARNELEN   PALAEMONIDAE

Periclimenes aesopius

L: Bis 2 cm. V: Temperierte Gewässer Australiens. A: Einzeln, paarweise oder in kleinen Gruppen auf Anemonen und Seegurken. Die Anzahl der Garnelen hängt von der Grösse des Wirtes ab. Putzt möglicherweise Fische.
    Unten: Victoria Harbour, Südaustralien.

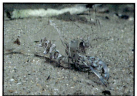

Rudie Kuiter   **Südaustralien**

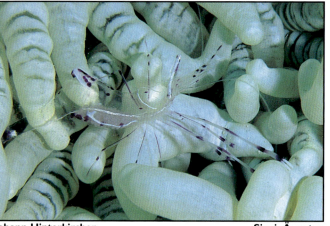

Periclimenes longicarpus

Länge: Bis 2,5 cm.
Verbreitung: Rotes Meer und um die Arabische Halbinsel.
Allgemein: Diese Garnele ist transparent wie ihre nahen Verwandten, sie hat aber ein eigenes, distinktes Farbmuster. Der zweite Beinpaar ist verlängert und trägt grosse Scheren (Artname = Lange Hand). Dieser Kommensale lebt meist zwischen den Tentakeln der Seeanemone *Entacmaea quadricolor*.
    Obwohl alle Arten dieser Gruppe mit Nesseltieren assoziiert zu sein scheinen, sind die Wirtsarten in vielen Fällen noch nicht bekannt; eine Aussage über die Zusammengehörigkeit bestimmter Farbmuster der Garnelen mit bestimmten Wirtsarten und auch viele morphologische Details müssen daher noch geklärt werden.
    Auch das kleine Foto unten wurde im Roten Meer aufgenommen.

Johann Hinterkircher   **Sinai, Ägypten**

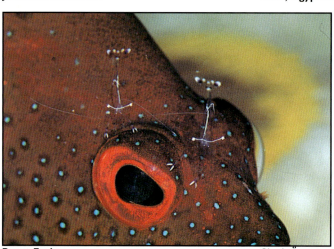

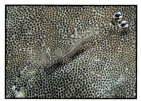

Borut Furlan   **Sinai, Ägypten**

PARTNERGARNELEN   PALAEMONIDAE

Periclimenes venustus

L: Bis 2,5 cm. V: Tropisches Japan, Philippinen, Indonesien, Northern Territory und Westaustralien (Australien).
A: Körper und Beine dieser Art sind sehr transparent und tragen ein Muster kleiner Ansammlungen blauer und weisser Chromatophoren. Diese Färbung ändert sich während der Individualentwicklung und ist bei Männchen und Juvenilen schwächer ausgeprägt. Juvenile haben oft ein rechteckiges Muster 4 blauer Chromatophoren oben auf dem 3. Hinterleibssegment.

Die Art ist sehr nahe mit *P. holthuisi* (siehe oben) verwandt, die zuerst aus Hongkong beschrieben und seither aus vielen indo-westpazifischen Regionen gemeldet wurde.

Lebt mit Anemonen und der Pilzkoralle *Heliofungia actiniformis* assoziiert. Wie bei der Vorart sind individuelle Farbmuster wahrscheinlich mit spezifischen Wirtsarten assoziiert, was aber noch geklärt werden muss.

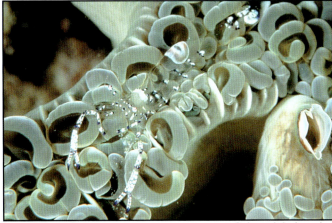

Jones/Shimlock   Sulawesi, Indonesien

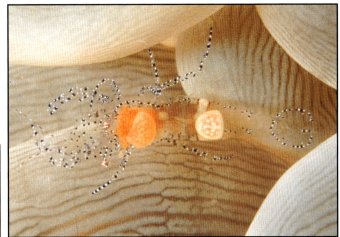

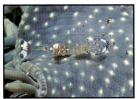

Jörg Adam   Sulawesi, Indonesien

Periclimenes cf. *venustus*

L: Bis 2,5 cm.
V: Papua-Neuguinea.
A: In diesem Artenkomplex sind der Variation der Farbmuster keine Grenzen gesetzt, wie man auf den Fotos sehen kann. Auch das kleine Foto unten wurde in Papua-Neuguinea aufgenommen.

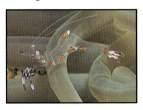

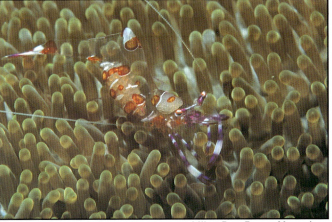

Jim Black   Milne Bay, Papua-Neuguinea

PARTNERGARNELEN PALAEMONIDAE

Periclimenes magnificus

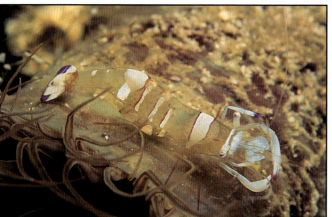
Mark Strickland Similan Islands, Thailand

Länge: Bis 2,5 cm.
Verbreitung: Andamanensee, Indonesien, Australien, Südchinesisches Meer, Philippinen.
Allgemein: Tiefenverbreitung: 3 - 29 m. Auf der Steinkoralle *Cataphyllia jardinei* sowie den Anemonen *Dofleinia armata* und *Cerianthus* spp. Körper transparent, Carapax und die ersten vier Abdominalsegmente mit einem Band weisser, rot gerandeter Flecken. Schwanz und Hinterleibsbuckel sind weiss, ebenso Scheren und Antennen. Die Beine sind rot, die Antennenschuppe ist breit und weiss. Das Rostrum dieser sehenswerten Art trägt oben 7 - 8 und unten 1 - 2 Dorne.

Das kleine Foto unten zeigt ein noch nicht geschlechtsreifes Exemplar. Das seltene Foto auf der Seite gegenüber stammt aus den Lembeh Straits (Sulawesi, Indonesien). Es zeigt *P. magnificus* auf einem *Callechelys*-Schlangenaal und ein zweites Exemplar unmittelbar daneben. Normalerweise steht eine so kleine Garnele auf der Speisekarte dieses Fisches. Warum der Aal den Krebs toleriert, ist unbekannt.

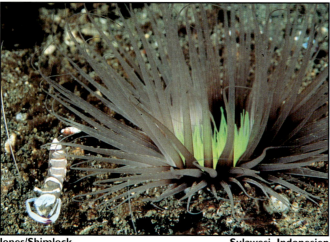
Jones/Shimlock Sulawesi, Indonesien

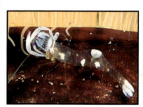

Periclimenes cf. magnificus

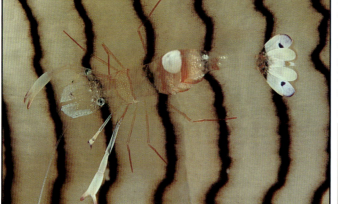
Bob Halstead Rabaul, Papua-Neuguinea

L: Bis 2,5 cm.
V: Indonesien und Papua-Neuguinea.
A: Nahe mit der Vorart verwandt, aber mit deutlich verschiedenem Farbmuster.

Das kleine Foto stammt aus Sulawesi, Indonesien.

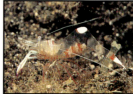

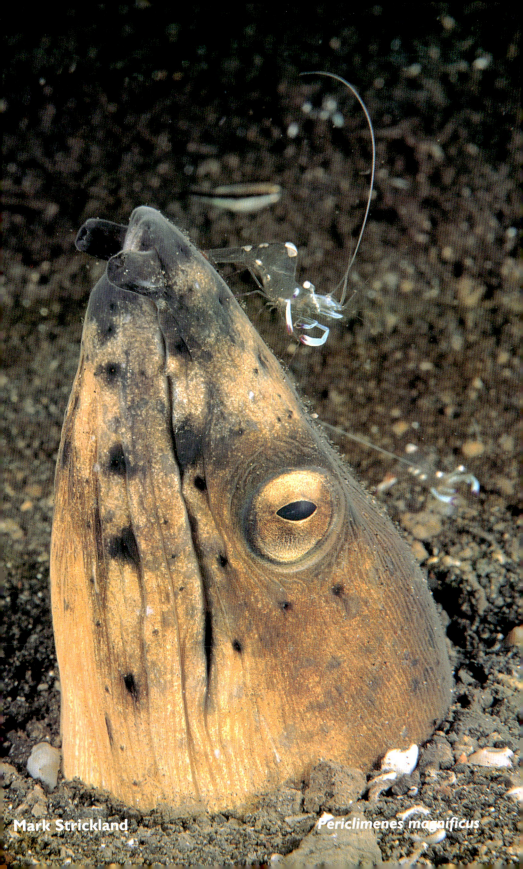
Mark Strickland — *Periclimenes magnificus*

PARTNERGARNELEN PALAEMONIDAE

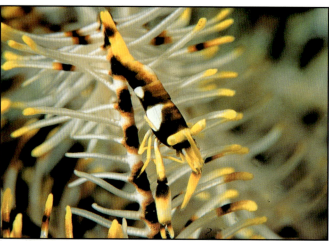

Roger Steene — Bali, Indonesien

Jones/Shimlock — Sulawesi, Indonesien

Periclimenes cornutus

L: Bis 1,5 cm. V: Von den Malediven, aus Indonesien und dem GBR bekannt, wahrscheinlich im gesamten Indo-Westpazifik verbreitet. A: Im Gegensatz zu den *Periclimenes*-Arten auf den 5 vorhergehenden Seiten, leben die hier gezeigten, kleineren Arten nicht auf Nesseltieren: Ihre Wirte sind Federsterne, bunt gefärbte und in allen Korallenriffen häufige Stachelhäuter. Da das Farbmuster dieser Planktonfiltrierer sehr variabel sein kann, kann die Partnergarnele verschiedene Färbungen annehmen, um sich ihrem Wirt anzupassen.

Bei kleinen Garnelen variiert das Verhältnis von Gesamt- zu Carapaxlänge, und die Gesamtlänge kann bis zum Fünffachen der Carapaxlänge betragen. Auch die Rostrumlänge kann von Art zu Art sehr verschieden sein. Als einheitliches, vergleichbares Mass für die Grösse bestimmter Arten geben wissenschaftliche Arbeiten daher meist die sogenannte "postorbitale Carapaxlänge" an, gemessen vom Hinterrand der Augengrube bis zum Hinterrand des Carapax.

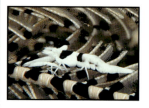

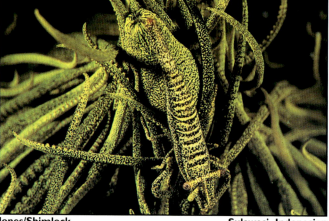

Jones/Shimlock — Sulawesi, Indonesien

Periclimenes commensalis

Länge: Bis 1,8 cm. Verbreitung: Westindik bis tropisches Japan, Hongkong, Indonesien, Australien, Neukaledonien sowie Fiji, Salomonen, Caroline und Marshall Islands. Allgemein: Wie schon ihr Name sagt, ist diese Art ein Kommensale und zwar von comatuliden Crinoiden (Federsternen). Über die Beziehung zwischen Krebs und Federstern ist nur wenig bekannt. Die Garnele ist offenbar durch ihr Färbung geschützt: Auf ihrem nur nachts aktiven Wirt, der kaum Fressfeinde hat, ist sie gut getarnt.

PARTNERGARNELEN   PALAEMONIDAE

Periclimenes amboinensis

Länge: Bis 2,5 cm.
Verbreitung: Thailand, Indonesien, Australien, Papua-Neuguinea, Neukaledonien, Salomonen und Marshall Islands.
Allgemein: Diese Garnele lebt auf Federsternen, z. B. *Oxycomanthus bennetti*. Die Färbung der winzigen kommensalen Art variiert und gleicht immer der des Wirtes. Ihr Körper ist ähnlich wie der Federstern gebändert. Farbmuster sind rot oder braun mit weissen Bändern oder rot mit gelber und oranger Bänderung. Die dicken Augenstiele sind oft etwas heller gefärbt.

P. amboinensis kann von der sehr ähnlichen *P. cornutus* (Seite gegenüber) durch einen Vergleich der Scheren unterschieden werden: Bei *P. amboinensis* sind die Scheren fast gleichgross, ihre Basis ist schlank, dreimal länger als breit und fast so lang wie die Finger; bei *P. cornutus* sind die Scheren ungleich, kurz und kräftig, ihre Basis ist zweieinhalbmal länger als breit und zweimal so lang wie die Finger.
Unten: Bali, Indonesien.

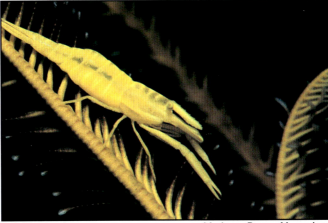
Bob Halstead — Madang, Papua-Neuguinea

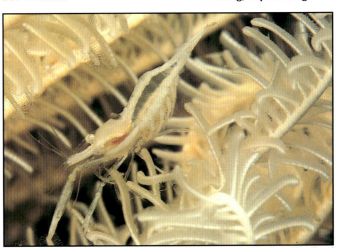
Helmut Debelius — Phuket, Thailand

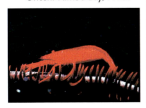

Periclimenes ceratophthalmus

L: Bis 1,2 cm. V: Ostafrika bis Mikronesien und Australien. A: Rostrum unten ohne Dorne. Assoziiert mit Federsternen der Gattungen *Himerometra*, *Dichrometra* und *Lamprometra*. Färbung variiert stark mit den Wirten. Bis 43 m Tiefe.
Unten: Kimbe Bay, PNG.

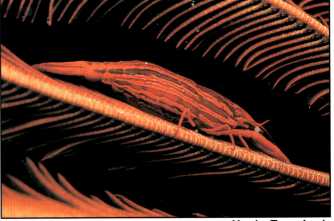
Doug Perrine — Vava'u, Tonga-Inseln

PARTNERGARNELEN — PALAEMONIDAE

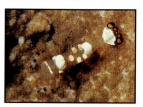

Periclimenes brevicarpalis
L: Bis 4 cm. V: Rotes Meer bis Indonesien und Australien, Südchinesiches Meer bis Marshall Islands. A: Transparent, mit grossen weissen Punkten (auf Kopf am grössten) und 5 dunklen und orangen Augenflecken auf dem Schwanzfächer. Assoziiert mit Anemonen, besonders *Cryptodendrum adhaesivum*.

Norbert Probst — Male Atoll, Malediven

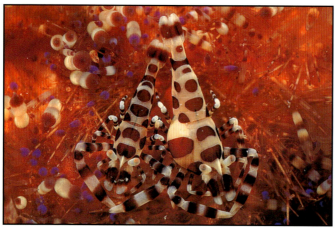

Periclimenes colemani
L: Bis 2 cm. V: Australien, Indonesien, Philippinen. A: Meist paarweise ausschliesslich auf dem Feuerseeigel *Asthenosoma varium* auf einer von Röhrenfüsschen und Stacheln gesäuberten Fläche. Die Krebse bewegen sich zwischen den giftigen Stacheln und Greifwerkzeugen, ohne verletzt zu werden. Wie bei vielen Palaemoniden, sind Weibchen grösser als Männchen. Der Carapax von Weibchen ist manchmal an einer oder mehreren Stellen durch eine parasitische bopyride Assel verdickt, welche die Kiemen des Krebses befallen hat. Siehe auch S. 175.

Mark Prein — Batangas, Philippinen

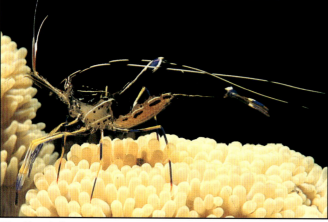

Periclimenes lucasi
L: Bis 2,5 cm. V: Ostpazifik: Zentraler Golf von Kalifornien bis Panama. A: Einfach am leuchtenden Farbmuster auf dem transparenten Körper zu erkennen, besonders an der abwechselnd blauen und gelben Bänderung der Beine. Diese Garnele putzt Fische und ist mit Nesseltieren assoziiert, oft mit Röhrenanemonen (*Pachycerianthus* spp.), die auf Schlamm, Sand oder Geröll leben. Anders als ihre Verwandten, die sich auch zwischen den Tentakeln der Anemone aufhalten, lebt sie nur an der Basis der Röhrenanemone und meidet die langen Tentakel. Tiefenverbreitung: 10 - 46 m.

Alex Kerstitch — Westmexiko

PARTNERGARNELEN
PALAEMONIDAE

Periclimenes psamathe

L: 2 cm. V: Ostafrika bis Südchinesiches Meer und Indonesien, Australien, Neukaledonien. A: Transparent, roter Fleck auf Hinterleibsbuckel. Rostrum oben mit 6 Dornen. Oft auf Schwarzen Korallen *(Antipathes* spp.), melithaeiden Gorgonien und den Anemonen *Heteractis* und *Actinodiscus*, auch auf Hydrozoen.

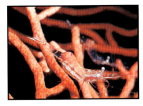

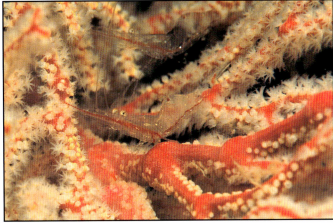

Harald Krüger — Derawan, Indonesien

Periclimenes galene

Länge: Bis 2,5 cm.
Verbreitung: Tropischer Indo-Westpazifik: Ostafrika bis Indonesien, Grosses Barriereriff (Australien) und Japan.
Allgemein: Transparent mit dunklen Längs- und unterbrochenen Querlinien. Antennen ohne Zeichnung. Anders als die meisten Familienmitglieder, ist dieser Kommensale mit Hydrozoen assoziiert, auf denen er - durch deren nesselnde Polypen geschützt - lebt. An der Westküste der Izu-Halbinsel (Japan) ist die Art mit der Hydrozoe *Lytocarpia niger* assoziiert (siehe Foto).

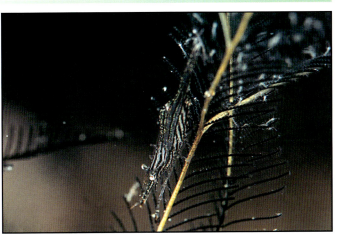

Ryo Minemizu — Izu-Halbinsel, Japan

Periclimenes kororensis

L: Bis 4 cm. V: Indonesien, Australien, Belau, Philippinen, Marshall Islands. A: Körper transparent bis orange, mit auffälligem, weissen, dornigen Kopf und Augen. Scherenbeine sehr lang und transparent. Auf der Pilzkoralle *Heliofungia actiniformis* und verschiedenen Anemonen, in denen der Hinterleib versteckt wird.

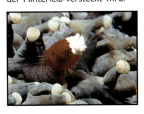

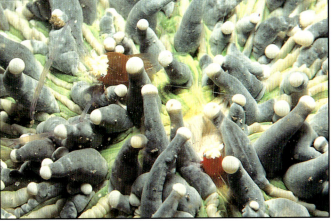

Helmut Debelius — Ambon, Indonesien

PARTNERGARNELEN   PALAEMONIDAE

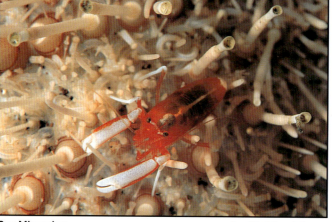

Ryo Minemizu   Izu-Halbinsel, Japan

Periclimenes hertwigi

Länge: Bis 3,3 cm.
Verbreitung: Japan, Ostchinesisches Meer, Indonesien, Queensland (Australien), Neukaledonien.
Allgemein: Dieser Kommensale hatte früher eine Tiefenverbreitung von 120 - 600 m und schien nur in tiefen Gewässern vorzukommen, meist ausserhalb der Reichweite von Sporttauchern. Ein aktueller Nachweis eines eiertragenden Weibchens von der Izu-Halbinsel (Japan) stammt jedoch aus 45 m Tiefe. Er zeigte auch, dass die Art mit dem Seeigel *Areosoma owstoni* assoziiert ist.

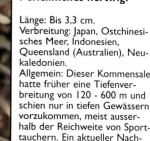

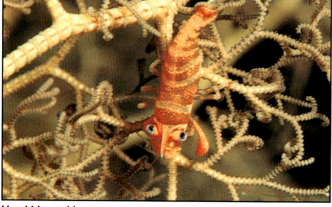

Harald Januschke   Sulawesi, Indonesien

Periclimenes lanipes

L: Bis 2,5 cm.
V: Somalia bis Madagaskar, ostwärts bis zum Südchinesichen Meer, Philippinen, Singapur, Australien und Neukaledonien.
A: Mit Gorgonenhäuptern (Euryalida) assoziiert.
     Kleines Foto unten von Cabilao, Philippinen (15 m).

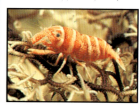

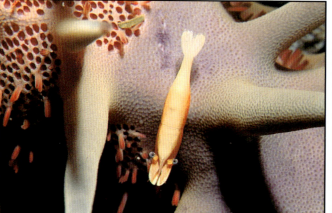

Helmut Debelius   Negombo, Sri Lanka

Periclimenes soror

L: Bis 1,3 cm. V: Indopazifik: Rotes Meer bis Panama. A: Ähnlich der folgenden Art, aber schlanker. Nur mit Seesternen assoziiert (z. B. *Acanthaster planci, Linckia multiflora, Asteropsis carinifera, Mithrodia, Choriaster, Culcita* spp. Bis zu 24 Garnelen leben auf einem Seestern, meist jedoch 1 oder 2.

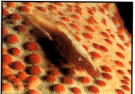

PARTNERGARNELEN PALAEMONIDAE

Periclimenes imperator
Imperatorgarnele

Länge: Bis 2 cm.
Verbreitung: Indo-West- bis Zentralpazifik: Rotes Meer bis Hawaii.
Allgemein: Die breiten Flächen der Antennenschuppen dieser Art erinnern an einen Entenschnabel. Sie lebt auf diversen wirbellosen Wirten, meist (oft paarweise) auf der farbenfrohen Nacktschnecke *Hexabranchus sanguineus*, auch als Spanische Tänzerin bekannt. Der Krebs hält sich in der Nähe der Kiemen seines Wirtes auf und ernährt sich von dessen Kotpillen und Schleim. Andere Wirtsarten sind die grossen Nacktschnecken *Dendrodoris tuberculosa* und *Asteronotus cespitosus*, aber auch Seegurken der Gattungen *Stichopus*, *Bohadschia* und *Opheodesoma*, wie auf den beiden grossen Fotos zu sehen ist.
   Wie bei vielen Partnergarnelen ist die Individualfärbung von *P. imperator*-Exemplaren ausserordentlich variabel, um sich dem jeweiligen Wirt anpassen zu können.
   Siehe auch S. 163.

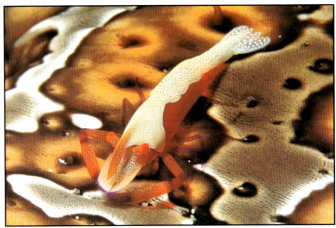
Jim Black — Sipadan, Malaysia

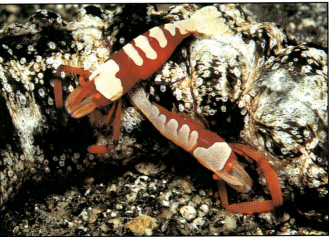
Bob Halstead — Tufi, Papua-Neuguinea

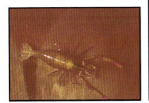

Periclimenes ornatus
L: Bis 4 cm. V: Rotes Meer bis Japan. A: Körper transparent mit feinem, roten Netzmuster. Beine und Schwanzfächer tiefpurpurn und weiss gefleckt. Mit den Anemonen *Heteractis magnifica* und *Entacmaea* spp. assoziiert. Unten: *P. inornatus*, 3 cm, Rotes Meer bis Japan und Carolinen, bei Anemonen.

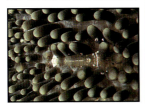

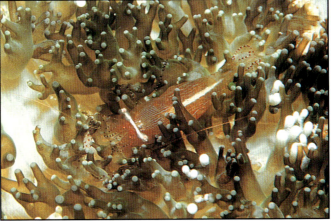
Norbert Probst — La Digue, Seychellen

PARTNERGARNELEN   PALAEMONIDAE

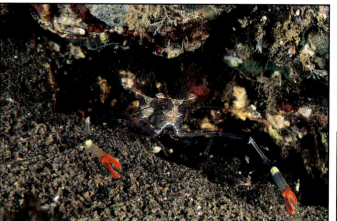

Alex Steffé   Nusa Kode, Indonesien

Periclimenes tenuipes
Länge: Bis 3,5 cm.
Verbreitung: Ostafrika bis Indonesien, Australien und Marshall Islands. Allgemein: Bis 25 m Tiefe. Transparent, mit sehr langem Rostrum und langen Scheren mit orangen Spitzen. Meist frei lebend, manchmal mit Anemonen assoziiert.
    Unten: Bali, Indonesien.

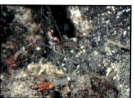

Zafer Kizilkaya   Sulawesi, Indonesien

Periclimenes cf. *tenuipes*
Länge: Bis 3,5 cm.
Verbreitung: Westpazifik: Indonesischer Archipel. Allgemein: Ausser dem Foto links gibt es noch weitere Fotos von anderen indonesischen Tauchplätzen, die offensichtlich neue *Periclimenes*-Art zeigen, die mit *P. tenuipes* (oben) verwandt ist. Besonders die distinkte Färbung der Scheren überzeugte Alexander Bruce, den Experten für diese Gruppe, dass es sich um eine noch unbeschriebene Art handelt.

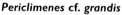

Charles Anderson   Bali, Indonesien

Periclimenes cf. *grandis*
Länge: Bis 3,5 cm.
Verbreitung: Westpazifik: Indonesischer Archipel. Allgemein: Auch die beiden Arten auf diesen Fotos haben lange Scheren und gehören sehr wahrscheinlich zur *P. grandis*-Gruppe.
    Foto unten: Malediven, aus einer Höhle in 25 m Tiefe.

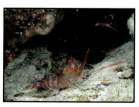

PARTNERGARNELEN PALAEMONIDAE

Exoclimenella maldivensis

Länge: Bis 2 cm.
Verbreitung: Von den Malediven, aus Thailand und der Timorsee bekannt. Vielleicht im gesamten Indo-Westpazifik verbreitet.
Allgemein: Mit der Koralle *Seriatopora* assoziiert.

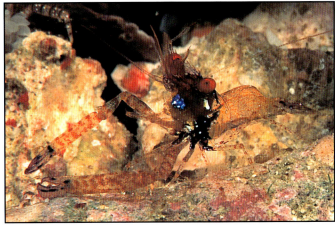

Mark Strickland   Burma Banks, Andamanensee

Coralliocaris graminea

Länge: Bis etwa 1 cm.
Verbreitung: Indo-Westpazifik: Vom Roten Meer bis Indonesien, Philippinen und zu den Inseln östlich von Samoa.
Allgemein: Farbmuster aus schwarzen, weissen und grünen Chromatophoren in abwechselnden feinen Längsstreifen. Mit Steinkorallen der Gattung *Acropora* assoziiert. Wurde früher oft mit der nahe verwandten Art *C. viridis* (Färbung: Gleichmässig verteilte Mischung aus schwarzen und gelblichweissen Chromatophoren) verwechselt, die im selben Verbreitungsgebiet vorkommt.

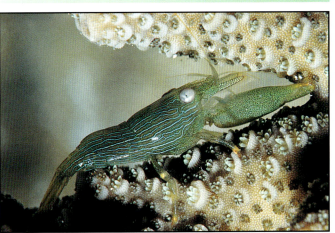

Roger Steene   Derawan, Indonesien

Coralliocaris superba

Länge: Bis etwa 1,5 cm.
Verbreitung: Indo-Westpazifik: Rotes Meer bis Indonesien, Philippinen und ostwärts bis Society Islands.
Allgemein: Auf einzeln stehenden Korallen und Sand. Die Art ist mit Korallen der Gattung *Acropora* assoziiert.
    Derzeit kennt man acht Arten der Gattung *Coralliocaris*, die vom Roten Meer bis zu den Line Islands im Pazifik verbreitet sind. Bei allen überragt das Rostrum die nach vorne gestreckten Augen. Alle Gattungsmitglieder sind mit Steinkorallen assoziiert, die meisten mit *Acropora* Arten.

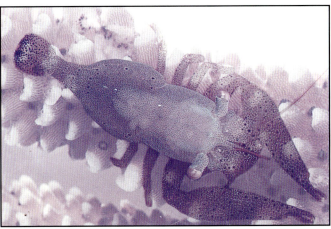

Sandy Bruce   Shimoni, Kenia

PARTNERGARNELEN — PALAEMONIDAE

Hamodactylus boschmai
L: Bis 1 cm. V: Ostafrika bis Indonesien und Neukaledonien. A: Körper rot mit weissen Krusten, die Bänder über Carapax und Abdomen bilden. Schwanzfächer (Telson) gelb. Fester Finger der 2. Schere etwa halb so lang wie der bewegliche. Auf Gorgonien, Färbung angepasst. 4 - 30 m.

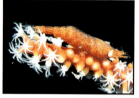

Jones/Shimlock — Sulawesi, Indonesien

Hamodactylus noumeae
Länge: Bis etwa 1 cm. Verbreitung: Ostafrika (Kenia, Tansania) bis Indonesien, Australien und Neukaledonien. Allgemein: Fester Finger der 2. Schere etwa so lang wie der bewegliche. Mit Gorgonien assoziiert, Färbung angepasst. Tiefenverbreitung: 4 - 27 m. Foto unten auch von Bali.

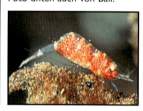

Roger Steene — Bali, Indonesien

Pliopontonia furtiva
L: Bis 1,8 cm. V: Ostafrika bis Indonesien, Philippinen und GBR. A: Transparent mit weissen Bändern sowie weissen und gelben Punkten. Der einzige Pontoniine, der mit Scheibenanemonen (Corallimorpharia) wie *Discosoma* spp. und *Rhodactis rhodostoma* assoziiert lebt. Gattung ist monotypisch.

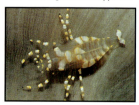

Winfried Werzmirzowsky — Bali, Indonesien

PARTNERGARNELEN   PALAEMONIDAE

Hamopontonia corallicola

Länge: Bis etwa 2,5 cm.
Verbreitung: Hongkong, Japan, Indonesien und GBR (Australien, kleines Foto). Allgemein: Mit *Heliofungia*- und *Goniopora*-Korallen assoziiert. Eine von nur zwei nahe verwandten Arten der Gattung (die andere ist *H. essingtoni*, nach Port Essington, Australien, benannt).

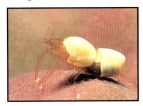

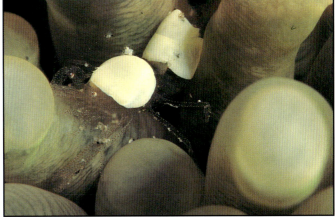

Harald Januschke   Sulawesi, Indonesien

Vir philippinensis

Länge: Bis 1,5 cm.
Verbreitung: Myanmar, Indonesien, Ryukyu-Inseln (Japan), Philippinen, Grosses Barriereriff (Australien).
Allgemein: Diese Art wurde in der Literatur schon mehrfach fälschlich als Art der Gattung *Periclimenes* bezeichnet. Der transparente Krebs ist einfach an seinen purpurnen Antennen und der purpurnen Linie entlang des Körpers zu erkennen, ebenso an dem Vorkommen ausschliesslich auf der Blasenkoralle *Plerogyra sinuosa*.

Derzeit hat die Gattung *Vir* zwei Arten. Beide sind zuerst von den Philippinen beschrieben worden. Das zweite Gattungsmitglied ist *Vir orientalis*, verbreitet von Ostafrika und den Andamanen bis zum Südchinesichen Meer, Philippinen, Marianen, Fiji und Hawaii. Auch diese Art ist mit Korallen assoziiert.

Das kleine Foto unten stammt ebenfalls von Sulawesi.

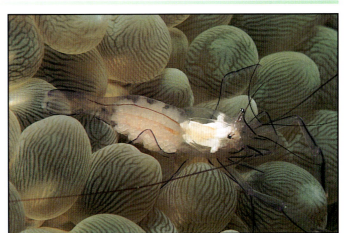

Mark Strickland   Mergui, Myanmar

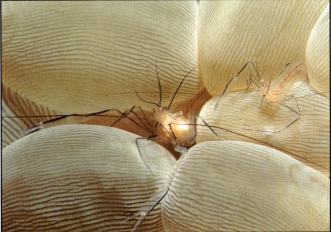

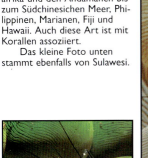

Jörg Adam   Sulawesi, Indonesien

PARTNERGARNELEN   PALAEMONIDAE

Palaemonella asymmetrica

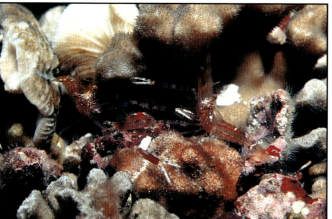

Paul Humann — Galapagos-Inseln, Ecuador

Länge: Bis 2,5 cm. Verbreitung: Galapagos-Inseln, Ecuador. Allgemein: Wahrscheinlich eine frei lebende, littorale Art. Bei den Galapagos-Inseln sympatrisch mit der ähnlich *P. holmesi* (Südkalifornien bis Ecuador).

Derzeit umfasst die Gattung 13 benannte Arten, die vom Roten Meer und Südafrika bis zur Pazifikküste Amerikas, im Ostatlantik und dem östlichen Mittelmeer verbreitet sind. Sie kommen vom Littoral bis in 128 m Tiefe vor und sind meist frei lebend. Siehe auch folgenden Arten.

Palaemonella lata

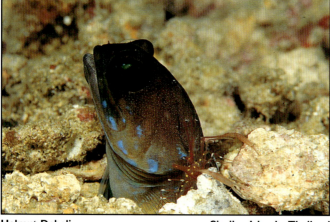

Helmut Debelius — Similan Islands, Thailand

L: Bis 2 cm. V: Indopazifik: Ostafrika bis Hawaii: Sansibar, La Réunion, Andamanen, Thailand, Indonesien, Hawaii. A: Littorale Art, sehr wahrscheinlich mit Schwämmen assoziiert. Auf dem Foto mit Kieferfisch (Opisthognathidae).

Eine der 13 Arten der Gattung *Palaemonella* ist ein Kommensale von Federsternen, eine andere *(P. rotumana,* Rotes Meer bis Hawaii, via Suezkanal ins östliche Mittelmeer) ist mit toten Korallen auf Schlamm assoziiert. Alle Gattungsmitglieder sind transparent und haben relativ lange Scherenbeine und Scheren.

Stegopontonia commensalis

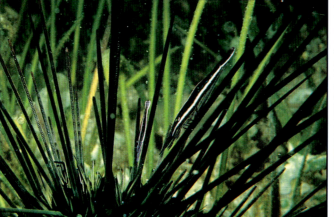

Helmut Debelius — Bali, Indonesien

L: Bis 3,7 cm. V: Kenia, Mauritius, Seychellen, Indonesien, Australien bis Tuamotu und Hawaii. A: Nur auf den Stacheln von Seeigeln der Gattungen *Diadema, Leptodiadema, Echinothrix, Astropyga (A. radiata).* Im Gegensatz zu *P. colemani* (S. 184) nie auf dem Seeigelkörper.

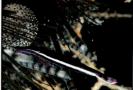

PARTNERGARNELEN — PALAEMONIDAE

Tuleariocaris sp.

L: Bis 1,2 cm. V: Nur von den Salomonen bekannt. A: Derzeit gibt es 3 benannte Arten der Gattung *Tuleariocaris*, alle leben ausschliesslich auf Seeigeln: *T. holthuisi* (Madagaskar bis Hawaii) auf *Echinometra* und *Stomopneustes*, *T. neglecta* auf *Diadema*, *T. zanzibarica* auf *Astropyga*-Arten. Auf dunklen Seeigeln ist *T. holthuisi* dunkelpurpurn, tags fast schwarz, nachts rot; auf helleren Seeigeln rötlich bis rosa. Der Krebs sitzt mit dem Kopf zum Seeigel gerichtet auf dessen Stacheln. Er ist ein guter Schwimmer, der den Wirt bei Störung verlässt, jedoch nach kurzer Zeit zu ihm zurückkehrt.

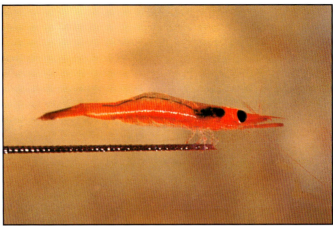

Roger Steene — Salomonen

Thaumastocaris streptopus

Länge: Bis 2 cm. Verbreitung: Indo-Westpazifik: Rotes Meer und Ostafrika, Thailand, Indonesien, Japan, Philippinen, Neukaledonien, sowie Caroline und Marshall Islands. Allgemein: Man kennt nur eine Art der Gattung. Sie ist mit Schwämmen (z. B. dem Blauen Trompetenschwamm) assoziiert. Der ersten Brustbeine dieser Art sind in Länge und morphologischen Details aussergewöhnlich variabel. Die Weibchen tragen Eier, die im Augenstadium 0,6 mm Durchmesser haben und deren Larven dann bald schlüpfen.

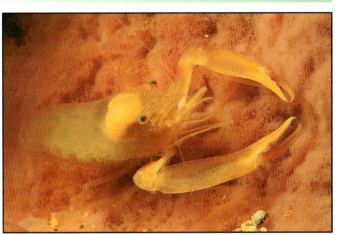

Mark Strickland — Richelieu Rock, Thailand

Periclimenaeus gorgonidarum

L: Bis 2 cm. V: Westpazifik. A: Von einer Gorgonie (Japan, 25 m) beschrieben, aber meist in heterosexuellen Paaren in Schwämmen (Foto), oft mehrere Paare (und Arten). Zweitgrösste pontoniine Gattung. Unten: *P. uropodialis*, Ostafrika und Queensland, Australien (Foto).

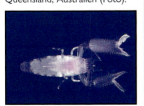

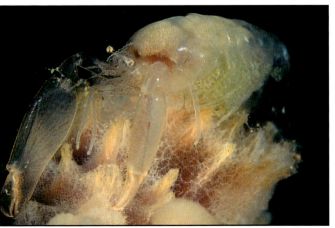

Ryo Minemizu — Izu-Halbinsel, Japan

PARTNERGARNELEN PALAEMONIDAE

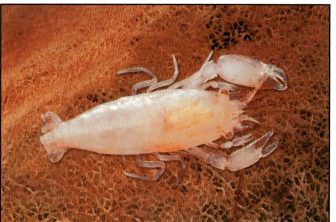

Sandy Bruce — Arafurasee, Australien

Apopontonia tridentata
Länge: Bis 1 cm.
Verbreitung: Nur aus Nordaustralien bekannt.
Allgemein: Seltene Art, nur wenige Exemplare sind bekannt, die ausnahmslos mit Schwämmen assoziiert waren. Man kennt noch 2 oder 3 weitere Arten der Gattung, alle aus dem Indo-Westpazifik. Ihre Wirtsschwämme sind noch nicht ausreichend identifiziert, und vielleicht kommen sie auch im Seichtwasser vor. Das Foto wurde in einer Tiefe von 60 m aufgenommen.

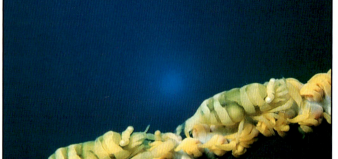

Lionel Pozzoli — Marquesas

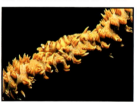

Pontonides unciger
L: Bis 1,5 cm. V: Rotes Meer bis Japan und Hawaii. A: Einfach am Farbmuster zu erkennen, das die Polypen der Schwarzen Koralle *Cirrhipathes* imitiert, auf der die Art meist lebt. *Dasycaris zanzibarica* (Seite gegenüber) lebt auf derselben Koralle, hat aber Buckel. Bis in mindestens 55 m Tiefe.

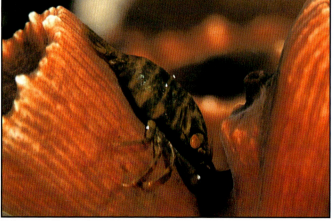

Takamasa Tonozuka — Bali, Indonesien

Pontonides maldivensis
Länge: Bis 1,5 cm.
Verbreitung: Indo-Westpazifik: Malediven bis Indonesien.
Allgemein: *Pontonides*-Arten leben meist auf Schwarzen Korallen (Antipatharia), aber das Foto zeigt *P. maldivensis* auf der Steinkoralle *Tubastraea micrantha*. Oft paarweise (Weibchen doppelt so gross wie Männchen), Adulte verbringen wahrscheinlich ihr gesamtes Leben auf einer einzigen Korallenkolonie, manchmal zusammen mit einem Paar kleiner Grundeln. Bisher wurden nur 3 Gattungsmitglieder beschrieben (*P. sympathes*, Galapagos-Inseln, auf *Antipathes galapagensis*).

# PARTNERGARNELEN	PALAEMONIDAE

Dasycaris symbiotes

Länge: Bis 1,5 cm.
Verbreitung: Indo-Westpazifik: Indien (Madras), Mergui-Archipel (Myanmar), Indonesien und Neukaledonien.
Allgemein: Dieser winzige Krebs ist mit der Seefeder *Pteroeides* assoziiert. Er unterscheidet sich von *D. ceratops* (ganz unten) durch 6 Dorne oben auf dem Rostrum; weder einer dieser Dorne, noch der Carapax erscheinen seitlich stark zusammengedrückt.

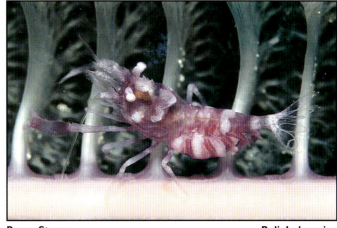

Roger Steene	Bali, Indonesien

Dasycaris zanzibarica

L: Bis 1,5 cm. V: Indo-Westpazifik: Sansibar, Grosses Barriereriff (Australien), Neukaledonien, Papua-Neuguinea, Philippinen und Japan. A: Rostrum glatt, variable Buckel auf Abdomen und Thorax. Paarweise auf Schwarzen Korallen, Weibchen doppelt so gross wie Männchen. Bis mindestens 41 m Tiefe.

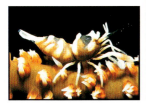

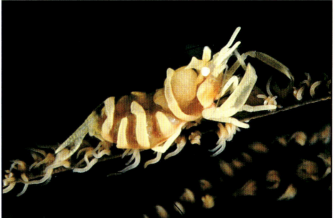

Bob Halstead	Madang, Papua-Neuguinea

Dasycaris ceratops

Länge: Bis 1,5 cm.
Verbreitung: Indo-Westpazifik: Sansibar und Indonesien.
Allgemein: Mit Seefedern der Gattungen *Pteroeides*, *Scleroblemnon* und *Virgularia* assoziiert. Von *D. symbiotes* (ganz oben) durch 5 Dorne oben auf dem Rostrum zu unterscheiden; der 2., 3. und 4. Dorn und der Carapax sind seitlich stark zusammengedrückt und bilden basal eine Rostralkante. Tiefenverbreitung bis etwa 50 m.

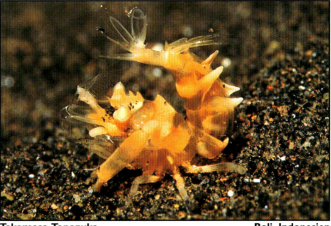

Takamasa Tonozuka	Bali, Indonesien

HUMMELGARNELEN — GNATHOPHYLLIDAE

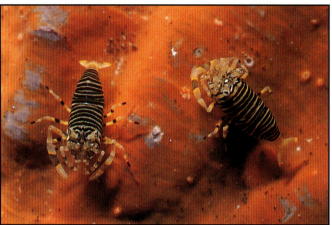

Roger Steene — Bali, Indonesien

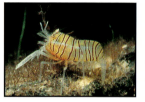

Gnathophyllum americanum
L: Bis 1,5 cm. V: Alle tropischen Meere. A: Unter Steinen. Tiefenverbreitung 0 - 15 m. Farbmuster distinkt. Agil, versteckt sich schnell, wird selten gesehen. Frisst die Röhrenfüsschen von Seeigeln und Seesternen. Unten: *Gnathophyllum* sp., temperierte Gewässer Australiens.

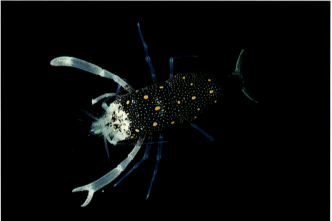

Alex Kerstitch — Sea of Cortez, Mexiko

Gnathophyllum panamense

Länge: Bis 2,5 cm. Verbreitung: Ostpazifik: Golf von Kalifornien bis Ecuador. Allgemein: Unterhalb der Gezeitenzone auf Felsen und in Spalten. Tiefenverbreitung 0 - 28 m. Farbmuster distinkt. Agil, versteckt sich schnell. Weibchen sind grösser als Männchen. Frisst die Röhrenfüsschen bestimmter Seeigel und ist auch schon beim Putzen von Fischen beobachtet worden.

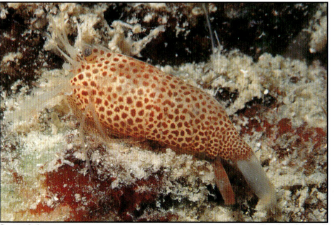

Scott Johnson — Puako, Hawaii

Gnathophyllum precipuum

Länge: Bis 2,5 cm. Verbreitung: Nur von Hawaii bekannt. Allgemein: Versteckt lebende Art, selten zu sehen, meist nur nachts in Höhlen (die meisten Sichtungen in etwa 10 m Tiefe). Farbmuster distinkt. Obwohl schon auf der Seegurke *Stichopus horrens* beobachtet, ist noch keine definitive Assoziation bekannt. Frisst vielleicht die Röhrenfüsschen von Stachelhäutern wie auch andere Gattungsmitglieder.
 Das Foto von *Hymenocera elegans* auf der Seite gegenüber stammt von Mergui, Myanmar.

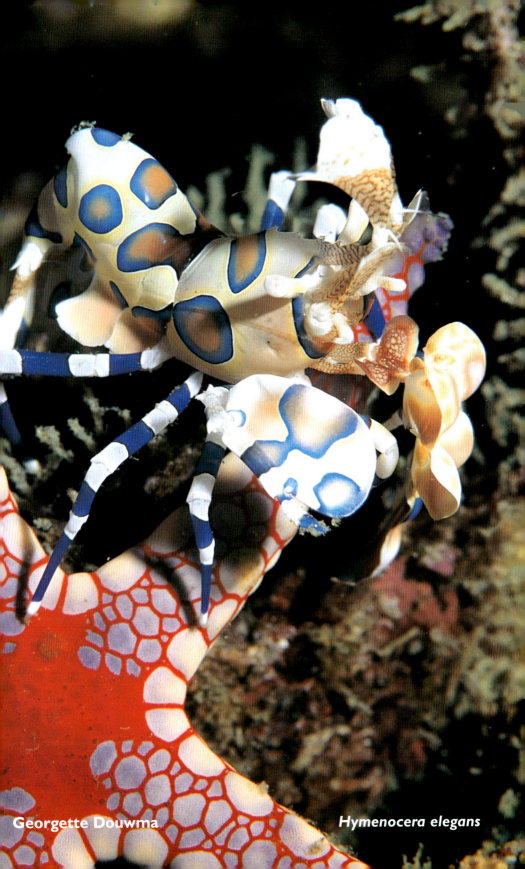

HARLEKINGARNELEN   HYMENOCERIDAE

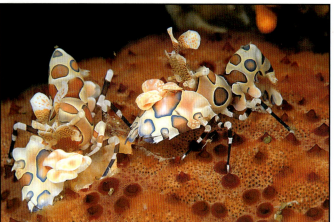

Mark Strickland   Mergui, Myanmar

Hymenocera elegans
L: Bis etwa 5 cm. V: Indo-Westpazifik: Rotes Meer und Ostafrika bis Indonesien, Nordaustralien. A: Dieser unverwechselbare Krebs lebt in der Gezeitenzone und den Korallenriffen unterhalb davon. Ihre bizarre Form und lebhafte Färbung machen diese Art unverkennbar: Der Körper ist cremefarben oder weiss mit grossen bräunlich-purpurnen Flecken mit leuchtend blauem Rand. Beine gebändert. Dritte Maxillipeden (Kieferbeine), äusseres Flagellum (Fühler) der kleinen Antennen und Propodi (starre Scherenfinger) der zweiten Beine stark verbreitert.

Wildpaare scheinen territorial zu sein, sie bleiben manchmal monate- oder jahrelang in einem Revier. Die Paare werden von den Pheromonen der Weibchen zusammengehalten, die grossen Scheren dienen der optischen Signalübermittlung. "Brutpaare" vollführen vor der Paarung einen "Hochzeitstanz". Weibchen sind grösser als Männchen, und der 2. Farbfleck auf der Seite ihres Abdomens ist etwas anders ausgebildet.

Verhalten und Fressgewohnheiten sind die gleichen wie bei der folgenden, nahe verwandten Art *H. picta* (Seite gegenüber).

Obwohl *H. picta* (1852, Typuslokalität Raraka, Tuamotu-Archipel) neun Jahre vor *H. elegans* (1861, Typuslokalität Tor, Golf von Suez) beschrieben wurde und einige Wissenschaftler *H. elegans* derzeit immer noch für ein jüngeres Synonym von *H. picta* halten, meint der Autor, dass beide wegen ihrer klar verschiedenen Farbmuster gültige Arten sind. Purpurne Flecken mit blauem Rand sind typisch für *H. elegans* (Indo-Westpazifik), weinrote Flecken mit gelblichen Rändern für *H. picta* (Zentral- und Ostpazifik). Es gibt noch mehr Beispiele für Krebse, die morphologisch identisch sind, aber in unterschiedlichen Regionen leben und und klar verschiedene Färbungen haben (Palaemoniden, Hippolytiden). Wenn die Farben von Museumsexemplaren in Alkohol auch mit der Zeit verblassen, sollten die Farbmuster lebender Tiere sogar von konservativen Taxonomen als für die Artbestimmung von Bedeutung anerkannt werden.

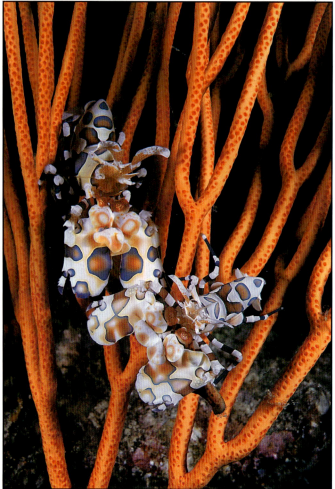

Herwarth Voigtmann   Ari Atoll, Malediven

HARLEKINGARNELEN   HYMENOCERIDAE

Hymenocera picta
Länge: Bis etwa 5 cm.
Verbreitung: Zentral- bis Ostpazifik: Hawaii, Tuamotu-Archipel bis Panama.
Allgemein: Vom Aussehen her einer Orchidee ähnlicher als einem Krebs, hat diese fantastische Art einen weissen oder cremefarbenen Körper mit grossen, weinroten Flecken mit gelblichen Rändern. Die Scheren sind zu leuchtend gemusterten, blattartigen Platten verbreitert, die vor den Kopf ausgestreckt gehalten werden. Ein Antennenpaar trägt fahnenartige Verlängerungen. Die Beine sind gebändert. An den Hinterleibsseiten sitzen dünne Platten, die an die geschmückten Turnierpferde im Mittelalter erinnern. Die Art frisst Seesterne der Gattungen *Fromia, Nardoa, Linckia* und *Acanthaster*. Dabei arbeiten die Krebse meist paarweise, drehen den Seestern um und fressen ihn bei lebendigem Leibe über mehrere Tage hinweg auf. Sie reissen Röhrenfüsschen und Eingeweide heraus, manchmal jedoch entkommt die Beute und lässt nur einen Arm zurück. Die Krebse fressen von einer Armspitze zur Zentralscheibe des Seesterns und halten diesen so lange wie möglich am Leben. Sie erbeuten die meisten Seesternarten in ihrem Habitat, gelegentlich auch die bekannte Dornenkrone *Acanthaster planci*.

Für taxonomische Zusammenhänge mit der sehr ähnlichen Art *Hymenocera elegans* siehe den letzten Absatz unter "Allgemein" auf der Vorseite.

Wie das obere Foto zeigt, lebt diese Art paarweise zwischen den Zweigen von *Pocillopora*-Korallen versteckt. Ihre Schönheit kann man also nur bewundern, wenn man sie mit einem schmackhaften Seestern aus ihrem Versteck lockt, wie es auf dem grossen Foto unten gezeigt ist. Kleines Foto unten: Clipperton Island, Ostpazifik.

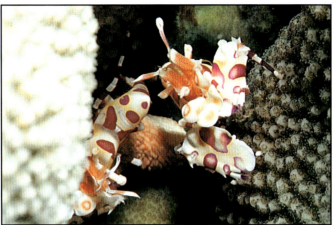
Helmut Debelius   Maui, Hawaii

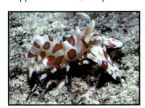

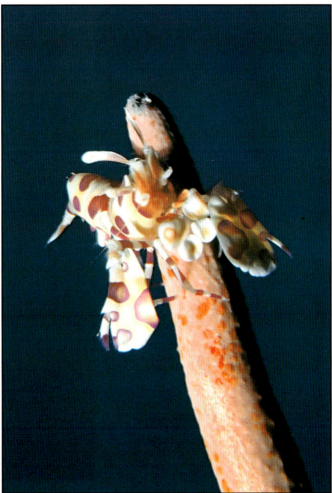
Helmut Debelius   Big Island, Hawaii

BEOBACHTUNGEN AN HUMMERN

Die allen Tauchern bekannten Hummer sind Dekapoden, also zehnfüssige Krebse. Sie gehören zu den grössten Vertretern dieser Ordnung, zumindest die Hummerarten, die in temperierten und kalten Gewässern vorkommen. Wesentlich kleiner bleiben tropische Riffhummer, dafür sind diese aber farbenprächtiger und zeigen interessante Verhaltensweisen. Das meint zumindest der Autor.

Zwei grosse Arten, die länger als einen halben Meter wachsen, kennt man aus dem Atlantik und dem Mittelmeer. Der Europäische Hummer *Homarus gammarus* kommt dabei vom westlichen Mittelmeer und entlang der europäischen Atlantikküsten bis in die Ost- und Nordsee vor. Er kann mit dem zweiten "Riesenhummer" nicht verwechselt werden, denn *Homarus americanus* lebt nur im kalten Westatlantik an den Küsten Nordamerikas. Seine südlichste Verbreitung wird von den Bermudas vermeldet. Beiden Arten wurde und wird als Delikatesse (Maine lobster) heftig nachgestellt.

Charakteristisch für Hummer ist ihr geteilter Körper, obgleich die einzelnen Teile von dem äusseren Panzer überdeckt sind. Grundsätzlich kann man den Hummer-Körper in zwei Sektionen aufteilen, die Vorderhälfte, Cephalothorax, und die Hinterhälfte, Abdomen genannt. Ein anderes typisches Merkmal sind die durch Muskeln miteinander verbundenen Körperanhänge, die sich in alle Richtungen drehen und bewegen können. Die auffälligsten davon sind die Schreitbeine, zwei Paare von Antennen und die mächtigen Greifscheren oder Klauen, woran man sie unter Wasser am ehesten erkennt. Denn die überwiegend nachtaktiven Hummer

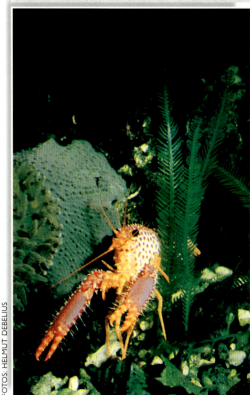

FOTOS: HELMUT DEBELIUS

Der tropische Riffhummer *Enoplometopus debelius*.

ziehen sich tagsüber in Höhlen oder Felsspalten zurück, deren Eingang sie mit den Greifscheren "abschliessen". Beim Männchen sind diese Klauen noch grösser als beim Weibchen. Mit der grösseren und kräftigeren rechten Schere kann ein Hummer Muscheln und kleinere Krebse zermalmen. Mit der linken, kleineren Greifschere werden dann die Weichteile herausgerissen und zum Mund geführt. Bei Verlust der Knackschere wird die Greifschere bei der folgenden Häutung zur Knackschere umgebildet. Vorsicht Taucher: Die grosse Schere eines Hummers kann einen Fingerknochen der Menschenhand locker durchtrennen!

Man findet die "Riesenhummer" ab etwa 15 m Tiefe bis weit unter die möglichen Tauchtiefen mit Pressluft hinaus. Im Winter wandern sie zudem in noch tieferes Wasser. Felsböden, auch mit Tangen behaftete Felswände, sind ihr bevorzugtes Siedlungsgebiet. Es unterscheidet sich erheblich vom Gebiet eines kleineren Hummers, des Kaisergranats *Nephrops norvegicus*, der Schlick- und Sandböden bevorzugt. Diese Art wird nur 20 cm lang und hat eine wesentlich schlankere Körper-

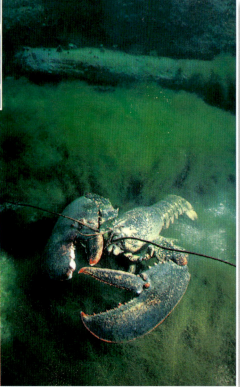

Der westatlantische Hummer *Homarus americanus*.

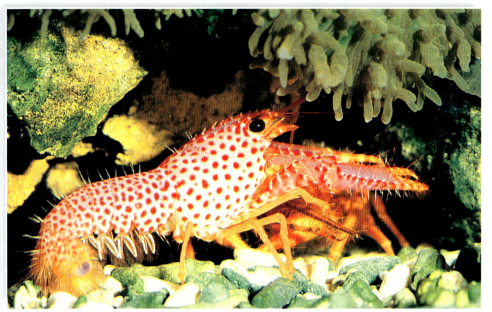

Ein farbenprächtiges Männchen des tropischen Hummers *Enoplometopus debelius*.

form. Sie lebt in selbstgegrabenen, U-förmig verlaufenden Röhren, aus denen nur das zweite (lange) Antennenpaar herausragt. Auch der Kaisergranat ist nachtaktiv und sucht sich dann Muscheln, Schnecken, Würmer und Aas als Beute.

Die selten länger als 15 cm werdenden tropischen Riffhummer der Gattung *Enoplometopus* sind ein wahrer Blickfang. Vorausgesetzt, man kann die wunderschönen Farben der versteckt lebenden Tiere auch erkennen. Wie aus einer Revision dieser Gattung zu entnehmen ist, waren die ersten tropischen Riffhummer schon im vorigen Jahrhundert bekannt. Es war die Art *Enoplometopus occidentalis*, die auch heute noch als verbreitetster Riffhummer gilt (Rotes Meer bis Hawaii).

Auf den ersten Blick sind bei tropischen Riffhummern äusserlich keine Geschlechtsunterschiede zu erkennen. Schaut man genauer hin, und zwar auf die Bauchseite, wird es schon deutlicher: Die ersten Hinterbeinpaare des Männchens sind zu sogenannten Ruten umgewandelt, die zur Übertragung von Sperma dienen. Es handelt sich um zwei Halbröhren, die aneinandergelegt ein Übertragungsrohr bilden, das als kleiner Zapfen an der Basis des fünften Beinpaares sichtbar ist. Das Weibchen besitzt eine äussere Samentasche (Spermatheca), ebenfalls zwischen den Beinpaaren zu sehen. Der mediane Längsschlitz dient zur Aufnahme der Ruten des Männchens. Die Befruchtung wird vom Weibchen selbst vollzogen, indem Eier aus der Geschlechtsöffnung an der Basis des dritten Beinpaares an der Samentasche vorbeigeführt und dabei befruchtet werden. Die Eier gelangen an die Hinterleibsbeine, werden angeheftet und bis zum Schlüpfen der Larven dort getragen.

Dieses Wissen stammt aus meiner Zeit als Meeresaquarianer, als ich den vor Jahren in Indonesien von mir entdeckten tropischen Riffhummer *Enoplometopus debelius* über mehrere Jahre pflegte. Für mich war es ein grosser

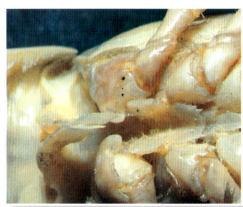 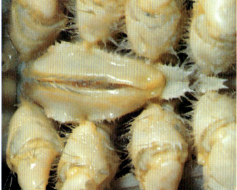

Die äusseren Geschlechtsorgane des tropischen Hummers *Enoplometopus debelius*, links das Männchen, rechts das Weibchen.

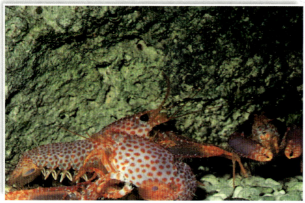

Kaum hat sich das Weibchen (links hinter Exuvie) gehäutet, nähert sich das Männchen mit eindeutiger Absicht.

Anreiz, mehr über die Lebensgewohnheiten meines "Sohnes" zu erfahren, und so beobachtete ich intensiv das Einzeltier in einem Aquarium. Offensichtlich kann er – im Gegensatz zu Garnelen - sehr gut sehen, denn wenn ich 2 m vor dem Becken stand, hob er bereits seine grossen Scherenbeine in Abwehrstellung an. Seine Waffen sind übrigens ein umgebildetes Paar von Laufbeinen, von denen die Panzerkrebse immer 5 Paare - also insgesamt 10 Beine - tragen. Sie machen auch meinen Riffhummer sehr beweglich: Seitwärts, vorwärts und rückwärts trippelt er durchs Aquarium! Sein ausgezeichneter Geruchssinn hilft ihm, das angebotene Futter (gefrorene Krillkrebschen) gezielt aufzufinden.

Nach aufwendiger Suche durch befreundete indonesische Fischfänger erhielt ich dann einen weiblichen *E. debelius*. Aus der Literatur war mir bekannt, dass Panzerkrebsweibchen nur nach der Häutung befruchtet werden können, da dann der Panzer noch weich ist. In der Hoffnung, dass sich die Häutung einmal irgendwann vor Mitternacht abspielen würde, überprüfte ich jeden Abend mit einer Taschenlampe das Geschehen, nachdem die Aquarienbeleuchtung ausgegangen war. Zunächst war Desinteresse angesagt, dann hatte ich aber Glück: Gerade sah ich, wie das Weibchen aus dem alten Häutungshemd schlüpfte, als auch schon das Männchen aus seinem Versteck herbeieilte. Es wird durch chemische Signale des Weibchens angelockt, die ihre Kopulationsbereitschaft anzeigen. Da diese Bereitschaft mit dem Häutungszyklus zusammenhängt, werden die Häutungshormone gleich als Lockstoffe (Pheromone) verwendet. Dies führt zu einer gesteigerten Aufmerksamkeit des Männchens, das dadurch zum Zeitpunkt der Häutung ebenfalls kopulationsbereit ist. Und wie

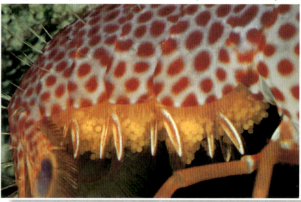

Das Weibchen trägt die befruchteten Eier unter dem Abdomen.

aufmerksam das kleinere Männchen nun war: Es drängte das Weibchen in den hinteren Teil des Aquariums, der leider für meine Kamera schlecht einsehbar war. Deutlich war aber erkennbar, wie das Weibchen plötzlich auf einem Fleck erstarrte und er sie mit den Beinen betastete und auf den Rücken drehte. Der Kopulationsakt dauerte nur wenige Minuten, dann liess das Männchen ab und seine Partnerin bewegte sich in ihre Höhle zurück.

Sie muss sich wohl noch in dieser Nacht befruchtet haben, denn am nächsten Tag waren die orangefarbenen Eier deutlich zwischen den Schwimmbeinen (Pleopoden) sichtbar. Mit dem letzten Paar der Schreitbeine war das Weibchen unentwegt am Putzen. Das Männchen war ungewöhnlich aufgeregt, lief im gesamten Aquarium herum und wollte dauernd in die Höhle des Weibchens, das ihn sofort heftig attackierte. Da sich die Männchen auch hin und wieder an den Eiern vergreifen, setzte ich den ungestümen Vater vorübergehend in ein anderes Aquarium. Es war unglaublich spannend, die Entwicklung der goldfarbenen Eier an dem eh schon farbenprächtigen Riffhummer zu verfolgen, bis dann die Larven eines Abends kurz vor Mitternacht schlüpften. Wenn man so will, hat mich der tropische Riffhummer schon in jungen Jahren zum Grossvater gemacht.....

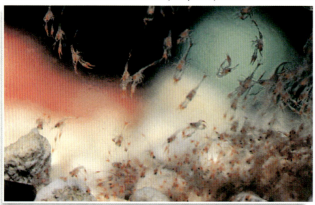

Nach sechs Tagen schlüpften die Larven in der Nacht.

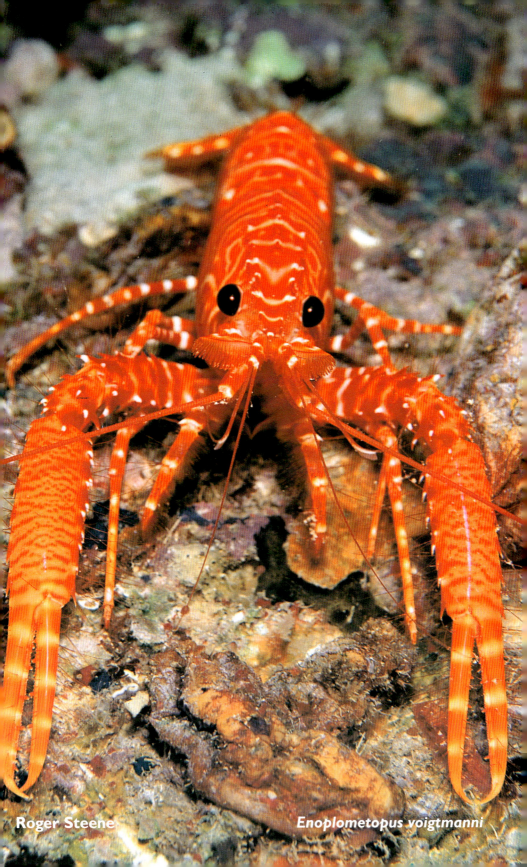
Roger Steene — *Enoplometopus voigtmanni*

RIFFHUMMER — ENOPLOMETOPIDAE

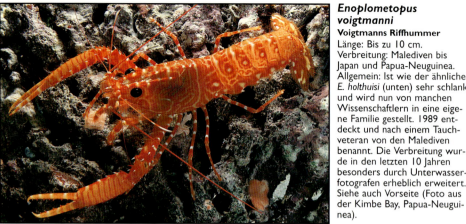

Herwarth Voigtmann — Ari Atoll, Malediven

Enoplometopus voigtmanni
Voigtmanns Riffhummer
Länge: Bis zu 10 cm.
Verbreitung: Malediven bis Japan und Papua-Neuguinea.
Allgemein: Ist wie der ähnliche *E. holthuisi* (unten) sehr schlank und wird nun von manchen Wissenschaftlern in eine eigene Familie gestellt. 1989 entdeckt und nach einem Tauchveteran von den Malediven benannt. Die Verbreitung wurde in den letzten 10 Jahren besonders durch Unterwasserfotografen erheblich erweitert. Siehe auch Vorseite (Foto aus der Kimbe Bay, Papua-Neuguinea).

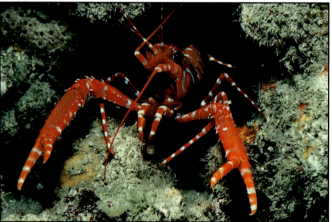

Chris Newbert — Oahu, Hawaii

Enoplometopus holthuisi
Holthuis' Riffhummer
Länge: Bis zu 12 cm.
Verbreitung: Tropischer Indopazifik: Ostafrika bis Hawaii.
Allgemein: Diese Art ist von Hawaii gut bekannt, wo schon in den Siebziger Jahren die ersten Fotos von ihr gemacht wurden. Sie wurde nach dem berühmten holländischen Carcinologen Lipke B. Holthuis benannt und ist auch in der Aquaristik gut vertreten. Sie kann von der Vorart durch einen weissen Kreis auf jeder Carapaxseite unterschieden werden; bei *E. voigtmanni* zeigen diese Stellen unregelmässige weisse Linien.

Enoplometopus debelius
Debelius' Riffhummer
L: Bis zu 10 cm. V: West- und Zentralpazifik. A: Dieser Riffhummer ist purpurn gefleckt. Häufig in Indonesien und bei den Philippinen, aber nur zweimal bei Hawaii nachgewiesen. Siehe auch BEOBACHTUNGEN AN HUMMERN auf den Vorseiten.

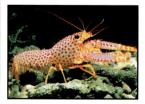

Helmut Debelius — Bali, Indonesien

RIFFHUMMER ENOPLOMETOPIDAE

Enoplometopus daumi
Daums Riffhummer

L: Bis zu 11 cm. V: Zentralindik und Westpazifik: Australien, Indonesien, Philippinen. A: Riffhummer sind relativ weit verbreitet und häufig, werden wegen ihrer sehr versteckten Lebensweise aber trotzdem nur selten (auf Nachttauchgängen) gesehen. Sie sind sehr scheu und ziehen sich im Licht von UW-Lampen sofort in ihre Verstecke zurück.

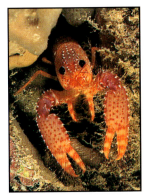

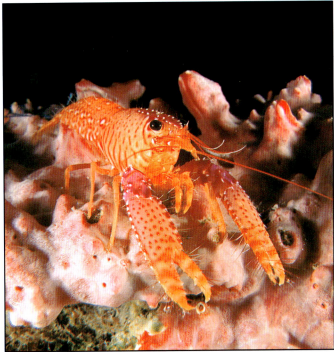

Herwarth Voigtmann Ari Atoll, Malediven

Enoplometopus occidentalis
Roter Riffhummer

Länge: Bis zu 12 cm. Verbreitung: Gesamter Indopazifik. Allgemein: Riffhummer verbringen den Tag versteckt in den tiefsten Teilen von Höhlen und Spalten. Daher kann man sie nur nachts finden. Hat man ein Tier oder ein Paar erst einmal entdeckt, wird man dieses Nacht für Nacht im selben Gebiet wiederfinden, solange es nicht gestört wird.

Die äusseren primären Geschlechtsorgane von Riffhummern kann man auf der Unterseite ihres Hinterleibs sehen. Auffälligere sekundäre Sexualmerkmale fehlen beiden Geschlechtern aller Familienmitglieder.

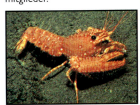

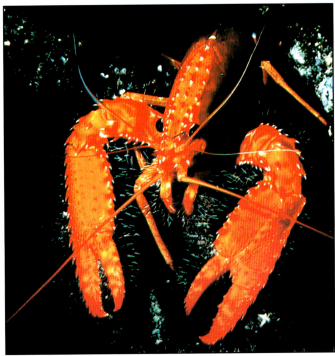

Chris Newbert Big Island, Hawaii

HUMMER　　　　　　　　　　　　　　　　　NEPHROPIDAE

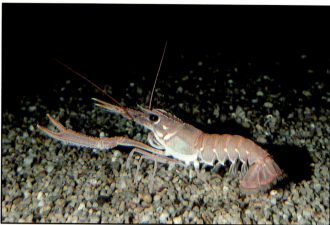

Michael Türkay　　　　　　　　　　　　　　　　　　　Japan

Metanephrops japonicus
Japanischer Hummer

L: Bis zu 12 cm. Carapax: 3 - 7 cm (Männchen), 3 - 6 cm (Weibchen). V: Westpazifik: Pazifikküste Japans von Choshi (Honshu) bis Ostküste von Kyushu. A: Tiefenverbreitung: 200 - 440 m, meist zwischen 200 - 300 m. Auf Schlammböden. Wird im gesamten Verbreitungsgebiet gefangen und frisch oder gefroren hoch geschätzt.

Alle früher zu *Nephrops* gezählten Arten (zur Zeit 17) des tropischen Westatlantiks und Indo-Westpazifiks werden nun zu *Metanephrops* gestellt.

LANGUSTEN　　　　　　　　　　　　　　　　　PALINURIDAE

Charles Anderson　　　Petite Ile de la Passe, Chagos-Archipel

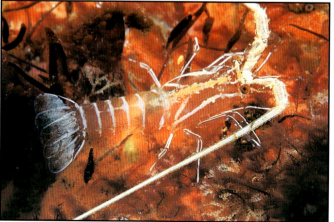

Mark Strickland　　　　　　Similan Islands, Thailand

Panulirus versicolor
L: Bis zu 40 cm. V: Indo-Westpazifik: Rotes Meer und Ostafrika bis Südjapan, Mikronesien, Melanesien, Nordaustralien und Polynesien. A: Die Antennen dieser Art sind weiss, der Carapax ist schwarz und gelblichweiss, das Abdomen grün mit schwarzen und weissen Querbändern. Der Schwanzfächer ist grün bis blau.

Das untere grosse Foto zeigt ein Jungtier von 1,5 cm, wahrscheinlich die kleinste Languste, die je in ihrem Habitat fotografiert und in der Literatur abgebildet wurde.

Das Fehlen von Scheren unterscheidet Langusten von ihren Verwandten, ihr erstes Laufbeinpaar steht immer noch auf einer frühen Entwicklungsstufe. Das zweitletzte Beinsegment jedoch trägt einen Dorn, der bei proportionaler Vergrösserung deutlich dem Propus, dem starren Scherenfinger ähnelt. Die Wissenschaft vermutet, dass Hummer mit grossen Scheren von Langusten abstammen. Auch haben Langusten 2 Rostren statt einem wie ihre Verwandten.

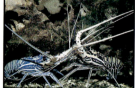

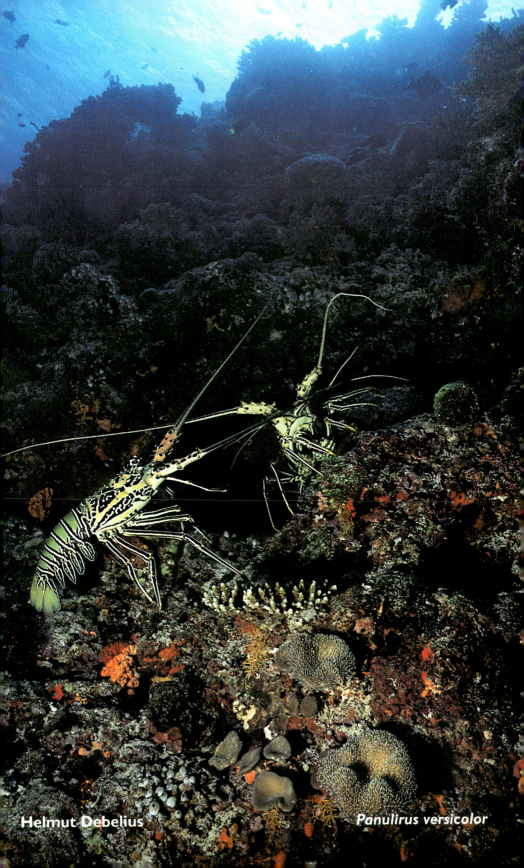
Helmut Debelius — *Panulirus versicolor*

LANGUSTEN — PALINURIDAE

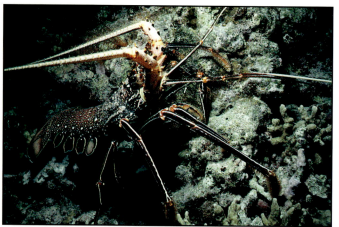

Helmut Debelius — Ari Atoll, Malediven

Panulirus femoristriga

Länge: Maximale Gesamtlänge bis zu 30 cm, durchschnittlich 20 - 25 cm. Maximale Carapaxlänge 12 cm, durchschnittlich 8 - 10 cm. Gesamtlänge des kleinsten Eier tragenden Weibchens: 14 cm.
Verbreitung: Indopazifik: Malediven bis Polynesien.
Allgemein: Diese und die folgende Art werden meist als Unterarten von *P. longipes* angesehen: *P. l. longipes* von Ostafrika bis Indonesien im Westen und *P. l. femoristriga* von Japan und Ostaustralien bis Polynesien im Osten. Die Erfahrung des Autors hat jedoch folgendes gezeigt: *P. femoristriga* kommt viel weiter westlich vor, ausserdem sind beide Formen sympatrisch verbreitet und können einfach an ihren deutlich verschiedenen, aber konsistenten Farbmustern unterschieden werden. Daher vertritt der Autor die Meinung, dass beide Formen zu Arten erhoben werden sollten, wie es in diesem Buch getan wird.

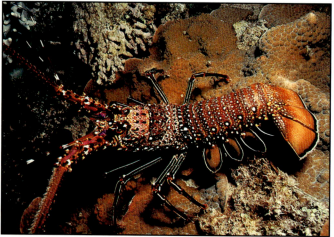

Alex Steffé — Grosses Barriereriff, Australien

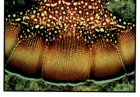

Panulirus longipes

L: Bis zu 30 cm. V: Ostafrika, Malediven bis Indonesien. A: Lebt in klaren bis leicht trüben Gewässern in Felsgebieten und Korallenriffen. Tiefenverbreitung: 1 - 18 m. Nachtaktiv, Einzelgänger. Im gesamten Gebiet gefangen, aber nur lokal von Interesse. Siehe auch *P. femoristriga* (oben).

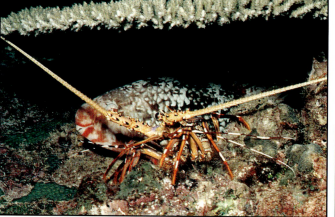

Helmut Debelius — Aldabra, Seychellen

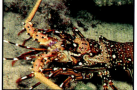

LANGUSTEN   PALINURIDAE

Panulirus penicillatus

Länge: Bis zu 35 cm.
Verbreitung: Indopazifik: Rotes Meer, Ostafrika und Madagaskar bis Japan, Hawaii bis Galapagos und Mexiko.
Allgemein: Die häufigste Languste. Ihre Antennen sind nie weiss, und ihr geflecktes, dunkles Abdomen trägt eine Reihe dunkelrandiger, weisser Tupfen. Die dunklen Beine sind weiss längsgestreift, der Schwanzfächer ist breit. Wie allen Langusten fehlen auch dieser Art Scheren.

Die erste Antenne der Langusten ist nicht peitschenartig wie die der Hummer, sondern nahe der Spitze gegabelt. Die zweite Antenne ist lang und hat einen stark entwickelten Basalabschnitt. Langusten können durch Aneinanderreiben der Antennen vernehmliche Knarrgeräusche erzeugen. Manchmal kann man eine Besonderheit ihres Reproduktionsverhaltens beobachten: Einige Arten bilden lange Ketten, um im Gänsemarsch zu ihren Laichgründen zu wandern (s. a. S. 49 im Atlantik-Teil dieses Buches).

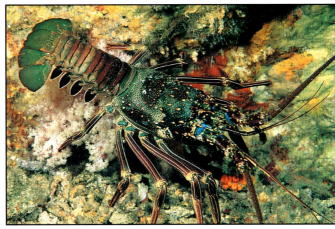
Mark Strickland — Similan Islands, Thailand

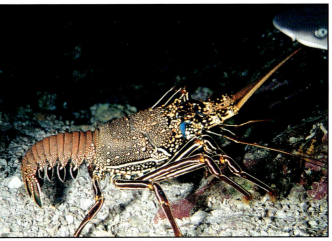
Clay Bryce — Cocos Island, Costa Rica

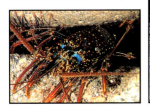

Panulirus homarus
Kamm-Languste

L: Bis zu 33 cm. V: Indo-Westpazifik: Ostafrika bis Japan, Indonesien, Australien und Neukaledonien. A: Tiefenverbreitung: 1 - 90 m, meist 1 - 5 m. Zwischen Felsen, oft in der Gezeitenzone. Nachtaktiv und gesellig.

Tagsüber verstecken sich Langusten gerne in Spalten, oft in Gruppen, Antennen immer aussen vor. Nachts gehen sie auf Nahrungssuche und fressen Aas, Würmer, Muscheln und Stachelhäuter. Viele Langustenarten wandern im Sommer ins Seichtwasser, sind regional wirtschaftlich wichtig und werden in mit Aas beköderten Fallen gefangen.

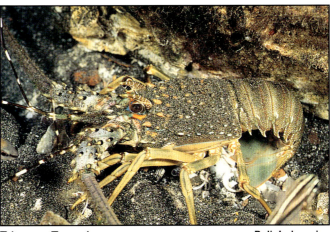
Takamasa Tonozuka — Bali, Indonesien

LANGUSTEN   PALINURIDAE

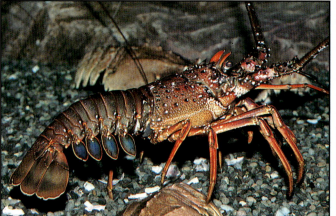

Rudie Kuiter   Owase, Japan

Panulirus japonicus
Japanische Languste
Länge: Bis zu 30 cm, meist bis 25 cm. Verbreitung: Westpazifik: Japan, Korea, Ostchinesisches Meer, China, Xiamen (Amoy), Taiwan. Allgemein: Tiefenverbreitung: 1 - 15 m. Auf Felsböden. Wird in Japan kommerziell gefangen und frisch oder gefroren verkauft.

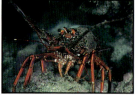

Panulirus marginatus
L: Bis zu 40 cm. V: Nur von Hawaii bekannt, einschliesslich Pearl Reef, Hermes Reef und Laysan Island. A: Seichtwasserart, aber auch aus 143 m Tiefe bekannt. Nachtaktiv, auf Felssubstraten. Wird in Fallen und mit Netzen gefangen und im gesamten Gebiet verzehrt.

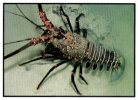

Ed Robinson   Maui, Hawaii

Panulirus polyphagus
Länge: Bis zu 40 cm, meist 20 - 25 cm.
Verbreitung: Indo-Westpazifik: Pakistan und Indien bis Vietnam, Philippinen, Indonesien, NW-Australien und den Golf von Papua.
Allgemein: Tiefenverbreitung: 3 - 40 m, max. 90 m. Auf Schlammsubstraten, nur gelegentlich auf Felsboden. Oft nahe Ästuaren, in trübem Wasser. In der Bucht von Bengalen und im Golf von Thailand wirtschaftlich wichtig. Hauptfangsaison (in Indien): November bis März. Fang meist mit Schleppnetzen, meidet Fallen.

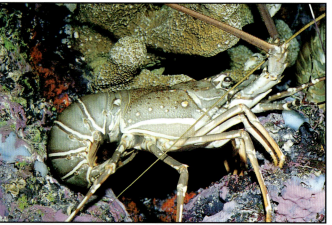

Rudie Kuiter   Hongkong

LANGUSTENFANG "DOWN UNDER"

Die Nutzung einer Meerestierart zur Ernährung des Menschen bedeutet nicht notwendigerweise Überfischung und drohende Ausrottung, wie es schon so oft in vielen anderen Ozeanen der Welt und mit so vielen Arten geschehen ist. In Australien werden Langusten anders, nämlich schonender gefangen. Der Autor erinnert sich an einen Besuch bei den Langustenfängern der australischen Abrolhos-Inseln.

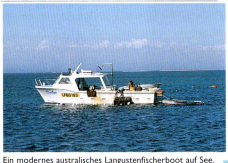

Ein modernes australisches Langustenfischerboot auf See.

Es mag erstaunlich sein, wie sich Naturschutz und industrielle Nutzung an der westaustralischen Küste vereinbaren. Schon um die Jahrhundertwende hatte man dort den Reichtum an grossen Langusten entdeckt, aber im Gegensatz zu anderen Fanggründen in der Welt ist man heute stolz darauf, dort die einzige "Rock Lobster Industry" (Langustenindustrie) zu besitzen, die jährlich steigende Fangquoten aufweist. Das ist das Verdienst des staatlich gelenkten Managements in Verbindung mit Wissenschaftlern des "Department of Fisheries and Wildlife" (Fischerei- und Wildbehörde). Nachdem sich in den vierziger Jahren die Langustenfangflotte schlagartig vergrössert hatte, wurden die Fangboote und somit die Menge der erbeuteten Krebse limitiert. In jahrelangen Untersuchungen an der dort endemischen Langustenart *Panulirus cygnus* stellte man die Laichgewohnheiten und Wanderwege der Tiere fest. Da sie sich ab Juni eines jeden Jahres vermehren, wurden strenge Fangregulierungen durchgesetzt: Von der Küste aus darf der Langustenfang nur von November bis Juni und von den am Rande des Kontinentalschelfs gelegenen Abrolhos-Inseln nur von März bis Juni betrieben werden. Es wurden einheitliche Fangkörbe vorgeschrieben, aus denen kleine Langusten noch entkommen können. Jedes gefangene Tier ist am Vorderkörper zu messen, und ist es dort kürzer als 76 mm, wird es ins Meer zurückgeworfen. Soll-

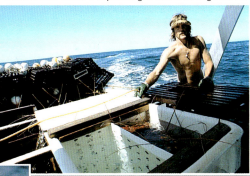

Ein Besatzungsmitglied demonstriert ein Hälterungsbecken.

te ein eiertragendes Weibchen gefangen werden, ist auch dieses zu schonen.

Als ich die seltene Gelegenheit erhielt, die unter Naturschutz stehenden Abrolhos-Inseln zu besuchen, fuhr ich im April dorthin, um den Langustenfängern bei ihrer sicher schwierigen Arbeit zuzuschauen. Ein spezielles, etwa 10 m langes Langustenfangboot hat eine Motorwinde zum Herausziehen der Fangkörbe an Deck, durchflutete Hälterungsbecken für die Fänge und jede Menge unbenutzter Fangkörbe am Heck. In

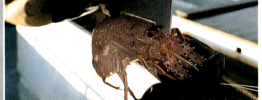

Den gesetzlichen Regeln folgend wird die Carapaxlänge einer Languste gemessen.

etwa 200 m Tiefe endet der australische Festlandsockel. Hier haben Wissenschaftler die grössten Mengen an Langusten in erlaubter Fanglänge entdeckt. Mittels Motorwinde werden die triefenden Holzfangkästen schnell über die Bordwand gezogen, mit geübtem Griff neben die Hälterungsbecken gestellt und geöffnet. Wild mit den Schwänzen schlagend verschwinden die sehr hell gefärbten *Panulirus cygnus* in einem der Behälter, aber nur, wenn sie zuvor die Prüfung mit dem Messeisen bestanden haben.

Gefangene und verpackte *Panulirus cygnus*.

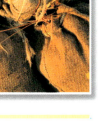

LANGUSTEN · PALINURIDAE

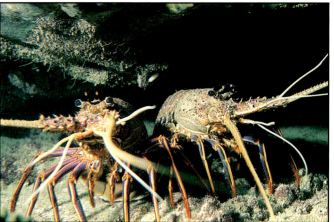

Clay Bryce · Rottnest Island, Westaustralien

Panulirus cygnus
Australische Languste

Länge: Maximale Gesamtlänge bis zu 40 cm, mittlere Carapaxlänge 8 - 10 cm, maximal 14 cm. Carapaxlänge des kleinsten Eier tragenden Weibchens: 9 cm.
Verbreitung: Auf Westaustralien beschränkt: Northwest Cape bis Hamelin Harbour und vorgelagerte Inseln.
Allgemein: Tiefenverbreitung: 0 - 90 m, selten bis 120 m. Nachtaktiv, verbirgt sich tagsüber in schützenden Felsspalten und zwischen Korallen. Die Art unternimmt begrenzte Wanderungen und ist omnivor.

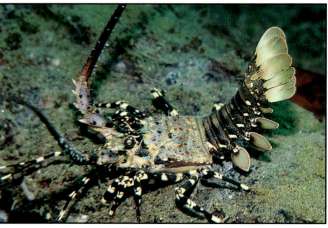

Roger Steene · Ambon, Indonesien

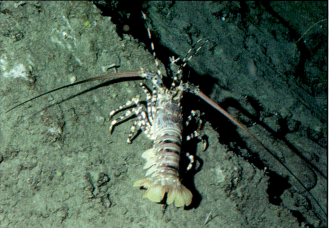

Jürgen Schauer · Komoren

Panulirus ornatus
Schmuck-Languste

L: Bis zu 50 cm, meist 30 - 35 cm. V: Indo-Westpazifik: Rotes Meer und Ostafrika (südlich bis Natal) bis Südjapan, Solomonen, Papua-Neuguinea, Australien (fehlt an der Südküste), Neukaledonien und Fiji. Auch an der Mittelmeerküste Israels als sogenannter Lesseps'scher Wanderer aus dem Roten Meer via Suezkanal. A: Eine der grössten *Panulirus*-Arten. In seichten, manchmal etwas trüben Küstengewässern. Tiefenverbreitung: 1 - 50 m, meist 1 - 8 m (Max. siehe unten). Auf Sand, Schlamm, auch auf Felsböden und in Korallenriffen, oft nahe Flussmündungen. Einzeln, paarweise oder in grossen Gruppen. Wird im gesamten Verbreitungsgebiet gefangen, an den meisten Stellen aber nur in geringem Umfang.

Das Foto von den Komoren wurde in 170 m Tiefe aus einem bemannten, wissenschaftlichen Tauchboot heraus aufgenommen. Das kleine Foto unten von Richelieu Rock (Thailand) zeigt schön die arttypische Färbung.

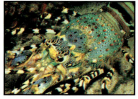

LANGUSTEN   PALINURIDAE

Panulirus interruptus
Kalifornische Languste
L: Bis zu 60 cm, meist 30 cm.
V: Ostpazifik: Kalifornien (USA)
bis zur gesamten Westküste
von Baja California (Mexiko).
A: Von Gezeitentümpeln bis
65 m Tiefe auf Fels. Laichsaison
Mai bis August. Wirtschaftlich
wichtigste Languste im Gebiet.
Siehe auch S. 216 - 219.

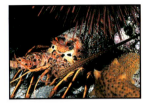

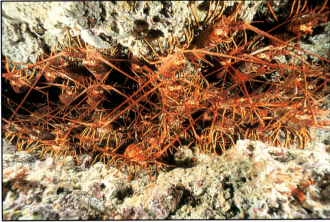

Eric Hanauer   Sea of Cortez, Mexiko

Panulirus inflatus
Blaue Languste
L: Bis zu 38 cm, meist 30 cm.
V: Ostpazifik: Westküste Mexikos von Baja California bis
Puerto Angel (Oaxaca). A: Sublittoral bis 30 m Tiefe auf Fels-,
seltener Geröllböden. Wird von
Hand oder mit Kiemennetzen
im gesamten Gebiet gefangen,
lokal frisch/gefroren verkauft.

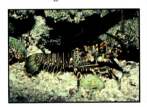

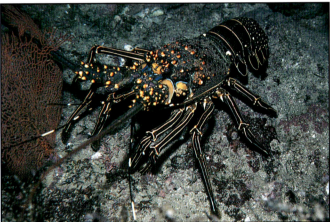

Roger Steene   Sea of Cortez, Mexiko

Panulirus gracilis
Grüne Languste

Länge: Maximale Gesamtlänge
bis zu 32 cm (Männchen) und
30 cm (Weibchen), Carapax-
länge bis zu 13 cm (Männchen)
und 12 cm (Weibchen).
Verbreitung: Ostpazifik: Von
Baja California (Mexiko) bis
Paita (Peru) und zu den Gala-
pagos-Inseln.
Allgemein: Tiefenverbreitung: 0
- 18 m. Auf Hartböden zwi-
schen Felsen, in Rissen und
Spalten. Wird im gesamten
Gebiet gefangen und auf lokalen
Märkten verkauft. Fang von
Hand oder in beköderten
Langustenkörben.

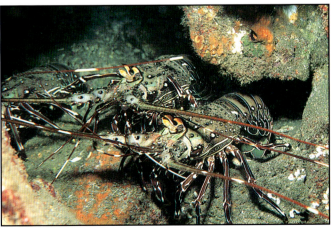

Paul Humann   Galapagos-Inseln, Ekuador

LANGUSTEN   PALINURIDAE

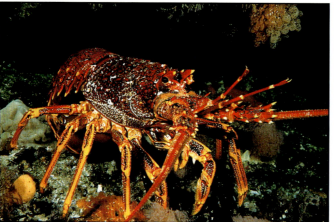

Rudie Kuiter — Südaustralien

Jasus edwardsii

L: Maximale Gesamtlänge bis zu 58 cm (Männchen) und 43 cm (Weibchen), Carapaxlänge bis zu 23,5 cm (Männchen), 18 cm (Weibchen). V: Temperierte Gewässer Australiens einschliesslich Tasmaniens und Neuseelands. A: Diese eindrucksvolle Languste lebt an Felsküsten in Höhlungen und zwischen Algen. Tiefenverbreitung: 5 - 200 m (erscheint im tiefen Wasser rot, im seichten rosa). Weiche, gerade gehäutete Exemplare werden gelegentlich in Dezember und Januar gefangen. Fang meist in beköderten Langustenkörben, Mindestlänge (Carapax): 10 cm.
Kleines Foto: Larve aus Trawlfang (Tiefe 200 - 300 m).
Sehr ähnlich ist *Jasus verreauxi*, der in Teilen des Verbreitungsgebietes sympatrisch vorkommt. Er hat ein kurzes Rostrum zwischen den "Hörnern" vorne am Carapax, einen grünen Körper und rotbraune Beine. Ist unter Wasser nur selten zu sehen, wenn, dann meist während der kühleren Monate auf den Wanderungen in tiefere Gewässer.

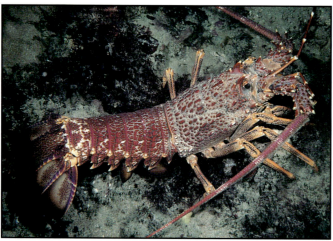

Rudie Kuiter — Victoria, Australien

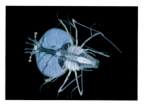

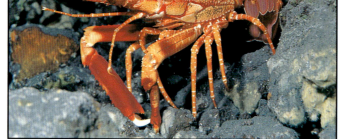

Ed Robinson — Maui, Hawaii

Justitia longimanus

L: Bis zu 15 cm, meist 10 cm. V: Westindik: Mauritius, Réunion. Zentralpazifik: Hawaii. Westatlantik: Siehe S. 50. A: Die einzige Languste mit "falschen Scheren" (Subchelae, siehe Foto). Die Indik-Form war früher als *J. mauritiana* (Synonym) bekannt. Unten: Männchen (Hawaii), Tiefe 50 m.

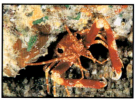

LANGUSTEN   PALINURIDAE

Justitia japonica
L: Bis zu 27 cm. V: Indo-Westpazifik: Madagaskar bis Japan und PNG. A: Tiefe: 90 - 200 m. Auf Felsböden. Wird von Tauchern nur selten gesehen, aber manchmal in für *Nautilus* gesetzten Fallen gefangen. Der glückliche Fotograf fand die seltene Art in einer solchen. Foto: Weibchen (Männchen mit Scheren).

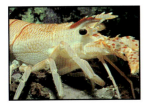

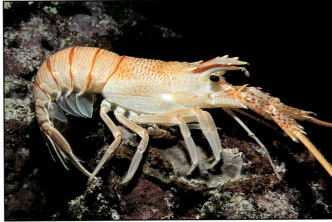

Bob Halstead   Kavieng, Papua-Neuguinea

PELZLANGUSTEN   SYNAXIDAE

Palinurellus wieneckii
Indopazifische Pelzlanguste
Länge: Bis zu 20 cm, Carapaxlänge bis zu 8 cm. Körperlänge meist 10 - 14 cm.
Verbreitung: Indo-Westpazifik: Rotes Meer, Ost- und Südafrika bis Hawaii und Tuamotu Islands.
Allgemein: Dieser ungewöhnliche Krebs hat einen abgeflachten, orangen Körper voller kurzer, brauner Borsten, was ihn pelzig aussehen lässt. Lebt nachtaktiv in Korallenriffen und Höhlen. Larven planktonisch. Tiefenverbreitung: 9 - 27 m.
  In Hawaii (dort Mole lobster = Maulwurflanguste genannt) lebt die Art in tieferem Wasser in Höhlen sowie in Lavaröhren und kommt nur nachts in die Nähe der Eingänge. Sie taucht manchmal im Aquarienhandel auf, ist im Aquarium ausdauernd und sollte besser mit Fischen zusammen gehalten werden, anstatt mit anderen Wirbellosen.
  Die karibische Pelzlanguste *Palinurellus gundlachi* ist eine nahe verwandte karibische Art (siehe Seite 50).

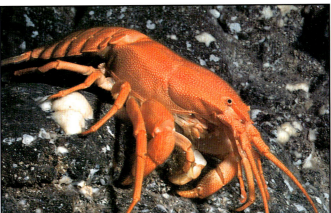

Ed Robinson   Maui, Hawaii

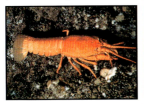

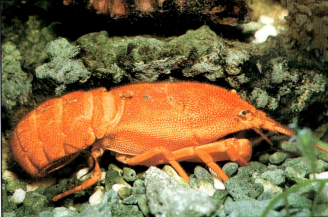

Helmut Debelius   Sri Lanka

AUS DER HAUT GEFAHREN

Die Languste thronte etwa einen halben Meter entfernt auf einem Felsen. Hinter der Languste wogte der Kelp in der sanften Dünung. Helle Kometen flogen durch die Nachtschwärze - kleine Garnelen und Fische, die von den starken Filmleuchten angezogen wurden. Aber mir ging es um die Languste. Die Haut zwischen ihrem Schwanz und ihrer Kopfbrust war eingerissen. Und nun zog sie langsam ihre zahlreichen Beine, Antennen, Fühler und Mundteile aus dem alten Panzer. Es war eines der erstaunlichsten Naturschauspiele. Die Languste häutete sich.

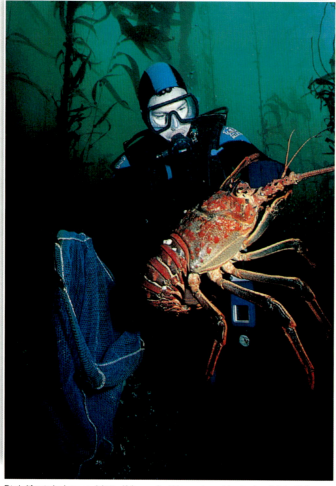

FOTOS: MICHELE HALL

Die kalifornische Languste lebt im Kelp vor der Küste und erreicht eine beachtliche Grösse.

Ich widerstand der Versuchung, nach der Languste zu greifen, und lehnte mich statt dessen bequem auf meinem Sitz zurück. Um mich herum konnte ich das erstaunte Murmeln des Publikums hören. Ich war einfach froh, dass das Bild scharf war - und das bei 70 mm Film und noch dazu 70 mm Imax 3D. Mein hoher Einsatz hatte sich bezahlt gemacht. Jetzt staunten die Imax-Manager und Kinoagenten über eine sich häutende Languste in 3D, die prinzipiell genauso aussah, wie das, was ich beim Filmen durch meine Taucherbrille gesehen hatte - die gleiche Grösse, die gleiche Entfernung, die gleichen leuchtenden Farben und alles in drei Dimensionen. Als die Lichter angingen, gratulierten mir alle zum Erfolg unserer Expedition. Besonders die Langustenhäutung war gut angekommen. "Wie haben Sie das gemacht?" fragte eine Dame. "Haben Sie die Languste so gefunden, gerade bei der Häutung?"

Ich kam in Versuchung "Ja" zu sagen. Ja, wir schwammen gerade zu viert so mitten durch die Nacht. Und wir hatten auch zufällig eine halbtonnenschwere Unterwasser-Imax 3D-Kamera dabei. Und so nebenbei hatte ein Taucher ein zentnerschweres Dreibeinstativ mit. Und zufällig hatte ein anderer eine 650 Watt Filmbeleuchtungsanlage. Und jemand, ich habe vergessen, wer, dachte, wir würden gerne mit 30 kg Extrablei herumschwimmen, falls wir vielleicht das Stativ in der sanften Dünung am Boden halten müssten oder so. Ja, und wir schwammen gerade so herum, wissen Sie, und stolperten über diesen Krebs, der sich gerade häutete. Nein, dachte ich, das ist rüde. Ich sollte die Wahrheit erzählen. Aber das ist eine ziemlich lange Geschichte.

In Wahrheit brauchten wir fünf Tage, bis wir die Szene im Kasten hatten. Zuerst kontaktete ich Dr. Jack Engel von der University of California in Santa Barbara. Er stimmte zu, nach Catalina Island zu kommen und uns drei Tage lang zu helfen (mit seiner Sammellizenz), Langusten zu sammeln und solche herauszudeuten, die sich bald häuten würden. Langustensammeln war nicht einfach. Wenn sich Langusten häuten wollen, hören sie auf zu fressen. Deswegen kann man sie nicht in beköderten Fallen fangen. Da bleibt nur der Fang von Hand, wobei man keine Antennen oder Beine abbrechen darf. Das würde den Langusten nicht gefallen und schlechte Filmstars abgeben. In drei Nächten sammelte oder inspizierte unsere Acht-Mann-Crew etwa 1.000 Langusten. Die meisten wurden vor dem Fang untersucht oder sofort nach dem Fang wieder unter Wasser freigelassen. Unter diesen rund 1.000 Langusten waren fünf Kandidaten für eine Häutung an den folgenden Tagen.

Diese Finalisten der Langusten-Talentsuche wurden in Tanks an Deck der M/V Conception verfrachtet. Drei der Langusten waren klein, eine sehr klein - zu klein, um sie in Imax 3D zu filmen, und eine war richtig gross, schön und wog rund zwei Kilogramm. Alle wurden liebevoll umsorgt. *Panulirus interruptus,* wie Wissenschaftler diese Langustenart genannt haben, hatte die Filmproduktion bereits ein kleines Vermögen für Crew und Charter gekostet. Langusten häuten sich nachts. Um also dieses teure Unternehmen auch tags zu nutzen, entschieden wir,

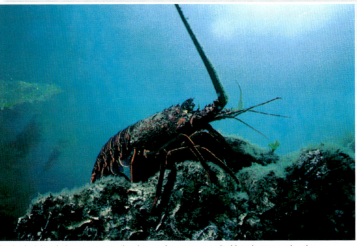

Die bodenlebende Languste nutzt ihre langen Antennen, um die Umgebung zu erkunden.

10 Meilen vor Catalina zu ankern und dort Blauhaie im Tageslicht zu filmen. Wir wollten etwa eine Stunde vor Sonnenuntergang (19:30 Uhr) zurück am Isthmus-Riff sein. Was eine Fehlentscheidung war. Wir konnten nicht nur keine Haie anlocken, sondern um 16:00 Uhr zeigte eine der kleinen Langusten im Tank auch noch Anzeichen für eine baldige Häutung. Wie verrückt holten wir unseren Haikäfig ein und fuhren mit voller Pulle zum Isthmus-Riff zurück. Die Fahrt dauerte etwa eine Dreiviertelstunde. Als wir ankamen und alles vorbereitet war, schaute Michele Hall in den Langustentank und sagte: "Zu spät." Die Languste hatte sich bereits gehäutet. Ich konnte es nicht fassen. Die Sonne stand noch hoch über dem Horizont, aber die Languste hatte sich sowieso schon gehäutet. Keiner von uns hatte je davon gehört, dass sich Langusten tagsüber häuten. Alle starrten ungläubig auf den Tank.

Die zweite Nacht wurde noch frustrierender. Wir hatten noch vier Langusten. Nach einer Stunde Suchens hatten wir einen brauchbaren Platz für die Kamera gefunden, nahe der Stelle, wo wir die Langusten gesammelt hatten. Um 22:30 Uhr zeigte die zweite kleine Languste Anzeichen der bevorstehenden Häutung. Innerhalb von Minuten war die Kamera aussenbords und unser Taucherteam im Wasser. Bob und ich hatten Rebreather, die uns theoretisch 12 Stunden Bodenzeit erlaubten. Tatsächlich ist das unmöglich, sogar mit unseren modernsten DUI-Trockenanzügen. Aber zumindest würde die Atemluft kein limitierender Faktor sein. Die Kamera war bereit, die Lampen an, also hob ich den Deckel vom Eimer. Die Languste war noch intakt. Wir hatten es rechtzeitig geschafft! Ich langte hinein und hob die Languste vorsichtig heraus. Dann setzte ich sie auf dem Fels vor der Kamera ab. Die Languste lief über den Fels und suchte sich ein bequemes Plätzchen zur Häutung. Ich machte schnell Stativ und Blende fertig und eine Fokusmessung. Alles war bereit. Wir waren rechtzeitig! Wir warteten angespannt darauf, dass sich die Languste häuten würde. Und wir warteten. Und warteten. Nach zweieinhalb Stunden fingen Bob und ich an, uns unwohl zu fühlen. Nach drei Stunden waren wir ausgekühlt. Die Languste hatte sich nicht gerührt. Wieder konnte ich unser "Glück" kaum fassen. Die erste Languste hatte nicht warten können, bis wir geankert hatten. Sie hatte sich innerhalb einer Stunde nach den ersten Anzeichen gehäutet. Diese hier hatte vor vier Stunden begonnen, sich seitdem aber nicht gerührt! Nach dreieinhalb Stunden wurde mir ungemütlich. Ich zitterte dermassen, dass ich Mühe hatte, das Mundstück im Mund zu behalten. Wir näherten uns acht Stunden Bodenzeit an diesem Tag. Ich begann, über Gründe für einen Abbruch nachzudenken. Ich begann, mir über unsere Sauerstoffaufnahme Sorgen zu machen. Bei den erhöhten Mengen, die Bob und ich aufnahmen,

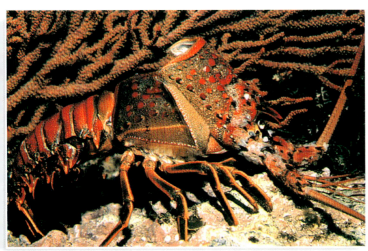

Ein kleines Exemplar der kalifornischen Languste beginnt, ihr Exoskelett zu häuten.

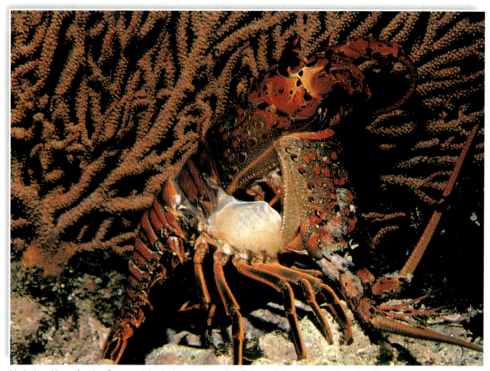

Nach dem Abstreifen des Carapax zieht die Languste nun ihre Beine und Antennen aus dem alten Panzer.

erreichten wir die Grenze der Giftigkeit der Sauerstoffkonzentration in der Lunge. Wir sollten abbrechen, dachte ich. Wir müssen abbrechen. Es war klug, abzubrechen. Wir kletterten um 2:30 Uhr aus dem Wasser. Alle zitterten unkontrolliert. Die Bordcrew lag schlafend überall im Salon verstreut. Michele war wach und brachte den Tauchern heisse Getränke, während Mark Conlin die Languste vorsichtig zurück in den Tank setzte. Fünfzehn Minuten später hatte sie sich im Tank gehäutet! Es ging so schnell, dass keine Chance blieb, die Kamera und uns wieder unter Wasser zu bekommen. Wäre ich so schlau gewesen, die Kamera unten zu lassen, hätten wir vielleicht eine Chance gehabt. Aber mit der Kamera an Deck war es hoffnungslos. Ich konnte es nicht fassen. Ich war so wütend, dass ich eine der Tauchflaschen im Ständer trat. Was der Flasche wenig ausmachte, wohl aber den Knochen in meinem grossen Zeh.

Am nächsten Morgen wurde die Begräbnisstimmung an Bord der Conception etwas durch einen Limerick gelockert, den jemand auf das schwarze Brett geschrieben hatte.

Da gab es eine Languste,
die aus ihrer Haut raus musste.
Da sie nicht wollte,
was sie unbedingt sollte,
schlug ich auf das Tier mit der Kruste!

Dies schien jedermann ein wenig aufzumuntern, und bei Tagesende gab es viele Limericks auf der Tafel, die alle Langusten und reichlich nicht druckreife Sprache enthielten. In dieser Nacht versuchten wir es wieder. Wir hatten noch drei Langusten. Eine war zu klein zum Filmen. Eine aber war riesig. Um 19:00 Uhr sah es so aus, als wenn zwei sich häuten wollten. Die winzige und die riesige. Um 19:30 Uhr waren wir bereit zu tauchen. Aber ab dann fing alles an, schief zu gehen. Bob hatte Batterieausfall an seinem Rebreather. Eilig wechselten wir die Batterien. Dann rief mich der Kapitän zum Heck und sagte: "Du solltest die Strömung kontrollieren." Die kühlschrankgrosse Unterwasser-Imax 3D-Kamera und Strömung sind eine wirklich schlechte Kombination. Wir mussten den Tauchplatz wechseln. Wir rasten mit der Conception die Insel entlang und in eine kleine Bucht. Es war ein schlechter Tauchplatz, weil er der üblen Dünung aus Süden ausgesetzt war, die sich tagsüber aufgebaut hatte. Aber wir hatten keine Zeit, wählerisch zu sein. Nach dem Ankern eilten Bob und ich ins Wasser, um eine zum Filmen geeignete Stelle zu finden. Wir konnten die Zeit gegen uns laufen hören. Die Bedingungen waren schrecklich. Aber uns blieb keine Zeit, nochmal umzuziehen. Ich entschied, dass wir mit der Dünung und der schlechten Sicht leben müssten. Auf mein Zeichen hin kam der Rest der Filmcrew mit der Ausrüstung ins Wasser. Wir stellten alles auf einen mit Braunalgen bewachsenen Felsen ein. Ich mochte den Anblick gar nicht, es ging aber nicht anders. Bald war alles soweit und die Languste auf ihrem Felsen. Wir hatten es rechtzeitig geschafft! Wir hatten die Uhr geschlagen! Nach drei Stunden hatte sich die Languste immer noch nicht gehäutet. Ich wollte es nicht glauben. Als wir es nicht mehr aushielten, gab ich wiederum das Zeichen zum Abbruch. Die winzige Languste hatte sich auch noch nicht gehäutet. Michele fragte, ob sie sie mit ins Wasser nehmen und fotografieren könnte. Da die kleine Languste zu klein für das Imax-Gerät war, sagte ich: "Na klar." Michele machte sich fertig, packte die

Languste in einen Eimer und verschwand in der Nacht. Nach 30 Minuten kam sie zurück. Das Team kauerte in den Stühlen rund um den Langustenbehälter und sah ihr beim Ablegen der Ausrüstung zu. Sie sagte nichts. Als wir nicht länger warten konnten, fragte ich: "Und?" "Das wollt ihr gar nicht wissen," antwortete sie. Ich sah ihr an, was sie meinte. Die Languste hatte sich gehäutet, nachdem sie sie auf einen Stein gesetzt hatte. Michele verschoss ihren ganzen Film und war nach einer halben Stunde wieder auf dem Schiff! Sie wollte uns einfach nicht sagen, wie leicht es gewesen war. Das

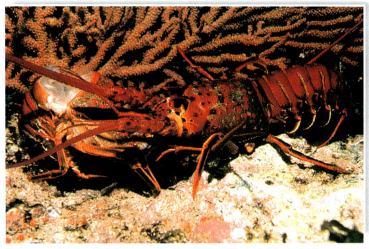

Nach getaner Arbeit ruht die Languste neben ihrer leeren Hülle, wobei sie durch Wasseraufnahme anschwillt und der neue Panzer aushärtet.

war weise. Wir hätten sie in ihrer Trockentauchanzug-Unterwäsche über Bord geworfen!

Da wir alle in unseren Trockentauchanzügen geblieben waren, waren wir schnell fertig mit der Ausrüstung und im Wasser, als die Languste im Tank anfing, sich zu häuten. Bob und ich tauchten diesmal mit Standardpressluft, um das längerdauernde Anlegen der Rebreather zu vermeiden. Michele stellte den Timer an ihrer Armbanduhr. Innerhalb von sechs Minuten hatten wir die Languste auf dem Felsen, und die Imax-Kamera lief. Die Languste brauchte weitere sieben Minuten, um sich vollständig zu häuten. Ich startete die Kamera und liess sie einfach laufen. In sieben Minuten verbrauchte sie Film für US$ 25.000 einschliesslich Entwicklung und Kopieren. Die Kamera lief fehlerfrei. Klingt nach einem perfekten Ende der Geschichte, nicht wahr? Leider war es das nicht. Während dieser sieben Minuten unglaublich teurer Filmzeit ging uns zweimal die Beleuchtung aus! Die Dünung bewegte die Kamera auf dem Stativ, was den Bildrahmen verschob und so später dem Bildregisseur ein Überblenden zwischen verschiedenen Häutungsphasen unmöglich machen würde. Und im kritischsten Moment, als die Languste ihren Schwanz krümmte und sich aus der alten Haut befreite, wurde sie von der Dünung von ihrem Felsen gehoben! Es war eine Katastrophe.

Ich sah die Dame an, die mich gefragt hatte, wie ich die Häutung der Languste auf Film bannen konnte. Sie starrte mich an, als ob ich von einem anderen Stern gekommen wäre. "Oh, Entschuldigung," sagte ich. "Ich habe nur gerade an etwas gedacht. Mit der Langustenhäutung haben wir Glück gehabt. Manchmal haben wir wirklich einfach grosses Glück." Diese vage Aussage schien die Dame zufriedenzustellen, denn sie lächelte und kommentierte eine andere Stelle des Films. Aber ich war schon wieder ganz woanders.

In der letzten Nacht hatten wir eine kleine Languste übrig. Jeder versuchte, so aufmunternd wie möglich zu sein, aber die Angst vor einem weiteren Misserfolg war greifbar. Michele hingegen versuchte, ihre Freude über den Erfolg zu verbergen, eine Häutung so ganz einfach mit ihrem Fotoapparat dokumentiert zu haben. Wir alle wollten sie zu den Haien werfen. Um 21:00 Uhr schien die Languste bereit. Um 21:30 Uhr waren wir wieder unten und sie sass auf einem Felsen. Eine Stunde später häutete sich die Languste. Mark Thurlow berichtete der Deckcrew ständig über eine Sprechverbindung: "Sie häutet sich, sie häutet sich. Die Kamera läuft. Es funktioniert! Wir schaffen es." Die Crew oben tanzte auf dem Deck. Die Languste häutete sich perfekt. Nach dem Abwerfen ihres alten Panzers landete sie perfekt auf dem Felsen neben ihrer Hülle und schaute direkt zur Kamera. Ich liess die Kamera noch 30 Sekunden weiterlaufen und schaltete dann ab. Perfekt! Alles hatte perfekt funktioniert! Wie ich schon zu der Dame sagte, manchmal haben wir einfach Glück.

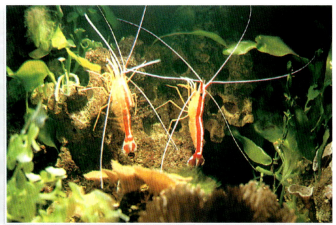

Indopazifische Putzergarnele *Lysmata amboinensis* direkt nach der Häutung (alte Hülle links).

BÄRENKREBSE   SCYLLARIDAE

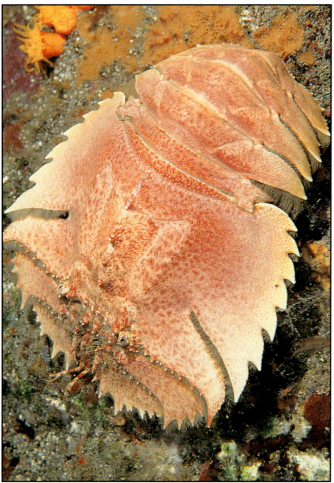

Ryo Minemizu — Izu-Halbinsel, Japan

Ibacus ciliatus
Japanischer Fächerkrebs
Länge: Maximale Gesamtlänge bis zu 23 cm, Carapaxlänge bis zu 7,6 cm (Männchen), bis zu 8 cm (Weibchen); kleinstes Eier tragendes Weibchen: 6 cm. Verbreitung: Westpazifik: Japan, Korea, Südchinesisches Meer, Taiwan, Philippinen, Thailand; auch Westaustralien.
Allgemein: Cephalothorax und Antennen der Arten der Gattung *Ibacus* erinnern an Fächer (daher englisch: fan lobster). Die Tiefenverbreitung dieser Art beträgt 49 - 314 m, meist 100 - 250 m. Sie lebt auf Weichsubstraten wie Sand, Schlamm oder Ton, wird mit Schleppnetzen gefangen und auf asiatischen Fischmärkten verkauft.
Alle Familienmitglieder haben abgeflachte Körper und zu dünnen Platten reduzierte Antennen, die aussehen, wie ein Paar runder, manchmal bunt gefärbter Schaufeln am Kopfende. Scheren und lange Dorne fehlen diesen Tieren, zum Schutz verlassen sie sich auf Tarnung und Panzer. Wie viele Dekapoden verstecken sich Bärenkrebse tagsüber in Spalten und Höhlen und gehen erst nachts auf Nahrungssuche. Kleinere Exemplare sind im Aquarium ausdauernd.
In Hawaii zum Beispiel kommen 5 Arten in Sporttauchtiefe vor. Einige sind dort gesetzlich durch Minimal-Carapaxfanglängen geschützt.

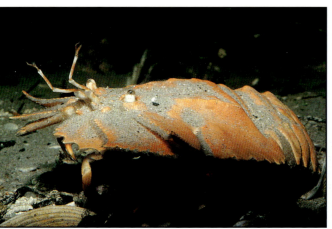

Rudie Kuiter — Victoria, Australien

Ibacus peronii
Schmetterling-Bärenkrebs
L: Bis zu 23 cm, Carapaxlänge bis zu 8 cm. V: SW-, S-, und SO-Australien. A: Carapax sehr flach, Augen in Vertiefungen nahe der Körpermittellinie. Tiefenverbreitung: 20 - 250 m. Gräbt in Weichböden (Sand, Schlamm). Fang mit Schleppnetz und Falle. Fotos aus 10 m Tiefe.

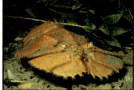

BÄRENKREBSE   SCYLLARIDAE

Parribacus antarcticus
Skulpturierter Bärenkrebs
L: Bis zu 20 cm, Carapaxlänge bis zu 9,5 cm. V: Indo-Westpazifik: Ostafrika bis Hawaii und Polynesien. Also im W-Atlantik (siehe S. 53). A: Carapax sehr flach, Augen halbwegs zwischen Carapaxrand und -mittellinie. Antennen mit starken Randdornen. Färbung ocker bis blassbraun, dunkelbraun oder braungrau gewölkt. Lebt küstennah im Flachwasser bis 20 m Tiefe, meist nahe Korallen- oder Felsriffen. Sehr ähnlich der folgenden Art. Nicht häufig. Das Exemplar auf dem grossen Foto sitzt in einem Schwamm.

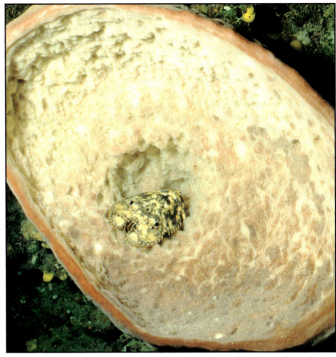

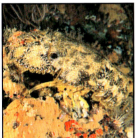

Helmut Debelius   Bunaken, Indonesien

Parribacus japonicus
Japanischer Bärenkrebs

Länge: Bis zu 16 cm, Carapaxlänge bis zu 7,5 cm. Verbreitung: Japan: Nordwestküste und Pazifikküste von der Bucht von Tokio südwestwärts bis zu den Ryukyu-Inseln. Allgemein: Aussenrand des 2. Antennensegments in der Regel mit 5 Dornen im Gegensatz zu 6 bei der sonst sehr ähnlichen Vorart. Lebt küstennah in Riffen vom Seichtwasser bis in 20 m Tiefe. Wirtschaftlich nur von geringem Interesse, wird mit Stellnetzen gefangen und frisch verkauft.
　　Das kleine Foto unten aus Bali zeigt einen Juvenilen.

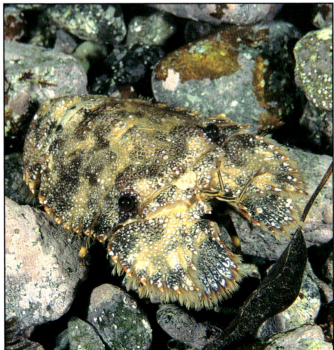

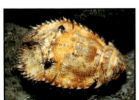

Ryo Minemizu   Izu-Halbinsel, Japan

BÄRENKREBSE — SCYLLARIDAE

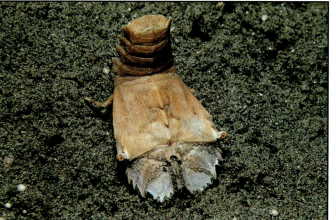
Bob Halstead — Madang, Papua-Neuguinea

Thenus orientalis
Flachkopf-Bärenkrebs
Länge: Bis zu 25 cm, Carapax-länge bis zu 8 cm.
Verbreitung: Indo-Westpazifik: Ostküste Afrikas (südliches Rotes Meer bis Natal) bis China, Südjapan, Philippinen und zum tropischen Australien (W-Australien bis Queensland).
Allgemein: Carapax flach, ohne scharfe Randdorne. Augen stehen weit auseinander am Carapaxaussenrand. Deutlicher Mitteldorn am Hinterrand des 5. Abdominalsegments. Von unterer Gezeitenzone bis in 200 m Tiefe, meist auf Sand- oder Schlamm. Im gesamten Verbreitungsgebiet nur als Beifang.

Roger Steene — Sulawesi, Indonesien

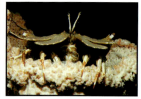

Thenus sp.
Länge: Bis zu 20 cm.
Verbreitung: Indonesien.
Allgemein: Jüngste Studien zeigen an, dass sich unter dem Namen *Thenus orientalis* mehr als eine Art verbirgt (siehe oben). Das abgebildete Tier unterscheidet sich in der Färbung deutlich von jener Art (Antennendorne weiss).

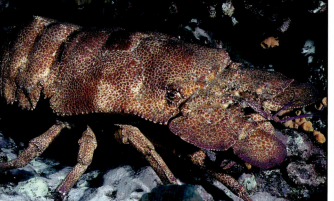
Helmut Debelius — Sea of Cortez, Mexiko

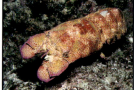

Scyllarides astori
Galapagos-Bärenkrebs
L: Bis zu 45 cm. V: Ostpazifik: Mexiko bis Galapagos. A: Carapax und Antennen mit purpurnem Vorderrand. Lokal häufig, lebt zwischen Felsen um küstenferne Inseln, in Höhlen, unter Überhängen, meist nahe Sand (12 - 90 m). Wird von grossen Zackenbarschen gefressen.

BÄRENKREBSE   SCYLLARIDAE

Scyllarides haanii
Buckel-Bärenkrebs

Länge: Bis zu 50 cm, Carapaxlänge bis zu 17 cm.
Verbreitung: Indo-Westpazifik: Rotes Meer und Westindik (Mauritius) bis Japan, Korea, China, Indonesien, Australien und Hawaii.
Allgemein: Ähnlich der folgenden Art, lebt aber tiefer (10 - 135 m). Je ein deutlicher Rückenbuckel in der Mitte der Abdominalsegmente. Carapaxrand dornenlos. Carapaxoberfläche mit vielen kleinen Dornen, Warzen und Borsten. Erstes Antennenpaar wie bei allen Familienmitgliedern dünn, kurz und gegabelt; zweites Paar als grosse, flache Platten zum Ausgraben von Muscheln aus dem Substrat. Beine kurz, ohne Scheren, Schwanzfächer gross, Augen klein, in Höhlungen. Nachtaktiv, tagsüber versteckt.
   Die Art wird nur gelegentlich gefangen, aber als Nahrung genutzt und auf lokalen Märkten frisch zum Verkauf angeboten (z. B. in Korea, Japan und Hawaii). Wird meist in Langustenfallen erbeutet.

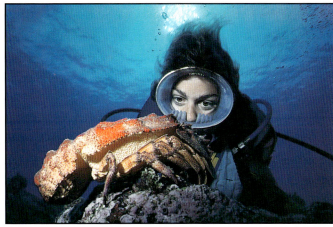
Ed Robinson — Maui, Hawaii

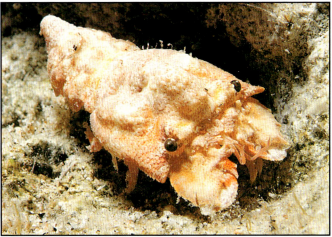
Hans-Michael Hackenberg — Sinai, Ägypten

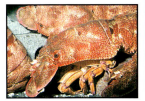

Scyllarides tridacnophaga
Muschelgräber

Länge: Bis zu 30 cm, Carapaxlänge bis zu 12 cm. Verbreitung: Indik: Rotes Meer, Ostafrika (Somalia, Kenia), Golf von Aden, Pakistan, Westküste Thailands. Allgemein: Nachts auf Flachriffen auf Korallengeröll, tagsüber in Löchern oder im Substrat versteckt. Tiefenverbreitung: 5 - 112 m. Carapaxrand und Abdomen scharf bedornt. Kann vor seinem Hauptfeind Krake wie Langusten rückwärts schwimmend flüchten. Öffnet lebende *Tridacna*-Muscheln, frisst auch andere Weichtiere und tote Fische. Nachtfoto aus 12 m.

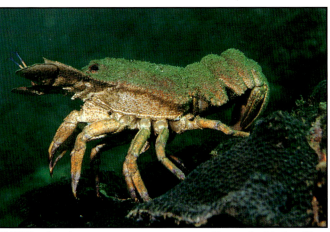
Phil Woodhead — Oman, Arabisches Meer

BÄRENKREBSE — SCYLLARIDAE

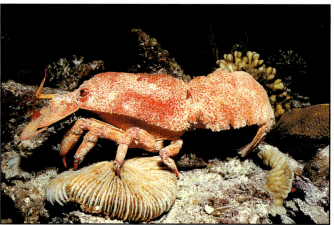
Alex Steffé — Grosses Barriereriff, Australien

Scyllarides squammosus
Stumpfer Bärenkrebs
L: Bis zu 40 cm, Carapaxlänge bis zu 15 cm. V: Indo-Westpazifik: Ostafrika bis Japan, Hawaii und Australien. A: Tiefenverbreitung 10 - 80 m. Nachtaktiv auf Riffen und Felssubstrat. Selten, aber begehrt. Wird nachts meist von Hand gefangen und auf lokalen Märkten frisch verkauft.

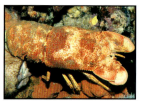

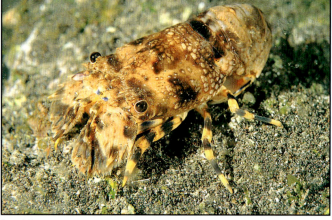
Ryo Minemizu — Izu-Halbinsel, Japan

Scyllarus kitanoviriosus
Kitano-Bärenkrebs

L: Bis zu 8 cm. V: Japan, Korea. A: Kleine Art mit geringer Verbreitung, die im Seichtwasser auf Hartsubstrat lebt. Ihre Biologie und ihr Verhalten sind kaum bekannt. Die gebänderten Laufbeine sind nicht typisch (siehe folgende Art).
Die Gattung *Scyllarus* enthält derzeit über 40 Arten. Die meisten sind klein und haben keine wirtschaftliche Bedeutung. Man findet etwa 7 Arten auf Fischmärkten, aber sogar diese sind oft nur zufälliger Beifang von wichtigen, häufigeren Arten (Langusten).

Scyllarus martensii
Martens-Bärenkrebs
L: Bis zu 6 cm. V: Indo-Westpazifik: Ostafrika bis Japan, Australien und Neukaledonien. A: Tiefenverbreitung: 6 - 80 m. Auf Weichsubstrat (Schlamm, Sand). Ohne wirtschaftliche Bedeutung. Das kleine Foto (Sydney, 3 m) zeigt den borstigen Rand der Antennendorne.

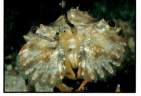

Bob Halstead — Salamaua-Halbinsel, Papua-Neuguinea

BÄRENKREBSE SCYLLARIDAE

Scyllarus cultrifer

Länge: Bis zu 6 cm.
Verbreitung: Indo-Westpazifik.
Allgemein: Eine weitere der vielen kleinen Arten der Gattung *Scyllarus*. Ohne wirtschaftliche Bedeutung.
    Kleines Foto unten: *Scyllarides* sp. aus Cabilao (Philippinen) und einer Tiefe von 20 m.

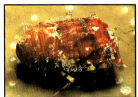

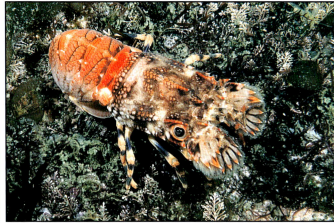

Rudie Kuiter   Osezaki, Japan

Arctides regalis
Hawaii-Bärenkrebs

L: Bis zu 17 cm. V: Indopazifik: Mauritius und Réunion bis Neukaledonien, Hawaii und Osterinsel. A: Nachtaktiver Aasfresser, am Aussenrand von Korallenriffen (5 - 50 m). Dieser bunte und relativ häufige Bärenkrebs galt vor den SCUBA-Zeiten als selten. In Hawaii (siehe Fotos, klein und rechts, letzteres zeigt eine ungewöhnliche ?Paarungs-Versammlung) sind die Antennen graublau mit leuchtend roten Rändern und vorwärts gerichteten, gelbspitzigen Dornen; in anderen Gebieten fehlt den Antennen das Dunkelgrau (grosses Foto unten). Der Carapax trägt Tuberkel, manche mit roten oder gelben Spitzen. Die schön gemusterten Schwanzsegmente sind überwiegend orangerot. Die Beine sind gelb und orange gebändert. Die Art bevorzugt die kühleren Gewässer an den Grenzen zur Tropik, ein Verbreitungsmuster, das als "antitropisch" bekannt ist. Sie wurde nach Mary Eleanore King (= König, regalis = königlich) benannt, einer passionierten Schneckensammlerin, die viele Jahre in Hawaii tätig war.

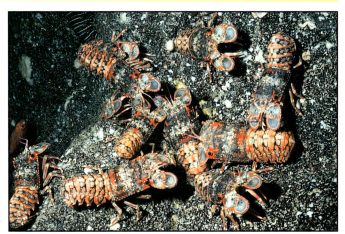

Ed Robinson   Maui, Hawaii

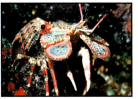

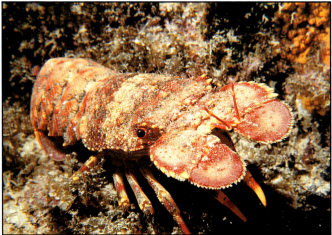

Charles Anderson   Mauritius

INFRAORDNUNG THALASSINIDEA — SCHLAMMKREBSE

Diese Infraordnung umfasst garnelen- und langustenartige Zehnfusskrebse mit den Merkmalen "Segment des letzten Beinpaares frei vom Segment der übrigen Beinpaare" und "zweites Beinpaar mit langen, randständigen Borsten (Setae)". Alle Arten haben weiche Abdomen und kräftige Scheren, bei vielen ist eine Schere stark vergrössert. Alle graben entweder komplexe, verzweigte Röhrenbauten in Schlamm- oder Sandböden oder leben in Höhlungen unter Steinen und Korallen. Die meisten fressen Detritus und Bakterien aus dem durchwühlten Substrat oder verrottendes Seegras, das sie in ihre Bauten eintragen. In tropischen Lagunen leben einige grosse Arten, die meisten werden aber nur etwa 4 cm lang. Man sieht die Eingänge der Bauten von Thalassiniden und Callianassiden bei Ebbe in der Gezeitenzone, Axiiden findet man unter Steinen oder nachts ausserhalb ihrer Bauten. Die gesamte Infraordnung bedarf dringend der Revision.

SÄGE-SCHLAMMKREBSE — AXIIDAE

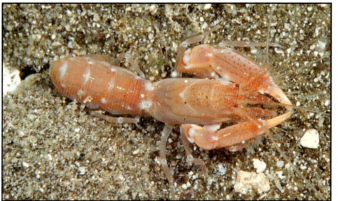

John Hoover — Kona, Hawaii

Axiopsis serratifrons

Länge: Bis zu 6 cm.
Verbreitung: Indopazifik und tropischer Atlantik.
Allgemein: In verzweigten Grabgängen in grobem Sand gemischt mit Geröll (Foto). Anders als Callianassiden verlässt die Art ihren Bau nachts, entfernt sich aber nie weit davon. Sie lebt auf Flachriffen bis in mindestens 15 m Tiefe. Carapax oberseits mit Reihen feiner, nach vorne gerichteter "Sägen" (Name). Man sieht Axiiden weniger häufig als Thalassiniden und Callianassiden.

MANGROVEN-SCHLAMMKREBSE — THALASSINIDAE

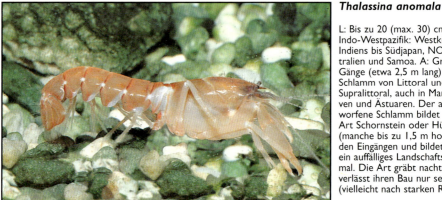

Helmut Debelius — Sri Lanka

Thalassina anomala

L: Bis zu 20 (max. 30) cm. V: Indo-Westpazifik: Westküste Indiens bis Südjapan, NO-Australien und Samoa. A: Gräbt Gänge (etwa 2,5 m lang) im Schlamm von Littoral und Supralittoral, auch in Mangroven und Ästuaren. Der ausgeworfene Schlamm bildet eine Art Schornstein oder Hügel (manche bis zu 1,5 m hoch) an den Eingängen und bildet so ein auffälliges Landschaftsmerkmal. Die Art gräbt nachts und verlässt ihren Bau nur selten (vielleicht nach starken Regen).

UR-SCHLAMMKREBSE — CALLIANASSIDAE

Callianassa petalura

Länge: Bis zu 5 cm. Verbreitung: SO-Sibirien, N-China, Japan.
Allgemein: Körper blass, garnelenartig, erstes Beinpaar mit grossen Scheren, eine ist viel grösser als die andere. Das Rostrum ist klein, die Augen sitzen oben auf abgeplatteten Stielen. Gräbt in Weichsubstrat.
Callianassiden sind auf Flachriffen häufig. Sie leben in langen Grabgängen (meist mit Seitenkammern und zwei Eingängen), die sie selten - wenn überhaupt - verlassen. Die Arten temperierter Gewässer sind meist durchscheinend weisslich und Filtrierer.

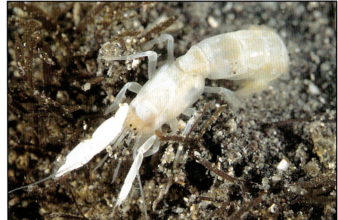

Ryo Minemizu — Izu-Halbinsel, Japan

Callianassa australiensis

Länge: Bis zu 6,5 cm.
Verbreitung: Ostaustralien: Townsville und Low Islands (Queensland) bis Port Phillip Bay (Victoria).
Allgemein: Die auffälligste der temperierten Arten der Familie: Erste Antennen mit dichtem Saum langer Borsten; grosse Schere relativ schlank, mit deutlichem Haken am zweiten Segment. Häufigstes Familienmitglied auf Sand und Schlamm in der Gezeitenzone Ostaustraliens, erreicht Dichten von vielen hundert Individuen pro Quadratmeter. Lebt oft in oder nahe bei Ästuaren und gräbt immer in Weichböden. Von Fischern wird dieser Krebs häufig gefangen und als Köder benutzt. Australische Ködersammler verwendeten als erste sogenannte Krebspumpen (yabbie-pumps) für den Fang dieser Tiere. Fotos: Das Weibchen ist grösser, rosa gefärbt und trägt orange Eier.

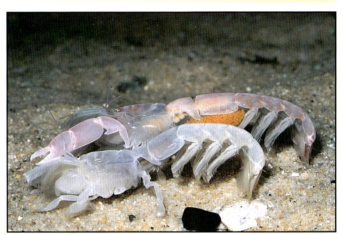

Rudie Kuiter — Bermagui, Australien

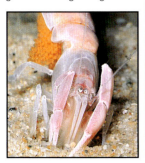

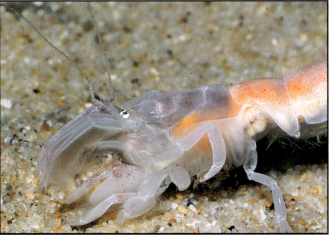

Rudie Kuiter — Bermagui, Australien

KOMMERZIELLER WERT UND NUTZEN VON KREBSTIEREN

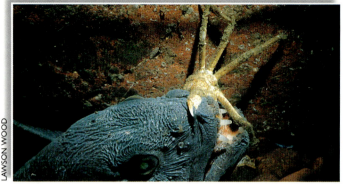
Ein Seewolf *(Anarhichas lupus)* frisst die Spinnenkrabbe Hyas arenatus.

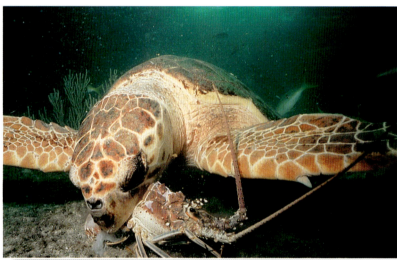
Sogar Schildkröten lieben Langusten, wie dieses Foto aus der Karibik zeigt.

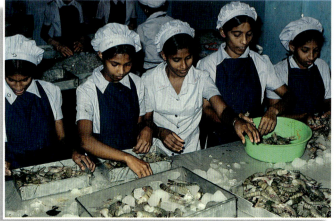

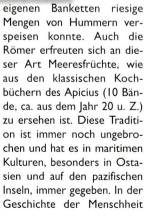

Krebstiere wie Krabben und Garnelen zu fressen, ist in der Tierwelt weit verbreitet. Sie sind häufig, einfach zu fangen und enthalten eine Menge hochwertige Eiweisse. Es überrascht daher nicht, dass der Mensch diese Tiere schon seit seiner Frühzeit fängt und geniesst. In den südlichen Tempeln des alten Ägypten findet man Beweise dafür in Form von Hummerdarstellungen. Auch gibt es aus dem antiken Griechenland eine Reihe von Berichten. Ein Makedonier namens Kallimedon aus der Zeit Alexanders des Grossen ist besonders bemerkenswert: Sein Spitzname in der zeitgenössischen Literatur war "Karabos" (Hummer), weil er auf seinen eigenen Banketten riesige Mengen von Hummern verspeisen konnte. Auch die Römer erfreuten sich an dieser Art Meeresfrüchte, wie aus den klassischen Kochbüchern des Apicius (10 Bände, ca. aus dem Jahr 20 u. Z.) zu ersehen ist. Diese Tradition ist immer noch ungebrochen und hat es in maritimen Kulturen, besonders in Ostasien und auf den pazifischen Inseln, immer gegeben. In der Geschichte der Menschheit

Frauen bereiten Garnelen *(P. monodon)* für das Tieffrieren vor (Sri Lanka).

sehr jung ist dagegen die Entwicklung von Tiefkühltechniken, die uns ermöglichen, viele verschiedene Krustentiere überall in der Welt in hoher Qualität zu geniessen. Dr. Michael Türkay, der nicht nur ein Experte für Krebstaxonomie, sondern auch für den Wohlgeschmack seiner Studienobjekte ist (er ist Autor eines Krustentierkochbuchs), berichtet über dieses Thema in weltweitem Rahmen:
Die jüngsten, von der Food and Agriculture Organisation of the United Nations (FAO) in Rom veröffentlichten Fischereistatistiken

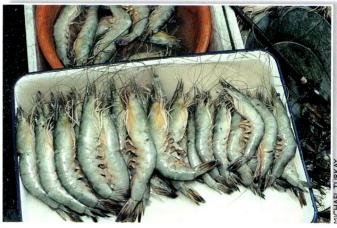

Fenneropenaeus chinensis auf dem Markt in Qingdao, China.

sind die für das Jahr 1996. Diesen Angaben zufolge sind die Anlandungen von Krebstieren 1996 auf 7.140.164 metrische Tonnen gestiegen. Dies sind nur etwa 10 % der Gesamtfischfänge in allen Meeren, aber trotzdem grosse Mengen. Süsswasserkrebse wurden nur in der relativ geringen Menge von 700.000 Tonnen angelandet, was etwa 10 % aller Krebsfänge sind. Die meisten dieser Süsswasserkrebse sind Garnelen der Gattung *Macrobrachium,* die in der Aquakultur eine Hauptrolle spielen.

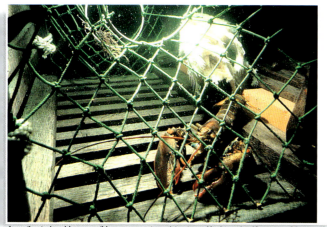

Amerikanischer Hummer *(Homarus americanus)* in einem Korb an der Küste von Maine, USA.

Garnelen sind bei weitem die wichtigsten Krebse in der Fischereiproduktion. Wie bereits erwähnt, sind in den Binnengewässern der Tropen die palaemoniden Garnelen der Gattung *Macrobrachium* sehr bedeutend. Im Meer sind es in erster Linie zwei Familien, die Penaeidae und die Pandalidae. Lokal werden auch andere Familien genutzt, besonders die Palaemoniden und die Crangoniden. Während die penaeiden Garnelen meist in den wärmeren Regionen der Weltmeere gefangen werden, sind Pandaliden Kaltwassertiere. Man nennt sie oft Tiefseegarnelen, was andeutet, dass, wenn sie aus wärmeren Regionen stammen, sie in der kalten Tiefsee gefischt wurden. Sowohl bei der küstennahen als auch der Hochseefischerei geht es um viele verschiedene Arten. Die meisten werden vor Ort gegessen, manche auch gefroren exportiert. Zur Zeit dominiert die Chinesischen Garnele *(Fenneropenaeus chinensis)* den Weltmarkt mit sehr hohen Fangzahlen in China. Einige Penaeiden werden auch in Aquakulturen gezüchtet und direkt von dort aus verkauft. Wichtige Produkte dieser Art sind die Kurumagarnele *(Marsupenaeus japonicus),* die bereits erwähnte *Fenneropenaeus chinensis,* die Grosse Tigergarnele *(Penaeus*

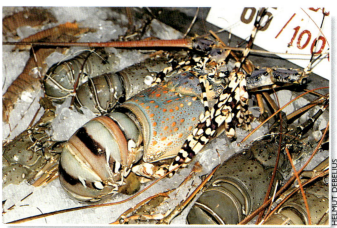

Langusten *(Panulirus polyphagus* und *Panulirus ornatus)* im Angebot eines Restaurants in Phuket, Thailand.

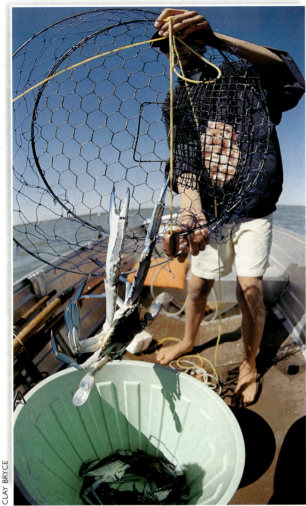

Fischer sammeln *Portunus pelagicus* an der Westküste Australiens.

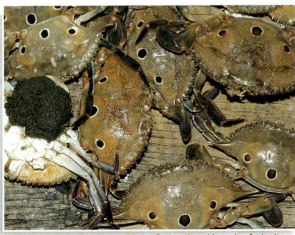

Portunus sanguinolentus auf einem lokalen Fischmarkt in Negombo, Sri Lanka.

monodon) und die Weissbeingarnele *(Litopenaeus vannamei)*. Für tropische Küstengebiete sind viele dieser Aquakulturen eine Bedrohung, weil Mangrovenbäume gefällt und Flächen in Zuchtbecken umgewandelt werden. Daher sind die Sorgen gross, und Methoden für ökologisch vertretbare Vorgehensweisen für diese Form der Aquakultur sind bitter nötig.

Auch Hummer und Langusten erscheinen auf dem Markt. Sie gehören zu verschiedenen Familien, sind also nicht nahe miteinander verwandt. Die scherentragenden Hummer der Familie Nephropidae sind Kaltwassertiere, die im Nordatlantik und den kälteren Teilen des Mittelmeeres mit zwei wirtschaftlich wichtigen Arten vertreten sind: Amerikanischer Hummer *(Homarus americanus)* und Europäischer Hummer *(Homarus gammarus)*. Die Bestände des ersteren sind viel grösser, während die europäische Art einen grossen Niedergang mitgemacht hat und ihr Fang strikten Kontrollen und Einschränkungen unterliegt. Daher sind die meisten Hummer, die auf dem Markt - den europäischen eingeschlossen - verkauft werden, Amerikanische Hummer. Verwandte der Hummer sind die 'scampi' *(Nephrops* und *Metanephrops)*, die ebenfalls wirtschaftlich wichtig sind. Andere verwandte Familien sind Süsswasserkrebse wie die europäischen Astaciden, die nordamerikanischen Cambariden und die Parastaciden der Südkontinente. Viele dieser Süsswasserkrebse werden gefangen und gegessen, einige Arten sind aber auf den Märkten besonders weit verbreitet: Der Europäische Sumpfkrebs *(Astacus leptodactylus)*, der Louisiana-Sumpfkrebs *(Procambarus clarkii)*, der auch an vielen Stellen der Welt eingeführt wurde, der Yabby *(Cherax destructor)* und der Marron *(Cherax tenuimanus)* (beide aus Australien). Langusten gehören zu einer völlig anderen Familie (Palinuridae). Sie sind in den Tropen und Subtropen weit verbreitete Warmwassertiere. Die meisten Arten werden lokal gefangen und gegessen, einige auch als ganze Tiere oder Langustenschwänze gefroren exportiert. Derzeit ist Kuba der wichtigste Produzent und Exporteur von Langustenschwänzen. Dort wird die Florida-Languste *(Panulirus argus)* gefangen und verarbeitet.

Von den "Kurzschwanzkrebsen" sind die Steinkrebse (Lithodidae) wirtschaftlich sehr wichtig. Sie sind keine echten Krabben, sondern mit den Einsiedlerkrebsen verwandt. Im Nordpazifik gab und gibt es eine gigantische Fischerei auf die Alaska-Königs- oder Kamtschatka-Krabbe *(Paralithodes camtschaticus)*. Sie ist so begehrt, dass Mindestfanggrössen und Schutzmassnahmen eingeführt werden mussten. Sie wird meist frisch oder gefroren (USA, Japan, Korea, Europa) oder weltweit in Dosen verkauft. Eine andere Art auf dem Weltmarkt, *Lithodes centolla*, stammt aus Chile, erreicht aber nicht die Mengen ihrer nordamerikanischen Verwandten.

Die echten Krabben (Brachyura) enthalten nur wenige wichtige Arten von weltweiter wirtschaftlicher Bedeutung. Allgemein sind die Taschenkrebse (Cancridae) von Bedeutung, aber nur zwei Arten sind weiter verbreitet, der europäische *Cancer pagurus* und der amerikanische *Cancer magister*, der in der Fisherman's Wharf in San Francisco so beliebt ist. Beide Arten werden gefroren exportiert, aber innerhalb des jeweiligen Kontinents auch lebend verkauft.

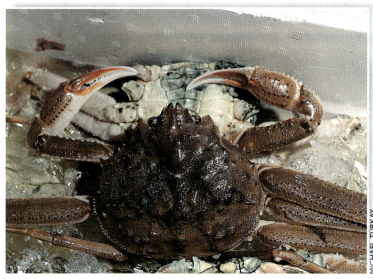

Schneekrabbe der Gattung *Chionoecetes* auf einem Markt in Tokushima in Shikoku, Japan.

Schwimmkrabben (Portunidae) sind eine weitere Familie, deren meiste grosse Arten verzehrt werden. Wieder sind nur wenige von weltweiter Bedeutung: Die Sandkrabbe *(Portunus pelagicus)*, die Schlammkrabbe *(Scylla serrata)* und die Blaue Krabbe *(Callinectes sapidus)*. Während die beiden ersten im Indopazifik weit verbreitet sind, kommt letztere hauptsächlich in Nordamerika vor, wurde aber auch im Mittelmeergebiet ausgesetzt. Alle werden auf lokalen Märkten angeboten, meist lebend, manchmal gekocht, selten gefroren. In den USA wird die Blaue Krabbe nach der Häutung als Weichschalenkrabbe verkauft und in dieser Form sehr geschätzt. Eine dritte Familie von grösserer Bedeutung sind die Spinnenkrabben (Majidae). Von ihnen sind vielleicht die Schneekrabben *(Chionoecetes)* die wichtigste Gruppe, die Gattung ist in kalten nördlichen Gewässern weit verbreitet. Die grössten Erträge stammen aus dem Nordpazifik (USA und Japan). Die grossen Tiere werden entweder frisch, gekocht oder gefroren vermarktet. Auf dem Weltmarkt am häufigsten sind ihre gefrorenen Beine und Scheren, aber auch Dosen. Andere Spinnenkrabbenarten sind mehr von lokalem Interesse. Man sollte jedoch nicht vergessen, die grossen europäischen Spinnenkrabben *Maja brachydactyla* (Atlantik) und *Maja squinado* (Mittelmeer) zu erwähnen, die auf allen europäischen Märkten eine grosse Rolle spielen.

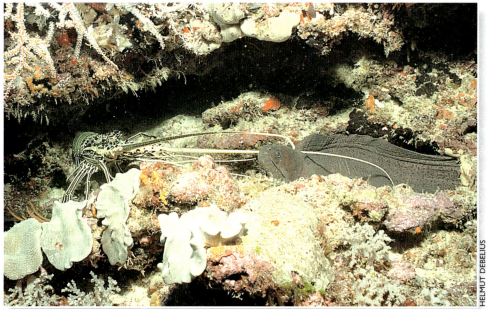

Der einzige Krebs, der diesen Bericht überlebt hat: Nachdem eine Muräne in einem Maledivenriff in 20 m Tiefe eine Languste *(Panulirus versicolor)* angegriffen hatte, wurde sie vom Autor verjagt. Entgegen allen Gerüchten nahm dieser die Languste NICHT mit!

EINSIEDLERKREBSE   DIOGENIDAE

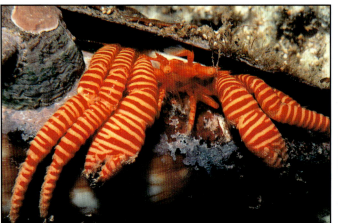

Ciliopagurus strigatus

L: Bis 6 cm. V: Rotes Meer bis Hawaii und Tahiti. A: Auf Korallenfels. Scherenbeine mit Borstenkämmen, rechtes kann grösser sein. Beine rot, gelb geringelt. Körper, Scheren abgeplattet, um in Kegelschnecken zu passen. Nachtaktiv, frisst lebende Tiere, Aas. Unten: *Trizopagurus magnificus*, 2,5 cm, Baja Cal. - Ecuador.

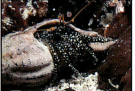

Helmut Debelius   Negombo, Sri Lanka

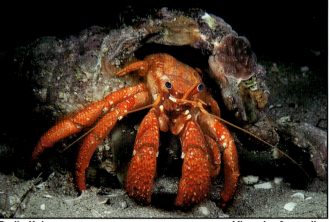

Strigopagurus strigimanus

Länge: Bis zu 13 cm. Verbreitung: Australien: Westaustralien bis New South Wales und Tasmanien. Allgemein: Diese Art unterscheidet sich von anderen Einsiedlerkrebsen Australiens durch ein Schallorgan auf der Basis beider Scheren (auch bei den anderen Arten der Gattung vorhanden). Der grosse Krebs ist rot, hat blaue Augen und zahlreiche Borstenbüschel unten an Scheren und Beinen. Ist in seichten Riffen Tasmaniens häufig, um den Kontinent in Tauchtiefe aber seltener. Tiefenverbreitung: 0 - 220 m.

Rudie Kuiter   Victoria, Australien

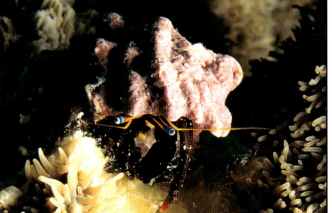

Calcinus gaimardii

L: Bis zu 1,3 cm. V: Westindik bis Zentralpazifik. A: Linke Schere viel grösser als die rechte. Scheren nicht stachlig, löffelförmig, mit nur wenigen Borsten. Färbung der Gattungsmitglieder distinkt, diese Art hat orange Augenstiele mit einem blauen Ring. Unten: *C. haigae*, 0,8 cm, Indopazifik.

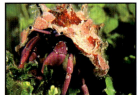

Helmut Debelius   Flores, Indonesien

EINSIEDLERKREBSE   DIOGENIDAE

Calcinus elegans

Länge: Bis zu 1,8 cm.
Verbreitung: Indopazifik.
Allgemein: Man findet diese bunte Art von Gezeitentümpeln bis in eine Tiefe von mindestens 10 m. Unterhalb der Gezeitenzone ist sie am häufigsten, die grösseren Individuen leben im unteren Tiefenbereich. Die Laufbeine sind dunkelbraun mit leuchtend blauen Bändern, die letzten Segmente sind leuchtendblau mit schwarzen Flecken; bei Hawaii ist das Blau der Beine durch Orange ersetzt. Antennen orange, Augen und Augenstiele bei beiden Formen blau. Scheren fast gleichgross, bräunlich, weiss gesprenkelt, Spitzen weiss. Bezieht gern Tritonschnecken.

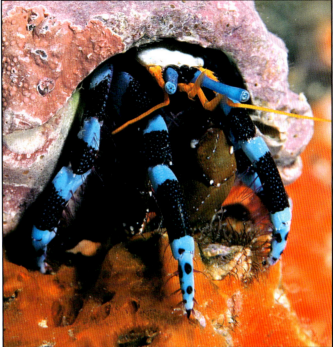
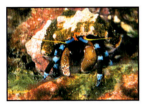

Mark Strickland   Mergui, Myanmar

Aniculus aniculus

Länge: Bis zu 10 cm.
Verbreitung: West- und Zentralpazifik. Allgemein: Alle Gattungsmitglieder sind relativ grosse und sehr bunte Einsiedlerkrebse. Ihre Beine erscheinen schuppig, jede leuchtend gefärbte "Schuppe" hat einen hellen, oft weisslichen Rand. An diesen Rändern sitzen helle, lange Borsten. Die Tiere sind nicht häufig, tagaktiv und und fressen alles, was sie bewältigen können, man sagt ihnen sogar Angriffe auf schlafende Fische nach. Diese Einsiedlerkrebse beziehen oft die Gehäuse grosser Tritonschnecken, tragen darauf aber keine symbiontischen Anemonen, wie andere Familienmitglieder. Foto unten: Sulawesi.

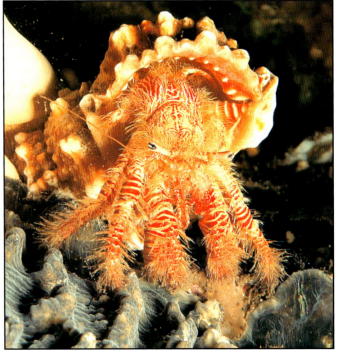
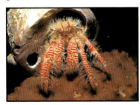

Helmut Debelius   Alor, Indonesien

EINSIEDLERKREBSE   DIOGENIDAE

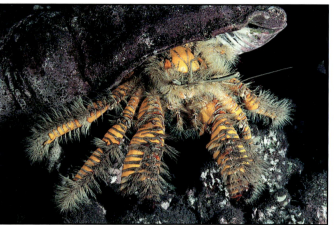
Ed Robinson — Maui, Hawaii

Aniculus maximus
Länge: Bis zu 12 cm. Verbreitung: Indopazifik. Allgemein: Sehr borstig. Die bunten Beine sind mit weissrandigen Schuppen bedeckt. An den Aussenkanten von Riffen, unter Überhängen und in Höhlen bis 35 m. Nutzt häufig die Tritonschnecke *Charonia tritonis*. Unten: *A. elegans*, Cocos Island.

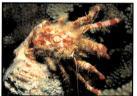

Aniculus retipes
Länge: Bis zu 10 cm. Verbreitung: Ostafrika bis Thailand, Vietnam bis Samoa. Allgemein: Ihre Färbung unterscheidet diese Art von allen anderen Gattungsmitgliedern.
Unten: *Aniculus miyakei*, verbreitet von Honshu bis Kagoshima, Japan.

Helmut Debelius — Grosses Barriereriff, Australien

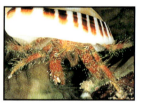

Paguristes frontalis
L: Bis zu 8 cm. V: Australien: W-Australien bis Victoria. A: Auf exponierten Riffen. Gross, mässig häufig, ohne Borsten, linke Schere grösser, mit Tuberkeln verschiedener Grösse. Tiefenverbreitung: 0 - 8 m. Leuchtend orangerot in SO- (siehe Fotos, ? Paarungsgruppe), aber purpurbraun in SW-Australien.

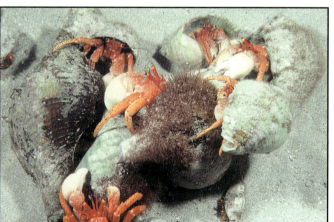
Rudie Kuiter — Victoria, Australien

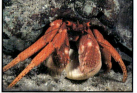

EINSIEDLERKREBSE — DIOGENIDAE

Dardanus pedunculatus

Länge: Bis zu 5 cm. Verbreitung: Indo-Westpazifik: Südafrika und Madagaskar bis Vanuatu, Korea bis Society Islands. Allgemein: Die vielleicht häufigste Einsiedlerkrebsart ist an ihren stachligen Scheren, hellen Borsten, rot-weiss gestreiften Augenstielen und grünen Augen zu erkennen. Die Färbung variiert oft in der Intensität - manche Exemplare sind heller oder dunkler - daher sehen manche auch zwei separate Arten. Die von dem Krebs genutzten Gehäuse sind fast immer mit kleinen Seeanemonen bedeckt. Diese Beziehung bietet ihm Tarnung und Schutz und ermöglicht den Anemonen, an verschiedenen Plätzen zu fressen, während der Krebs umherläuft. Bei Störungen stossen die Anemonen nesselnde Fäden (sogenannte Acontien) aus. Tiefenverbreitung: 0- 40 m.

Die grossen Fotos zeigen ein Exemplar, das an einem toten Schlangenaal (*Ophichthys* sp.) frisst, bzw. die Art zusammen mit *Periclimenes imperator*. Foto unten: Philippinen.

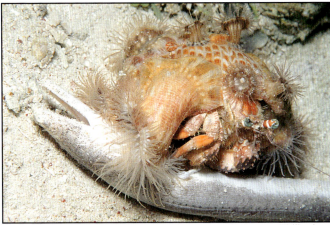
Kevin Markey — Batangas, Philippinen

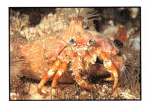

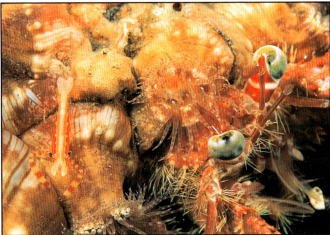
Mark Strickland — Milne Bay, Papua-Neuguinea

Dardanus megistos

L: Bis zu 15 cm. V: Südafrika bis Japan, Hawaii, Society Isl. A: Einer der grössten Einsiedler, einfach am Rotorange mit weissen Flecken und schwarzgerandeten Dornen zu erkennen. Auf den dunklen Rändern zahlreiche, lange, dicke, braune Borsten. Frisst Weichtiere, knackt die Gehäuse. Unten: Qualle fressend.

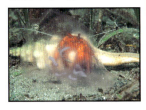

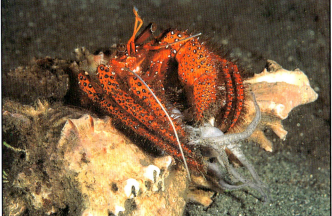
Bob Halstead — Port Moresby, Papua-Neuguinea

EINSIEDLERKREBSE — DIOGENIDAE

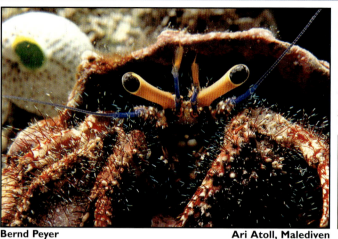
Bernd Peyer — Ari Atoll, Malediven

Dardanus lagopodes
L: Bis zu 3 cm. V: Rotes Meer und Ostafrika bis Japan und Salomonen. A: Körper hell- und dunkelbraun gewölkt, einheitlich von dunklen Borsten mit weissen Spitzen bedeckt. Augenstiele gelb, Antennen meist blau. Lebt in Schneckengehäusen mit weiter Öffnung. Unten: *D. guttatus,* Sri Lanka.

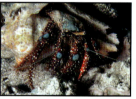

EINSIEDLERKREBSE — PAGURIDAE

Phil Woodhead — Coral Sea, Australien

Paguritta harmsi
L: Bis zu 1 cm. V: Westpazifik: Christmas Island, Salomonen. A: In leeren Wurmlöchern in Hydro- und Hexakorallen. Rechte Schere grösser, Antennen sehr lang, federartig, dienen dem Planktonfang. Farbmuster der Scheren distinkt.

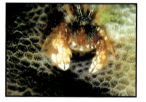

Helmut Debelius — Cebu, Philippinen

Paguritta sp.
L: Bis zu 1 cm. V: Philippinen. A: Eine unbestimmte Art mit distinkt gelben Scheren. Unten: *P. gracilipes,* Bali, 5 m Tiefe.

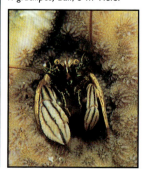

EINSIEDLERKREBSE   PAGURIDAE

Pagurus beringanus

L: Bis zu 2,6 cm. V: Ostpazifik: Beringmeer bis Kalifornien. A: Von der unteren Gezeitenzone (dort in British Columbia und Washington sehr häufig) bis 364 m, zwischen Steinen in geschützten Gewässern. Färbung distinkt. Unten: *P. armatus*, Alaska bis Kalifornien, grosse, ovale, dunkle Augen distinkt.

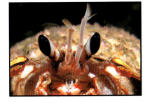
Chris Huss

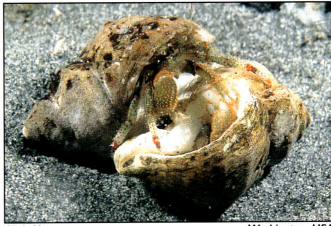
Washington, USA

LANDEINSIEDLER   COENOBITIDAE

Birgus latro

L: Bis zu 15 (Carapax-) und 35 (Gesamt-) cm. V: Inseln im Indik und Pazifik. A: Der Palmendieb ist der grösste Einsiedler und wiegt bis 2,5 kg. Voll terrestrische Art, Jungtiere bewohnen Schneckengehäuse, aber Adulte nicht mehr: Sie klappen ihr hartes Abdomen unter den Carapax und atmen mit einer speziellen "Pseudolunge". Planktonische Zoea-Larven werden ins Meer entlassen. Aasfresser, frisst auch Kokosnüsse und Früchte. Wertvoll, wird lebend auf lokalen Märkten verkauft.

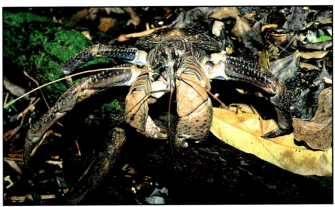
Georgette Douwma   Sipadan, Malaysia

Coenobita sp.

L: Bis zu 4 cm. V: Ostpazifik. A: Alle Familienmitglieder sind terrestrisch, kehren aber zum Meer zurück, um ihre Larven zu entlassen. Die meisten Arten leben in Schneckengehäusen; ihre Uropoden sind raspelartig rauh, um sich innen am Gehäuse festhalten zu können. Foto: An totem Iguana.

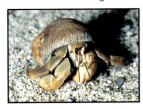

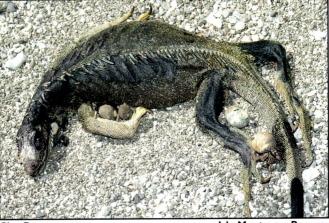
Clay Bryce   Isla Montuosa, Panama

DIE ALASKA-KÖNIGSKRABBE

Die Alaska-Königskrabbe *Paralithodes camtschaticus* ist eines der Hauptziele der Fischereiindustrie von der Halbinsel Kamtschatka, über die Insel Sachalin, das Ochotskische Meer bis zum russischen Teil der Japansee. Auch in Alaska wird sie gefangen. Der Unterwasserfotograf Valeri Darkin hat die riesige Krabbe in ihrem natürlichen Lebensraum nahe Wladiwostok beobachtet.

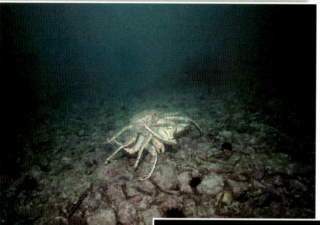

FOTOS: VALERI DARKIN

Ein Paar der Alaska-Königskrabbe *P. camtschaticus* in ihrem natürlichen Habitat.

Benannt nach der grössten Halbinsel im Nordpazifik, lebt dieser Tiefwasserkrebs in einer mittleren Tiefe von etwa 200 bis 300 m. Meist wird die Art in Fallen oder Netzen gefangen. Das ungefähre Fangalter adulter Exemplare ist 10 bis 12 Jahre. Dann beträgt ihre Maximalgrösse rund 25 cm (Carapaxlänge), und ihre Beine haben eine Spannweite von über einem Meter. Die beste Zeit, diese Kreaturen in ihrem natürlichen Habitat zu sehen, ist von März bis April. Dann kommen sie zur Paarung und zum Eierlegen in seichtes Wasser (9 - 15 m). Mit etwas Glück kann ein Taucher bis zu 15 Paare dieser eindrucksvollen Riesen entdecken. Das Unangeneh-

me dabei ist die Wassertemperatur, die im Frühling 1 - 2 °C nicht überschreitet. In diesen Wochen kann man Paare der Alaska-Königskrabbe friedlich unter Felsen sitzen oder auf merkwürdige Weise umherstaksen sehen. Meist hält das Männchen die Greifzangen eines Weibchens mit seinen Greifzangen und seine Partnerin auf diese Weise in Position. Ganz am Ende der Laichzeit kämpfen die Männchen um die rar gewordenen Weibchen. Wenn schliesslich die Wassertemperaturen steigen, wandern sie in grössere Tiefen, in denen die Temperatur niedrig und stabil ist. Als Andenken

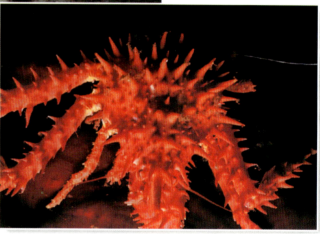

Juvenile Alaska-Königskrabben sind viel stärker bedornt, als adulte Tiere es sind.

an frühere Paarungsperioden kann man als Taucher ein- bis dreijährige juvenile Alaska-Königskrabben finden, die sich zwischen riesigen Muscheln und Anemonen verstecken.

Die Peter-der-Grosse-Bucht hat eine Fläche von 55.600 km^2 und einschliesslich einiger Dutzend Inseln eine Küstenlänge von 1.700 km. Ein Teil der Bucht von 630 km^2 Fläche wurde 1978 zum ersten Unterwasser-Naturpark Russlands erklärt und Staatliches Fernost-Meeresreservat benannt. Das Herz des Schutzgebietes ist der Rimsky-

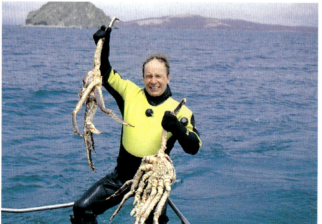

Ein Taucher zeigt Krabben, die er ausserhalb des Schutzgebietes gefangen hat.

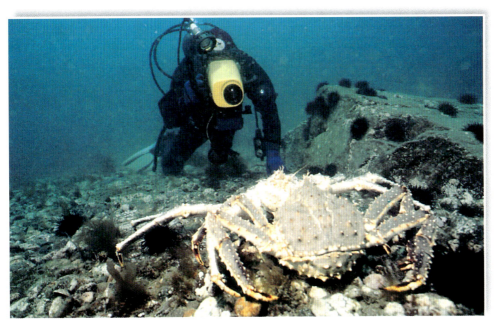

Ein Paar der Alaska-Königskrabbe in 15 m Tiefe bei der Balz zu Beginn der Laichsaison im April.

Korsakov-Archipel, 60 km von Wladiwostok gelegen. Es gibt dort herrliche Motive für Über- und Unterwasserfotografen. Nur zwei Sporttauchanbietern ist der Zugang zum Schutzgebiet gestattet. Camping, Fischen oder Sammeln ist verboten. Während einer Woche im Schutzgebiet bekommen die Mitglieder einer Schutzgebiets-Expedition nur wenige andere Menschen zu Gesicht, wie etwa Meeresbiologen oder Naturschutz-Ranger.

Das attraktivste Tauchangebot in diesem Meeresschutzgebiet ist Wandtauchen bis auf 40 m hinab. Die Wände sind mit rosa Kalkalgen, Seeanemonen, riesigen Muscheln, Schwämmen und anderen Meeresbewohnern bedeckt. Die riesigen Muscheln (Crenomytilus grayanus) und Seenelken (Metridium senile) bilden Kolonien mit einer Biomasse von bis zu 40 kg pro Quadratmeter. Die Muscheln wurden bereits kommerziell von Taucher gesammelt, aber an manchen Stellen kann man noch immer Monster von über 20 cm Länge und einem Alter von bis zu 120 Jahren finden. Bunte Seesterne wie *Evasteria retrifera* sind sehr häufig. Es gibt über ein Dutzend weiterer Arten, so auch *Asterias amurensis,* einen gefährlichen Fressfeind der Muscheln, der nach Victoria eingeschleppt wurde. Eine der Hauptattraktionen für Taucher ist ein Treffen mit dem riesigen Kraken *Octopus dofleini.* Er erreicht ein Maximalgewicht von bis zu 50 kg (im Mittel 22 kg). Meist hält sich der Gigant in Löchern unter grossen Felsen in über 25 m Tiefe auf. An manchen Stellen im Schutzgebiet zählt man oft rund fünf Exemplare während eines Tauchgangs. Eines der schönsten Motive für Unterwasserfotografen ist der Nachbar des Kraken - Sniders Groppe. Einheimische Taucher nennen diesen Fisch den Polizisten, weil er sich jedem Taucher nähert, um den Fremdling in seinem Revier zu inspizieren. Er ist auch für all die abgebissenen Krakenarmspitzen verantwortlich.

Weil das Fleisch der Alaska-Königskrabbe auf dem Weltmarkt viel Geld bringt, haben die Russen schon in den dreissiger Jahren versucht, die Art in der Barentssee anzusiedeln. Aber erst 1974 wurde das erste eiertragende Weibchen in dieser Region gefangen; 1989 wurden auch Jungtiere gefangen, ein deutliches Erfolgszeichen für die Krabbenindustrie. Im Frühjahr 1993 gab es einigen Presserummel über eine Invasion riesiger Alaska-Königskrabben (bis zu der phantastischen Länge von 2 m und einem Gewicht von über 15 kg) an der Küste Norwegens und sogar in der südlichen Nordsee. Tatsächlich hat sich die Krabbenart um die Halbinsel Varanger herum etabliert, aber wegen ihrer Vorliebe für kaltes Wasser wird sie nie weiter nach Süden wandern, um die Europäer das Fürchten zu lehren, wie es damals in der Regenbogenpresse verbreitet wurde.

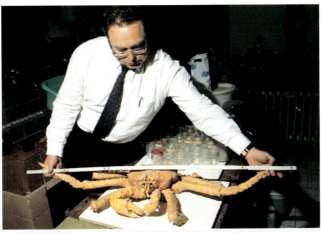

Der Experte Dr. Michael Türkay vermisst ein grosses Exemplar von 120 cm Beinspanne.

STEINKRABBEN — LITHODIDAE

Lopholithodes mandtii

B: Bis 32 cm. V: Ostpazifik: Alaska bis Kalifornien. A: Einfach an kräftigem Körper und leuchtend rötlichoranger Färbung zu erkennen. Juvenile mit kegelförmigen Carapax-Buckeln (links). In starker Strömung. Frisst Stachelhäuter und Anemonen. Vom Sublittoral bis in 137 m Tiefe. Unten: Adult.

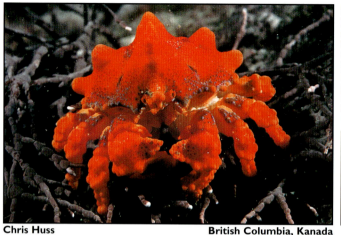
Chris Huss — British Columbia, Kanada

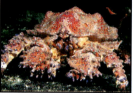

SPRINGKRABBEN — GALATHEIDAE

Allogalathea elegans

Länge: Bis zu 2 cm. Verbreitung: Indo-Westpazifik: Rotes Meer und Ostafrika bis Australien und Philippinen. Allgemein: Diese ungewöhnliche Art lebt auf den Armen von Federsternen. Das erste Beinpaar ist kräftig, etwa doppelt so lang wie der Carapax und trägt Scheren. Die Färbung ist sehr variabel und abhängig von der des Federsternwirts, aber das Muster bleibt gleich: Meist laufen auffällige, helle, mehr oder weniger breite Längsstreifen über den Rücken des Carapax und entlang der Scherenbeine. Scherenspitzen und Beine sind weiss. Ausnahmen sind völlig rote Exemplare auf roten Wirten. Der Tarneffekt der Färbung ist auf den Fotos gut zu sehen. Die Art stiehlt ihrem Wirt Planktonnahrung von den Armen. Weibchen sind grösser als Männchen.

Der Pontoniide *Allopontonia iaini* (siehe S. 176) ähnelt dieser Springkrabbe, lebt aber ausschliesslich auf Seeigeln.

Norbert Wu — Palau

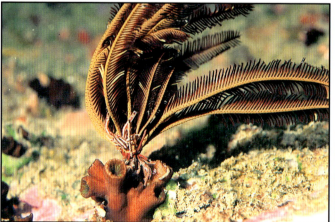
Charles Anderson — Hikkaduwa, Sri Lanka

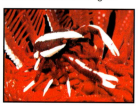

SPRINGKRABBEN   GALATHEIDAE

Galathea pilosa

Länge: Bis zu 1,8 cm.
Verbreitung: Coral Sea, Australien. Allgemein: Ein kleiner Krebs mit distinkter Färbung.
  Unten: Eine bunte, unbestimmte Springkrabbe von den Philippinen. Lebt in kleinen Löchern im Korallensubstrat, meist mehrere zusammen.

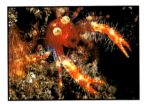

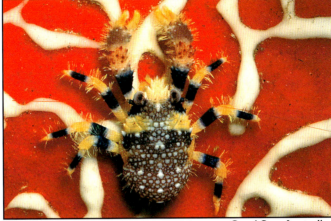

Roger Steene — Coral Sea, Australien

Galathea balssi

Länge: Bis zu 1,5 cm.
Verbreitung: Japan, Ostchinesisches Meer, Coral Sea. Allgemein: Diese Art wurde 1964 aus Japan beschrieben und erst Jahre später anderswo entdeckt. Gezeigt werden Männchen und Weibchen auf einem Schwamm.

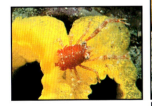

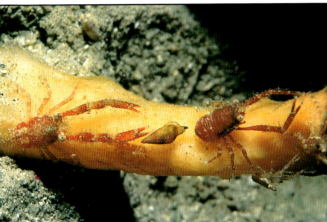

Roger Steene — Milne Bay, Papua-Neuguinea

Galathea sp.

Länge: Bis zu 1,5 cm.
Verbreitung: Indonesien. Allgemein: Eine weitere unbestimmte Springkrabbe aus Indonesien. Foto aus 18 m.
  Galatheiden heissen im Englischen 'squat lobster', weil sie mit ihren langen Scheren eher Langusten (lobster) ähneln als anomuren Krabben, deren Abdomen immer unter den Körper geklappt ist. Das letzte Beinpaar ist verkleinert und verborgen, es dient dem Säubern des Kiemenraums. Einige Galatheidenarten bilden zu bestimmten Jahreszeiten grosse, einheitliche Schwärme (siehe Seiten 72 - 73).

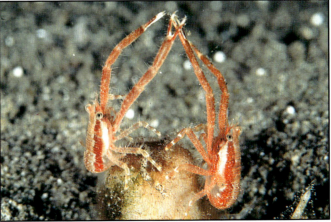

Takamasa Tonozuka — Rinca, Indonesien

SPRINGKRABBEN — GALATHEIDAE

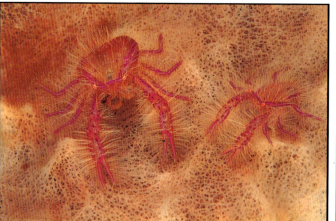

Helmut Debelius — Bali, Indonesien

Lauriea siagiani

L: Bis zu 1,4 cm. V: Indonesien, Philippinen. A: Diese Springkrabbe ist leuchtend rosa mit purpurnen Streifen auf Carapax und Beinen. Scheren mit zahlreichen scharfen Dornen und purpurnen Flecken. Völlig und dicht mit weissen und rosa Borsten bedeckt. In Schwämmen (*Xestospongia*, Fotos).

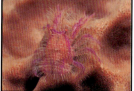

TIEFSEE-SPRINGKRABBEN — CHIROSTYLIDAE

Rudie Kuiter — Kashiwa-jima, Japan

Chirostylus dolichopus

Länge: Bis zu 0,6 cm (nur Carapax!). Gesamtlänge bis etwa 8 cm. Verbreitung: Westpazifik: Japan. Allgemein: Diese bizarre, extrem langbeinige Krabbe lebt auf verschiedenen Korallenarten in Riffen bis in mindestens 20 m Tiefe. Chirostyliden sind hauptsächlich in der Tiefsee ausserhalb der Reichweite von Sporttauchern verbreitet. Von allen Familienmitgliedern ist diese Art noch am ehesten in seichten Gewässern zu finden. Über ihre Biologie ist nur wenig bekannt.

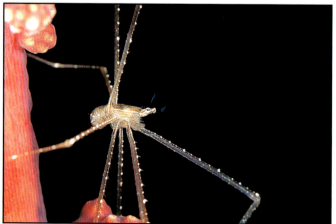

Alex Steffé — Mojo, Indonesien

Chirostylus sp.

Farbmuster deutlich anders als das der Vorart. Tiefe: 16 m. Unten: Ein Tiefsee-Chirostylide von den Komoren.

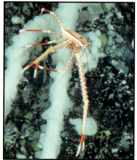

PORZELLANKREBSE   PORCELLANIDAE

Porcellanella triloba

L: Bis zu 0,8 cm. V: Indo-Westpazifik: Rotes Meer bis Japan, Indonesien und Philippinen. A: Die Arten der Familie Porcellanidae nutzen ihre modifizierten 3. Maxillipeden (Kieferbeine), die mit langen, feinen Bürsten bedeckt sind, um Plankton aus dem Wasser zu filtern. Die Arten der Gattung *Porcellanella* sind winzige Kommensalen, die auf den Zweigen von Seefedern leben, wo sie alternierend mit ihren beiden Bursten wedeln (siehe grosses Foto, auf *Veretillum* sp.). Beide Bürsten werden so weit wie möglich ausgestreckt. Durch Ausstrecken und Einklappen dieser Borstenkämme werden beträchtliche Wassermengen gefiltert und das Plankton darin gefangen. Das Futter wird dann zu den Kiefern geführt

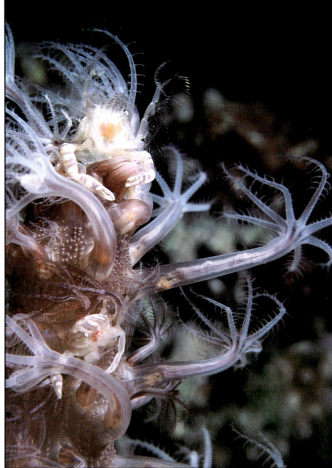

David Behrens   Batangas, Philippinen

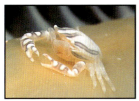

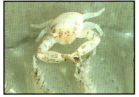

Fortsetzung
und gefressen. Da auch die Seefedern selbst mit ihren Polypen Plankton erbeuten, ist das Habitat Sandfläche in strömungsreichen Gewässern für beide Organismen ideal. Bei der kleinsten Störung ziehen sich die Krabben sofort an den Stamm ihres Wirtes zurück.

Die kleinen Fotos oben zeigen *Porcellanella* auf *Pteroeides*-Seefedern. Das zweite zeigt eine *Porcellanella* mit einem anderen Farbmuster, vielleicht eine andere Art. Das Foto rechts zeigt ein *P. triloba*-Paar auf der Seefeder *Virgularia gustaviana*. Meist findet man beide Geschlechter auf dem Wirt; die Weibchen (links) sind grösser als die Männchen.

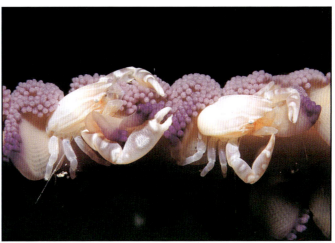

Roger Steene   Flores, Indonesien

PORZELLANKREBSE   PORCELLANIDAE

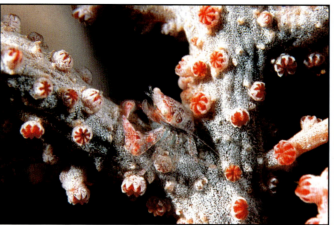
Jones/Shimlock — Sulawesi, Indonesien

Porcellanella picta
L: Bis zu 0,7 cm. V: Westpazifik. A: Dieses Gattungsmitglied unterscheidet sich von der Vorart deutlich durch ein rotes Fleckenmuster und die Lebensweise auf der Gorgonie *Muricella*. Das kleine Foto unten zeigt eine weitere Art mit anderem Farbmuster und anderer Wirtskoralle (Sulawesi, 15 m).

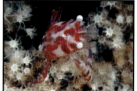

Roger Steene — Bali, Indonesien

Lissoporcellana sp.
L: Bis zu 0,8 cm. V: Indonesien. A: Das Farbmuster des winzigen Kommensalen imitiert die farbigen Skleriten seiner Wirte (*Dendronephthya*-Weichkorallen) und tarnt ihn dadurch. Auf einer einzigen Weichkoralle können zahlreiche Individuen leben. Unten: Andere Art, auf Weichkorallenwirt (Sumatra).

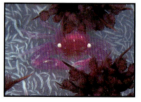

Roger Steene — Bali, Indonesien

Petrolisthes sp.
L: Bis zu 1,7 cm. V: Westpazifik. A: Wie die Springkrabben haben auch Porcellaniden peitschenartige Antennen, ebenso ist ihr 5. Beinpaar reduziert und dient der Körperpflege. Gezeigt wird eine bunte Art aus Indonesien.
Unten: *Petrocheles australiensis*, Portsea, Victoria, Australien.

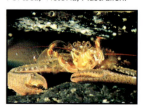

PORZELLANKREBSE   PORCELLANIDAE

Neopetrolisthes oshimai

L: Bis zu 2,5 cm. V: Indo-Westpazifik. A: Lebt fast ausschliesslich paarweise auf Anemonen. Das Farbmuster variiert mit der geografischen Herkunft.
    Arten der Gattung *Neopetrolisthes* sind Kommensalen grosser Anemonen *(Entacmaea, Gyrostoma, Stichodactyla, Cryptodendrum, Heteractis)* und tragen bunte Flecken auf einem porzellanweissen Körper. Diese Färbung und die Tendenz, "leicht zu zerbrechen" (besonders das Abwerfen der Scheren unter Stress), mögen der Grund für den ungewöhnlichen Populärnamen der Familie sein.

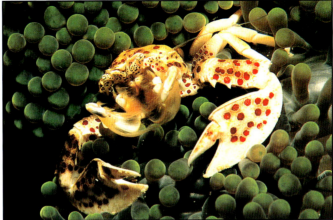

Helmut Debelius   Derawan, Indonesien

Neopetrolisthes maculatus

L: Bis zu 3 cm. V: Rotes Meer bis Australien und Philippinen. A: Carapax gerundet, krabbenartig, glatt. Scherenbeine breit, kräftig, Scheren gross. Cremeweiss mit vielen kleinen roten Flecken. Zwischen den Tentakeln oder unter dem Rand von Anemonen *(Cryptodendrum,* Foto; *Entacmaea).* Unten: Paar, ♀ grösser.

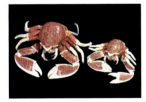

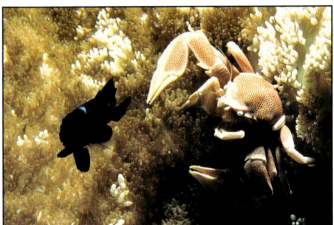

Helmut Debelius   Ari Atoll, Malediven

Neopetrolisthes sp.

Länge: Bis zu 1,5 cm. Verbreitung: Mauritius. Allgemein: Unbeschriebene Art, lebt auch auf Anemonen.
    Porzellankrebse können mit ihrem muskulösen, vorwärts faltbaren Schwanz wie manche Garnelen rückwärts schwimmen.
Unten: *N. alobatus* aus Kenia.

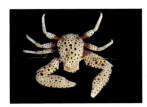

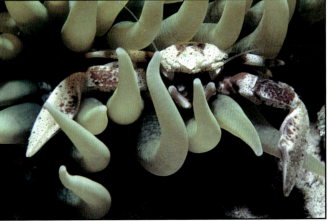

Helmut Debelius   Flic en Flac, Mauritius

KREBSBIOTOP MANGROVE

Als die Portugiesen den Seeweg nach Indien um das Kap der Guten Hoffnung herum gefunden hatten, waren sie erstaunt, verwirrt und verängstigt bei dem ungewöhnliche Anblick, der sich ihnen entlang der "neuen" Küsten bot: Bäume und Sträucher, die im Meer wuchsen oder auf schlüpfrigem Schlamm und unfruchtbarem Salzboden gediehen. Die Seefahrer berichteten von schmerzhaften Erfahrungen beim Versuch, die ihnen unbekannten Wälder zu erforschen. Das undurchdringliche Chaos der Wurzeln, die labyrinthartigen Kanäle, die eine Orientierung fast unmöglich machten, und der Schlickgrund liessen eine Begehung zu einem lebensbedrohlichen Abenteuer werden. Vor allem aber waren es die Bewohner der Mangroven - Myriaden von Stechmücken, Krokodile, Seekühe und zahlreiche Landraubtiere -, die zu einer düsteren Beschreibung des für die Lebewelt der Tropenküsten so wichtigen Lebensraumes führten.

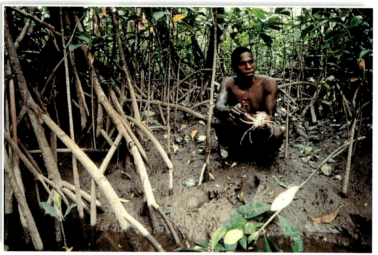

Grosse Mangrovenkrabben werden von Hand gefangen und sind begehrte proteinreiche Nahrung.

FOTOS: ARNE HODALIC

Als vor mehr als 400 Millionen Jahren die ersten Lebewesen dem Meer entstiegen, um das Land zu besiedeln, waren ihre ersten Kontakte mit der neuen Umwelt die Pflanzengemeinschaften der tropischen Sumpfwälder. Die Mangrovenwälder spielten dabei eine wichtige Rolle in der Entwicklung der Organismen des Meeres, der Süss- und Brackgewässer und der terrestrischen Lebensräume.

Mangrovenwälder sind in ihrer Verbreitung auf den gesamten Tropengürtel zwischen dem Wendekreis des Steinbocks im Norden und dem des Krebses im Süden beschränkt. Sie kommen an den Flachküsten der Weltmeere überall dort vor, wo geeignete Umweltbedingungen wie der periodische Wechsel von Meer- und Süsswasser und der Gezeitenhub ein feuchtwarmes Klima und die Nutzung durch den Menschen dies erlauben. In Ausnahmefällen (z. B. am Roten Meer) wachsen Mangroven auch in Gebieten, wo der Gezeitenhub nur sehr gering ist. Zu den extremsten Standorten von Mangrovenpflanzen gehören auch sehr trockene Wüsten oder felsige Koralleninseln. Nach neueren Schätzungen besiedeln Mangroven weltweit etwa 160.000 km². Dazu kommen noch rund 83.000 km² an Wasserwegen, Ästuaren und Lagunen, die in ihrer ökologischen Funktion eng mit den Mangrovenwäldern verbunden sind.

Ob sich eine Mangrovenlandschaft entwickelt oder nicht, hängt davon ab, ob die Keimlinge der halophilen (salzliebenden) Arten Konkurrenz durch andere Sumpfpflanzen haben. Ist der Salzgehalt

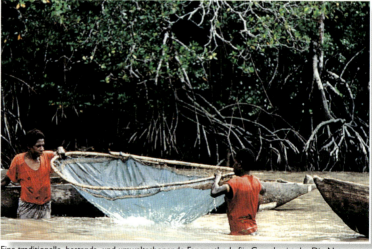

Eine traditionelle, bestands- und umweltschonende Fangmethode für Garnelen ist das Dip-Netz.

ausreichend hoch, haben letztlich nur die Mangrovenpflanzen Bestand und können sich ohne Konkurrenzdruck entwickeln.

Die Umwelteinflüsse in der amphibischen Welt der Mangroven kann man nur als Dauerstress bezeichnen. Da sind einerseits die langfristigen Klimaeinflüsse wie Regen- und Dürrezeiten. Andererseits gibt es den kurzfristigen täglichen Wechsel der Gezeiten, die den Lebensraum Mangrove einmal als voll bewässertes Sumpfgebiet erscheinen lassen, dann wieder als ausgetrockneten Salzsumpf. Besonders während der Regenperioden werden zudem noch oft riesige Sedimentfrachten aus den Küstendeltas grosser Flüsse direkt in die Mangrove transportiert, während seeseitig durch Wind und Wellen den Bäumen das ohnehin lockere Substrat wieder entzogen wird.

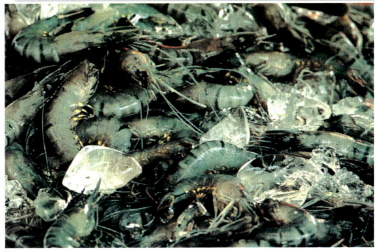

Überall gefragt sind grosse Geisselgarnelen (Familie Penaeidae), die in der Mangrove häufig sind.

Im Vergleich zum tropischen Regenwald ist die Artenvielfalt in Mangrovenwäldern auffallend gering. Nur etwa 60 Baum- und Straucharten werden als echte Mangrovenarten angesehen. Dazu zählen z. B. Arten der Gattungen *Rhizophora, Sonneratia, Avicennia, Laguncularia, Xylocarpus* und *Heritiera*. Daneben gibt es etwa 300 Pflanzen, die nicht exklusiv an diesen Standort gebunden, aber regelmässig dort zu finden sind. Oft sind dies Schlingpflanzen, Parasiten oder Aufsitzer, u. a. Lianen, Misteln, Bromelien, Orchideen und Farne, die dem Beobachter sofort als Aufwuchs auf anderen Pflanzen auffallen. Weitaus häufiger sind jedoch Rindenpilze und Flechten, die zum grossen Teil für den biologischen Abbau des Pflanzenmaterials sorgen. Besonders verbreitet sind auch marine Algen, die sich auf den Stelzwurzeln der Mangrovenbäume ansiedeln.

Beim Betrachten der Tierwelt wird deutlich, warum die Mangrove ein Lebensraum zwischen zwei Welten - Wasser und Land - ist. Die meisten der für dieses amphibische Ökosystem typischen Tiere nutzen in bestimmten Zeitabschnitten die Mangrove als Laichstätte, Kinderstube, Fressplatz oder Zwischenstation bei ihren Wanderungen. Dies trifft für Fische ebenso zu wie für zahlreiche Wandervögel, die in der Mangrove oft ideale Zufluchtsorte und auch Nistplätze finden. Dass Mangrovenwälder vielfach noch weisse Flecke auf der Weltkarte der Zoologen sind, hängt wohl mit den bereits erwähnten Schwierigkeiten zusammen, das Biotop überhaupt zu begehen. Am besten sind bislang jene Tiergruppen untersucht, an denen entweder ein wirtschaftliches Interesse besteht (Fische, Krebse, Muscheln) oder die schon immer im Blick engagierter Naturschützer lagen (Reptilien, Vögel).

Die enorme Produktion an biologisch abbaubarem Material in Mangrovenwäldern bildet die Grundlage für Nahrungsketten, die in Artenreichtum und Vielfalt eher denen im tropischen Regenwald gleichen. Mangrovenbäume werfen innerhalb eines Jahres pro Hektar 8 Tonnen Laub ab. Die graduelle Aufarbeitung dieses für das Ökosystem so wichtigen Grundnahrungsstoffes wird in Arbeitsteilung durch zahllose Mikroorganismen (Bakterien, Spaltpilze) und bodenlebende Tiere wie Schnecken, Würmer und Krabben bewerkstelligt, welche die Blätter direkt als Nahrung nutzen oder für

Wie in vielen Gezeitenzonen leben auch zwischen den Stelzwurzeln der Mangroven Einsiedlerkrebse.

247

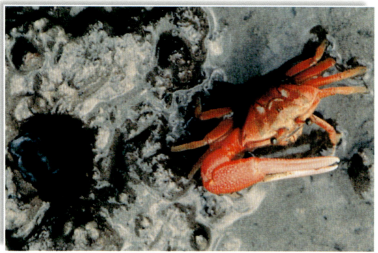

Männliche Winkerkrabben fallen durch eine übergrosse Schere und ihre Färbung in der Mangrove auf.

andere aufschliessen. Für viele Mangrovenbewohner stellen die Bakterien und Pilze auf den abgefallenen Blättern die eigentliche Nahrungsquelle dar: Mit blossem Auge lassen sich diese Mikroorganismen auf den Blattfragmenten als graubrauner Schleimfilm erkennen. Je weiter der Prozess des biologischen Abbaus fortgeschritten ist, desto dichter sind die Blätter mit dem Mikrobenfilm überzogen. Dieser nährstoffhaltige Belag ist wohl die eigentliche Proteinquelle für die meisten Mangrovenbewohner einschliesslich der Nutzarten wie Meeräschen, Garnelen und Krabben. Man kann also das Fallaub und damit die Bäume selbst als den Hauptnahrungsmittellieferanten dieses einzigartigen Lebensraumes bezeichnen.

Das Ökosystem Mangrovenwald ist weltweit von grosser Bedeutung für den Fischfang, weil viele kommerziell genutzte Fische und vor allem Garnelen die Mangrove als Kinderstube, Fress- und Lebensraum einnehmen. In manchen Regionen sind über 70 % der Fangarten in ihrer Existenz direkt auf intakte Mangrovenbiotope angewiesen. Beim Fang in diesen Gewässern stellen sich naturgemäss einige Schwierigkeiten ein. Die Fangmethoden traditioneller Kleinfischereien in den Labyrinthen der Mangrovenpriele reichen vom einfachen Aufsammeln der begehrten Mangrovenkrabben aus Schlammlöchern und dem Abschlagen der Mangrovenaustern von den Stelzwurzeln bis hin zum Aufstellen von Fangzäunen, mit denen ganze Priele zeitweise abgesperrt werden. Auch die Aquakultur in Mangrovengebieten hat eine immer grösser werdende Bedeutung erlangt. Den hohen Nährstoffgehalt der Gewässer nutzt man zur Aufzucht von Austern, Milchfischen *(Chanos chanos),* Meeräschen (Familie Mugilidae) und den begehrten Geisselgarnelen (Familie Penaeidae). Leider ist die Mangrove durch solche eher in industriellem Massstab durchgeführten Aktivitäten des Menschen heute fast überall stark gefährdet. Konversion zur Nutzung als Fischzuchtanlage, Ackerland, Viehweide, Saline, Strasse, Mülltalde, und auch Zerstörung durch Krieg, Erdöl- oder Erzgewinnung lassen die Mangrove weltweit schwinden, ohne dass die negativen Folgen viel Beachtung fänden.

Verhaltensbiologisch hochinteressante Bewohner der Mangrovenregion sind die kolonialen Winkerkrabben der Gattung *Uca* (Familie Ocypodidae). Auffällig ist vor allem die eine vergrösserte und bei vielen Arten bunt gefärbte Schere der Männchen. Sie dient in erster Linie zur optischen Kommunikation untereinander (nur die zweite, kleine Schere wird zum Fressen genutzt) und wird in artspezifischen Mustern auf und ab, hin und her geschwenkt.

Wichtige Aufgabe des "Winkens" ist das Werben um ein Weibchen während der Balz. Auslöser für dieses Verhalten ist die Annäherung eines Weibchens. Merkwürdigerweise winken alle Männchen einer Kolonie synchron, obwohl doch jedes darauf erpicht sein sollte, die Aufmerksamkeit auf sich alleine zu lenken. Da aber jeder der erste sein will, synchronisiert sich eine Gruppe schliesslich ganz von selbst!

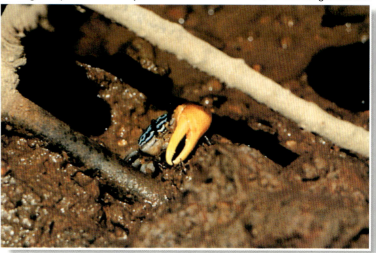

Ausserdem ist das Kommunikationsverhalten der Winkerkrabben-Männchen unter Krebsen einmalig.

SCHWAMMKRABBEN   DROMIIDAE

Dromia dormia

Breite: Bis 20 cm.
Verbreitung: Indopazifik: Rotes Meer, Süd- und Ostafrika bis Japan und Hawaii.
Allgemein: Dies ist die grösste Schwammkrabbenart der Welt. Ihr Carapax ist "pelzig", gewölbt und gross, seine Seitendorne sind gross und spitz; die Scheren haben weisse Spitzen. Oft trägt die Art mit den Hinterbeinen zur Tarnung einen Schwamm (nicht auf dem Foto rechts, das eine Abwehrhaltung zeigt). Näheres über das "Schwammtragen" findet sich bei den atlantischen Arten der Familie auf den Seiten 80 - 81.

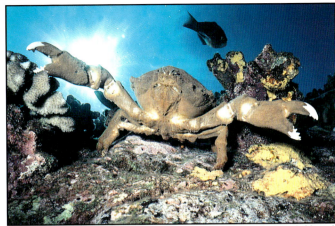

Ed Robinson — Maui, Hawaii

Dromidiopsis dubia

Breite: Bis 1,5 cm.
Verbreitung: Madagaskar bis Neukaledonien.
Allgemein: Dies ist ein kleiner Seichtwasser-Dromiide. Tiefenverbreitung: 14 - 75 m.
Das Foto zeigt diese Art mit dem Stück eines roten Schwammes als "Tarnkappe". Obwohl gerade die rote Farbe nicht die beste Tarnung zu sein scheint, sollte man bedenken, dass tropische Riffe vor Leben nur so wimmeln und dem Betrachter eine verwirrende Farbenvielfalt bieten. Selbst ein an sich auffälliges Rot geht dann schnell in der Menge unter.

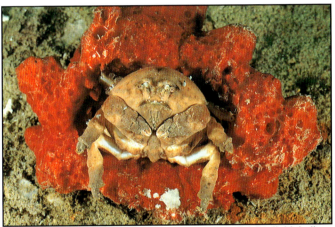

Herwarth Voigtmann — Ari Atoll, Malediven

Cryptodromia octodentata

B: Bis 7,5 cm. V: Südaustralien: Westaustralien bis Victoria. A: Carapax und Beine dicht mit Borstenbüscheln bedeckt. Foto: Mit bunter Kolonie-Seescheide (*Botrylloides* sp.) statt des typischen Schwammstückes. Tiefenverbreitung: 0 - 60 m. Unten: Ein andere Schwammkrabbenart aus dem Roten Meer.

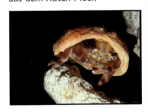

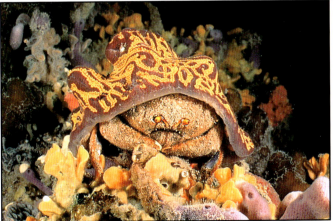

Fred Bavendam — Südaustralien

SCHAMKRABBEN   CALAPPIDAE

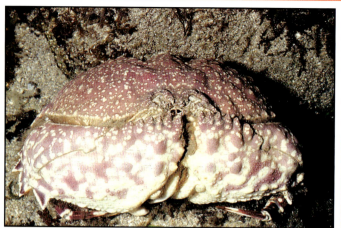
Helmut Debelius　　　　　　　　**Sea of Cortez, Mexiko**

Calappa convexa
Breite: Bis 12 cm. Verbreitung: Ostpazifik: Golf von Kalifornien bis Ecuador. Allgemein: Carapax und Scheren stark tuberkulat. Lebt küstennah auf Sand von 18 - 122 m Tiefe. Oft werden grosse Mengen von Garnelenfischern gefangen. Unten: *C. hepatica*, Rotes Meer (Foto) bis Hawaii, Carapax stachlig.

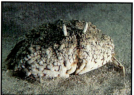

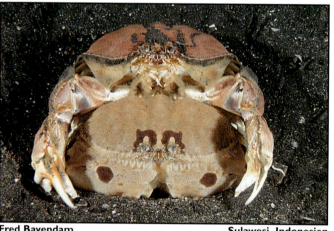
Fred Bavendam　　　　　　　　**Sulawesi, Indonesien**

Calappa philargius
Breite: Bis 9 cm. Verbreitung: Westpazifik: Thailand bis Japan. Allgemein: Carapax stachlig, distinktes Farbmuster 6 dunkler Flecken auf den Scheren und um die Augen. Die Fotos zeigen ein Paar (links, Männchen oben) und ein Weibchen (unten, Sulawesi, Tiefe 15 m). Calappiden fressen Weichtiere.

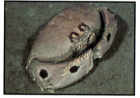

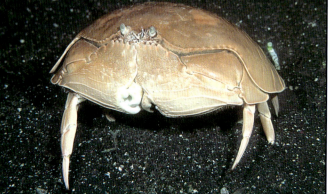
Rudie Kuiter　　　　　　　　**Sulawesi, Indonesien**

Calappa calappa
Breite: Bis 15 cm. Verbreitung: Indopazifik: Ostafrika bis Japan und Hawaii. Allgemein: Seitliche Carapaxverbreiterungen glatt, die Beine bedeckend. Färbung variabel von cremeweiss mit gleichmässig verteilten braunen Punkte (unten, Indonesien) bis einheitlich braun (links). Öffnet Mollusken mit den Scheren.

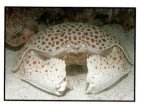

KORALLENKRABBEN — TRAPEZIIDAE

Trapezia lutea

B: Bis 2 cm. V: Westpazifik. Allgemein: Carapax rund, konvex, Augen einklappbar, Scherenbeine vergrössert, Scheren wuchtig, mit borstiger Aussenseite. Tags immer paarweise (auch mit Juvenilen) auf den Ästen von *Stylophora*- und *Pocillopora*-Korallen. Eine häufige Art der Gattung *Trapezia*.

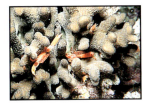
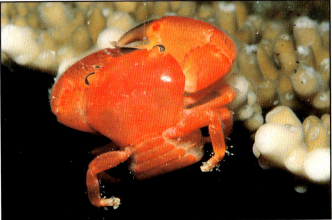

Helmut Debelius — Bali, Indonesien

Trapezia rufopunctata

B: Bis 1,5 cm. V: Indopazifik, nicht Rotes Meer. A: Creme bis orange mit etwa 200 roten Punkten auf Carapax und Beinen, 6 Zwischenaugendorne. Auf Zweigen von *Stylophora*- und *Pocillopora*-Korallen, oft zusammen mit anderen Arten. Frisst Schleim und Detritus. *T. wardi* ist ein Synonym.

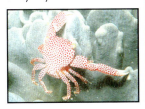
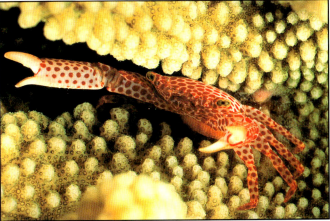

Doug Perrine — Layang Layang, Malaysia

Tetralia cavimana

B: Bis 1,2 cm. V: Rotes Meer bis Japan. A: Interorbital breit, gerundet, ohne Dornen. Hellbraun, Beingelenke mit dunkleren Flecken. Alle *Tetralia*-Arten leben auf *Acropora*-Korallen. Unten: *Quadrella* sp., Interorbital dornig, Scheren lang, nachtaktiv, lebt nur auf Schwarzen Korallen. Foto aus dem Oman.

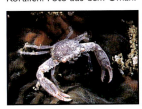
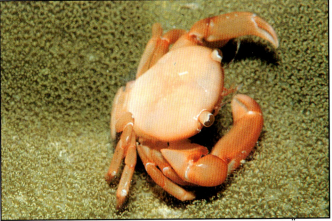

Helmut Debelius — Gubal, Ägypten

RUNDKRABBEN   XANTHIDAE

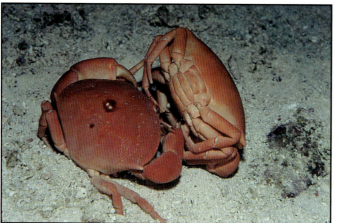
Kevin Markey — Cebu, Philippinen

Carpilius convexus
B: Bis 9 cm. V: Rotes Meer bis Philippinen und Japan. A: Carapax und Beine bis auf eine "Orangenhaut" glatt. Färbung variabel. Nachtaktiv, frisst beschalte Weichtiere, die mit den Scheren geöffnet werden. Die beiden Exemplare links streiten wahrscheinlich um die Vorherrschaft im Revier!

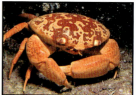

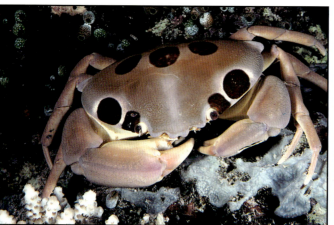
Helmut Debelius — Pulau Seribu, Indonesien

Carpilius maculatus
Breite: Bis 9 cm. Verbreitung: Rotes Meer bis Japan und Hawaii. A: Carapax glatt, mit 4 stumpfen Dornen zwischen den Augen. Farbmuster typisch. Nachtaktiv, bewegt sich nur langsam. Eine der bekanntesten Riffkrabben des Indopazifiks. Unten: *Glyptoxanthus hancocki*, endemische Art von Galapagos.

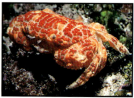

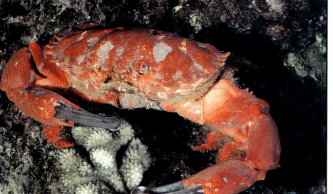
Ed Robinson — Sipadan, Malaysia

Etisus splendidus
B: Bis 20 cm. V: Rotes Meer bis Hawaii. A: Gross, rot, Scherenfinger (beim ♂ grösser) heller, mit "Löffelspitzen". Carapaxrand mit etwa 10 unregelmässigen Dornen. Nachtaktiv, frisst beschalte Weichtiere, die mit den Scheren geöffnet werden, auch Algen. Soll sehr giftig sein. Unten: *Etisus utilis*, PNG.

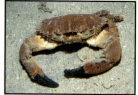

RUNDKRABBEN   XANTHIDAE

Neoliomera insularis

Breite: Bis 3 cm.
Verbreitung: Australien, Neukaledonien, Neuguinea, Philippinen, Japan. Allgemein: Diese leuchtend rote Rundkrabbe lebt auf Geröllböden bis etwa 10 m Tiefe. Die Seitendornen des glatten Carapax sind kurz und lassen die Art eckig aussehen. Siehe auch **Rücktitel:** Das seltene Foto (Lembeh Straits, Sulawesi, Indonesien) zeigt ein Weibchen dieser Art beim Entlassen seiner Jungen ins Wasser. Vorher hatte die Krabbe ihre Eier längere Zeit schützend unter dem Körper getragen.

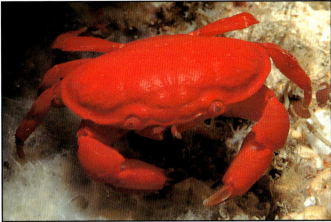

Roger Steene   Madang, Papua-Neuguinea

Lybia tesselata

Breite: Bis 1,5 cm.
Verbreitung: Indo-Westpazifik: Ostafrika (Mosambik) bis Marshall Islands. Allgemein: Carapax mit distinktem Farbmuster und kleinen Borstenbüscheln. *Lybia*-Arten tragen zur Verteidigung kleine Anemonen in den Scheren ("Boxerkrabben"). Rechts: ♀ mit Eiern.

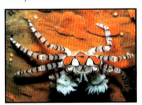

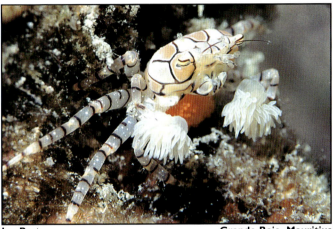

Jan Post   Grande Baie, Mauritius

Lybia caestifera

B: Bis 1,5 cm. V: Rotes Meer bis Japan und Hawaii. A: ♀ mit Eiern. Oberfläche borstig, mit Schlamm und Algen "verziert". Auf Korallenschutt und Steinen im Seichwasser. Frisst Detritus und Aufwuchs. Fast immer mit einer kleinen Anemone (oft *Triactis producta*) in jeder Schere. Unten: *Lybia edmondsoni*, Hawaii.

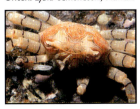

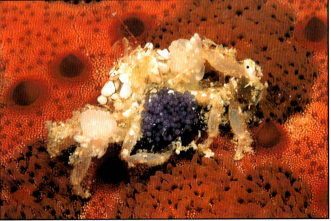

Mark Strickland   Similan Islands, Thailand

253

TASCHENKREBSE — CANCRIDAE

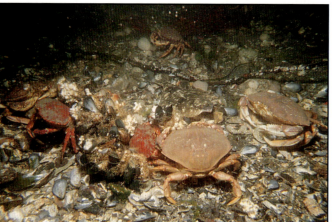
Peter Schupp — Washington, USA

Cancer productus (links)
B: Bis 16 (♀) und 20 (♂) cm.
V: Ostpazifik: Alaska bis Baja California. A: Scheren gross, mit schwarzen Spitzen. Adulte rötlich, Juvenile farblich sehr variabel, oft mit "Zebra-Muster". Die Art lebt meist zwischen Geröll und frisst Muscheln und Seepocken in Tiefen von 1 - 80 m.

Cancer magister (rechts)
B: Bis 23 cm. V: Ostpazifik: Pribilof-Inseln bis Kalifornien. A: Scheren oben gesägt, mit weissen Spitzen. Gesamtfärbung einförmig bräunlich. Lebt meist auf Sand und zwischen Seegras in Tiefen von 10 - 230 m. Frisst Muscheln und kleine Krebse.

KUGELKRABBEN — LEUCOSIIDAE

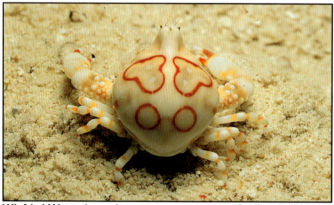
Winfried Werzmirzowsky — Cabilao, Philippinen

Leucosia anatum
B: Bis 2,5 cm. V: Nordaustralien. A: Färbung distinkt. Auf Sand, auch bei Riffen. 0 - 60 m. Unten: *L. pubescens*, 2,8 cm, Indik bis Australien und Indonesien (Foto von Sulawesi). Die Art lebt küstennah und ist manchmal in Ästuaren häufig.

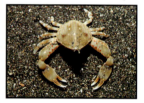

SPANNERKRABBEN — RANINIDAE

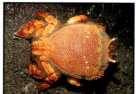

Ranina ranina
L: Bis zu 14 cm. V: Südafrika bis Japan und Hawaii. A: Meist teilweise in Sand eingegraben (Foto), Augen gestielt, dazwischen kurze Antennen. Männchen viel grösser als Weibchen und mit stärkeren Frontaldornen. Unten: Weibchen (Bali).

Helmut Debelius — Bali, Indonesien

QUALLENREITER

Das Zusammenleben von Krebstieren mit Nesseltieren (Klasse Anthozoa) ist relativ gut untersucht, aber die Mehrzahl dieser Studien behandelt decapode Krebse, die entweder mit Steinkorallen oder Seeanemonen assoziiert sind. Eine Reihe seltener Fotos hat es uns ermöglicht, einen völlig anderen Typ des Zusammenlebens von Decapoden und Nesseltieren zu zeigen, nämlich das "Reiten" auf Quallen.

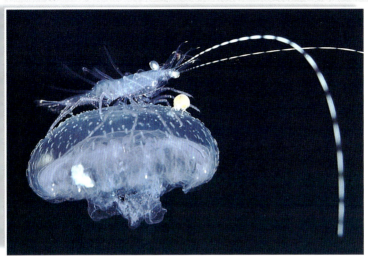

Dies seltene Foto zeigt eine juvenile Garnele, die auf einer kleinen Qualle (Hydromeduse?) "reitet".

Viele Krebstiere, hauptsächlich decapode Garnelen und Krabben, leben kommensal oder symbiontisch mit Nesseltieren der Klasse Anthozoa, nämlich mit Korallen und Seeanemonen, zusammen. Zwei andere Nesseltier-Klassen, Hydrozoa und Scyphozoa (hierzu gehören die wohlbekannten grossen pelagischen Schirmquallen), wurden lange Zeit nicht als mögliche Symbionten für Krebse angesehen. Berichte über quallenbewohnende Garnelen gab es erst in den zwanziger Jahren dieses Jahrhunderts. Heute weiss man von mehreren Decapodenarten, dass sie dauerhaft auf oder unter dem Schirm von Quallen leben. Man kennt auch einige Decapodenlarven, die auf Quallen "reiten". Drei Arten carider Garnelen, die pandalide Garnele *Chlorotocella gracilis* und zwei Hippolytiden der Gattung *Latreutes* finden sich im tropischen Westpazifik an der rhizostomen Qualle *Mastigias papua*. Pandalide Garnelenlarven hat man vor der Küste Kanadas rittlings auf Hydromedusen beobachtet. Spinnenkrabben (Majidae) sind häufig mit diversen benthischen Nesseltieren wie Anemonen, Korallen, Gorgonien etc. vergesellschaftet, es gibt aber nur wenige Berichte über ihre Assoziation mit pelagischen Quallen. Die Megalopa-Larven (spätes Larvenstadium) des Taschenkrebses *Cancer magister* wurden im Ostpazifik beim "Mitreisen" auf der Hydrozoe *Velella velella* beobachtet. Abhängig von Jahreszeit und Ort können bis zu 90 % von *Velella* Krabben-Megalopae auf sich tragen, bis zu 4 Stück pro *Velella*. Im Mai 1980 und 1981 wurden sehr viele Megalopae "an Bord" von *Velella* in Grays Harbour (Nordwest-USA) getragen! Auf den grossen Quallen fanden sich ausserdem einige juvenile *Cancer* sp. Auch die Phyllosoma-Larven der Bärenkrebse (Scyllaridae) scheinen regelmässig auf Quallen vorzukommen (bereits in den 1980ern von National Geographic dokumentiert!).

Es bleiben Fragen: Was wissen wir über dieses Verhalten? Wie kann man diese Art des Zusammenlebens nennen? Sind all diese Krebse besser gegen Räuber geschützt als ihre allein lebenden Verwandten? Nutzen Quallenreiter ihre Vehikel nur als öffentliche Fortbewegungsmittel, so wie Schiffshalterfische Haie und Schildkröten oder gewisse terrestrische Milben Mistkäfer nutzen? Fressen die Krebse auch an den Quallen, wenigstens manche? Man hat guten Grund zu der Annahme, dass die oben erwähnten Garnelen Nahrung von den Tentakeln der Quallen stehlen und die Krabben tatsächlich Quallen fressen.

Ein aussergewöhnliches Dokument ist dieses Foto einer Phyllosoma-Larve auf einer kleinen Qualle.

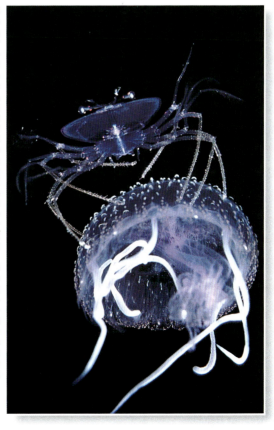

SPINNENKRABBEN — MAJIDAE

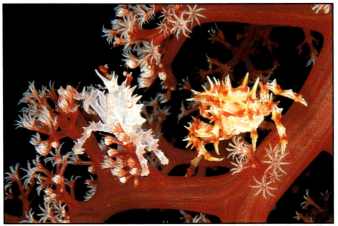
Fred Bavendam — Coral Sea, Australien

Hoplophrys oatesii
L: Bis zu 1,5 cm. V: Rotes Meer bis Fiji und Japan. A: Scheren klein, Körper mit grossen Dornen, durchscheinend mit Rot-Weiss-Muster, das den Weichkorallen-Wirt imitiert. Frisst dessen Polypen, nimmt so vielleicht auch dessen Färbung an. Die Fotos zeigen die Häutung: Die leere Hülle ist weisslich.

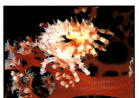

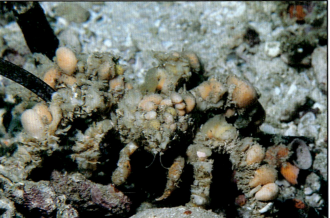
Helmut Debelius — Shimoni, Kenia

Camposcia retusa
L: Bis zu 3 cm. V: Rotes Meer bis Japan und Philippinen. A: Carapax mit kurzem, gegabelten Rostrum. Körper und Beine völlig mit diversen Tieren, Algen und Detritus bedeckt, nur die schwarzen, tränenförmigen Augen ragen heraus. Bewegt sich sehr langsam, zwischen Algen von 10 - 15 m.

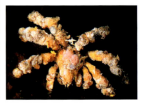

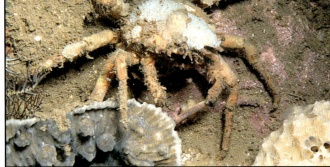
Helmut Debelius — Alor, Indonesien

Schizophrys aspera
L: Bis zu 10 cm. V: Rotes Meer bis Fiji und Japan. A: Zwei kurze, gegabelte Interorbitaldorne, Scheren gross. Carapax und Beine (nicht Scherenbeine) oft stark mit Schwämmen (siehe unten, leuchtend gelb), Weichkorallen, Algen und anderen Organismen bewachsen. Nachtaktiv, in Riffen. Tiefenverbreitung: 5 - 15 m.

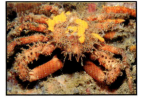

SPINNENKRABBEN   MAJIDAE

Achaeus spinosus

Länge: Bis zu 4 cm.
Verbreitung: Rotes Meer bis Westpazifik. Allgemein: Erstes Beinpaar kurz, mit kleinen Scheren, übrige Beine lang, Beine und Körper borstig, zur Verteidigung und Tarnung mit Hydroidpolypen (Familie Zancleidae) bewachsen. Zwei spitze Dornen zwischen den Augen. Körper weiss, Augen rot. Nachtaktiv, auf Weichkorallen (Fotos). Frisst organische Partikel, ohne den Wirt zu schädigen.

Spinnenkrabben sind echte Krabben mit dreieckigem Carapax und langen, schlanken Beinen (daher "Spinnenkrabben"). Viele Arten tarnen sich durch Anheften von Organismen und totem Material an Carapax und Beinen, Körperborsten halten dieses dort fest.

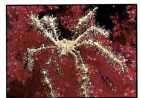
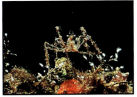
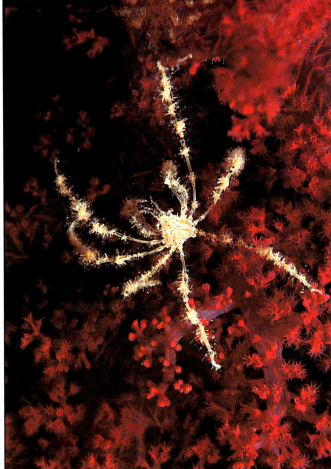

Waltraud Binanzer   Rotes Meer, Ägypten

Achaeus japonicus

B: Bis 1,2 cm. V: Indonesien bis Fiji und Japan. A: Körper mit langen Borsten, die dem Festheften von tarnendem Material dienen, oft sind nur noch die Augen zu erkennen. Meist mit Nesseltieren assoziiert, im Foto auf Blasen- *(Plerogyra sinuosa)* und Weichkorallen (unten).

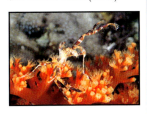
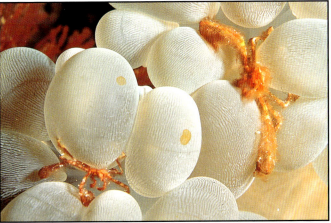

Kevin Markey   Batangas, Philippinen

SPINNENKRABBEN — MAJIDAE

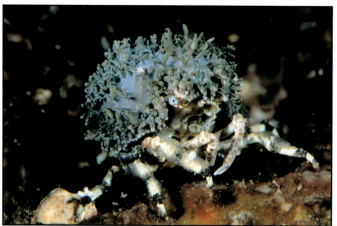
Jones/Shimlock — Sulawesi, Indonesien

Cyclocoeloma tuberculata

Länge: Bis zu 5 cm. Verbreitung: Westpazifik: Malaysia bis Südjapan, Philippinen, Indonesien. Allgemein: Carapax voller Tuberkeln, die dem Anheften von Anemonen, Tunikaten (Foto) etc. dienen. Unten: *Macropodia* sp., Sipadan, Malaysia.

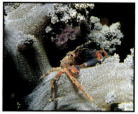

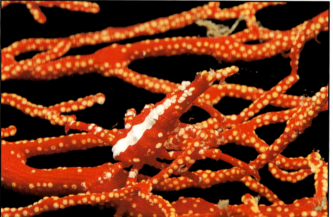
Helmut Debelius — Ambon, Indonesien

Xenocarcinus conicus

L: Bis zu 1,5 cm. V: W-Pazifik: Australien, Neuguinea, Indonesien, Japan. A: Körper länglich, dreieckig. Färbung grau bis rot, oft mit einem langen, weissen Rückenstreifen. Lebt auf Gorgonien, Schwarzen Korallen und Hydrozoen. Unten: *X. tuberculatus*, Carapax glatt, glänzend, Dornen gross (Sulawesi).

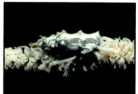

PFEILKRABBEN — LATREILLIIDAE

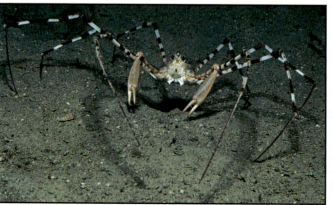
Bob Halstead — Milne Bay, Papua-Neuguinea

Latreillia valida

Länge: Bis zu 1,4 cm. Verbreitung: Indo-Westpazifik: Südafrika bis Indonesien, Philippinen und Japan. Allgemein: Körper oval, mit mehreren grossen Dornen. Beine extrem lang, rot und weiss gebändert. Letztes Beinpaar wird oft in einer charakteristischen Haltung über den Körper gehoben. Auf schlammigem Sand bis 85 m Tiefe.

Diese Art gehört zu einer Familie langbeiniger Krabben, die hauptsächlich auf Weichsubstrat in der Tiefsee leben. Taucher sehen sie nur selten.

ELLBOGENKRABBEN — PARTHENOPIDAE

Cryptopodia sp.
Länge: Bis zu 4 cm. Verbreitung: Westpazifik. Allgemein: Diese Familie umfasst seltsame, langsam laufende Krabben, deren fast dreieckige Körper oft mit Beulen, Buckeln und Tuberkeln bedeckt sind. Die Scherenbeine sind meist lang, dornig oder beulig und haben ein ellbogenartiges Gelenk. Viele Parthenopiden sind Meister der Tarnung. In der griechischen Mythologie war Parthenope eine Sirene, die sich ins Meer stürzte, nachdem sie Odysseus mit ihrem Gesang nicht an die Klippen locken konnte. Die italienische Stadt Neapel (ihr Landungsort) trug früher ihren Namen.

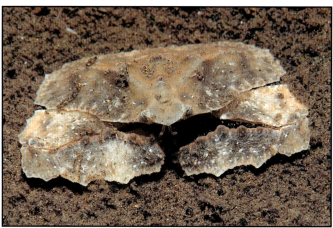

Roger Steene — Sulawesi, Indonesien

Parthenope horrida
Breite: Bis 3,7 cm. Verbreitung: Indopazifik. Allgemein: Der beulige und knubbelige Carapax und die Scherenbeine dieser Art sind mit einer dünnen Schicht von Kalkalgen und anderen Organismen bewachsen, was die Tiere in ihrem Felsenhabitat tarnt. Ein Divemaster empfahl ein bestimmtes Riff vor der Insel Alor, um besondere Krebsarten zu finden, und er behielt Recht! Das Tier auf dem Foto rechts wurde dort während eines Nachttauchgangs gefunden und fotografiert, während es einen kleinen Kugelfisch frass.

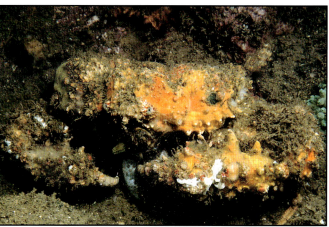

Helmut Debelius — Alor, Indonesien

SCHWIMMKRABBEN — PORTUNIDAE

Scylla serrata
B: Bis 28 (♂) cm. V: Im Indo-Westpazifik weit verbreitet. A: Auf Schlamm, in Mangroven und Ästuaren, laicht küstenfern. Unten: Markt in Malaysia.

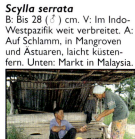
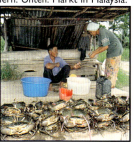

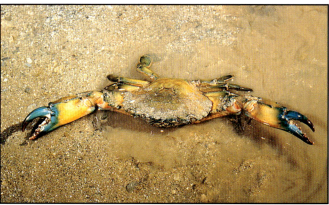

Clay Bryce — Murion Islands, Westaustralien

259

SCHWIMMKRABBEN   PORTUNIDAE

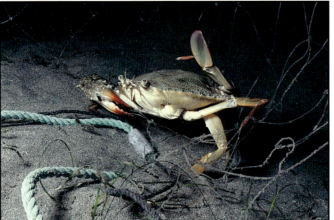
Bob Halstead — Kimbe Bay, Papua-Neuguinea

Portunus pelagicus
Breite: Bis 20 cm (♂) inklusive der seitlichen Dorne. Verbreitung: Gesamter Indo-Westpazifik. Allgemein: Bevorzugt sandige bis sandig-schlammige Böden in seichten Gewässern bis in 65 m Tiefe, einschliesslich Riffgebiete, Mangroven, Seegraswiesen und Algenfelder. Juvenile tendieren zu einem Leben in der seichten Gezeitenzone. Die Art wird im Alter von etwa 1 Jahr geschlechtsreif und in grossen Mengen für lokale Märkte (frisch oder gefroren) und die Krabbenfleischindustrie gefangen. Foto: In einem Stellnetz verfangenes Tier.

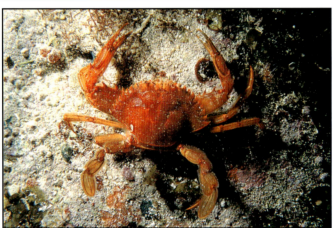
Michael Apel — Socotra, Jemen

Portunus convexus
B: Bis 5 cm. V: Rotes Meer, Ostafrika und Madagaskar bis Indonesien. A: Meist mit Makroalgen assoziiert. Lebt zwischen *Sargassum,* in Gezeitentümpeln, aber auch in dichten Algenbeständen bis 20 m Tiefe. Exemplare aus dem NW-Indik ohne Flecken. Unten: Die Art *Charybdis natator* (Dubai, VAE).

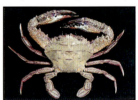

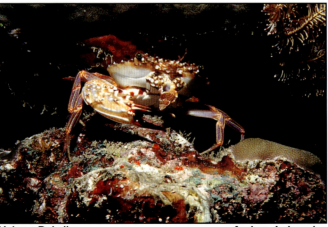
Helmut Debelius — Ambon, Indonesien

Charybdis acutifrons
Breite: Bis 6 cm. Verbreitung: Malaysia und Indonesien bis Japan. Allgemein: Lebt auf Felsböden und in Korallenriffen. Tiefenverbreitung: 10 - 30 m. Färbung dunkelolivgrün mit dunkelroten Flecken auf den Carapaxseiten. Die 6 Frontaldorne sind etwa gleichgross. Unten: *Thalamita* sp. (Mauritius).

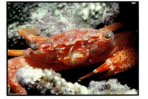

SCHWIMMKRABBEN — PORTUNIDAE

Lupocyclus quinquedentatus

B: Bis 4 cm. V: Seychellen bis Japan und Hawaii, aber nicht Australien. A: Im Seichtwasser an Felsküsten und in Korallenriffen bis 80 m Tiefe. Die 6 Frontaldorne gleichen sich in Grösse und Form. Oberseite mit Kanten. Unten: *Carupa tenuipes* (Papua-Neuguinea).

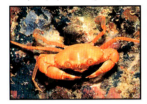

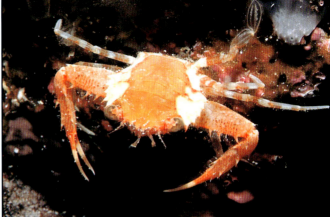

Roger Steene — Sulawesi, Indonesien

Lissocarcinus orbicularis

B: Bis 4 cm. V: Rotes Meer bis Hawaii. A: Variables, braunweisses Farbmuster, kann invers (umgekehrt) sein. Bedornung schwach, Interorbital glatt. Kommensale von Röhrenanemonen und Seegurken (Foto: Mit *P. imperator* auf *Actinopyga*). Unten: *L. laevis* (Sulawesi).

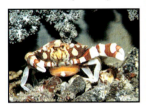

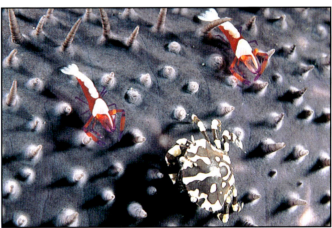

Jones/Shimlock — Sulawesi, Indonesien

SOLDATENKRABBEN — MICTYRIDAE

Mictyris longicarpus

B: Bis 1,5 cm. V: Australien: Victoria bis N-Queensland. A: Körper gerundet, blaugrau, Scheren abgeplattet. Bildet an ästuarinen Stränden "Armeen" von zehntausenden Tieren. Vergräbt sich bei Störung rasch mit Spiralbewegungen im Sediment.

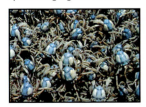

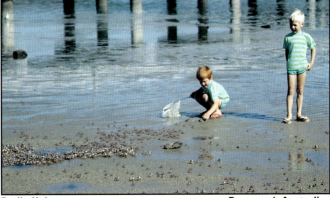

Rudie Kuiter — Bermagui, Australien

KRABBEN-INVASION

Die Roten Krabben der Weihnachtsinsel (Christmas Island) im Indischen Ozean bieten ein auf der Welt einmaliges Schauspiel. Millionen von ihnen verlassen den Regenwald in einem nicht enden wollenden Strom und wandern in Richtung der Küsten. Die gesamte Insel scheint überzogen mit wandernden Krabben, sie sind buchstäblich überall und überziehen das Land, die Strassen, Gärten, Terrassen und Höfe wie eine Invasionsarmee, die scheinbar aus dem Nichts aufgetaucht ist. Ihr langer Marsch zu den Stränden ist eine der grössten Massenwanderungen, die aus dem Tierreich bekannt ist. Ralf Kiefner war ein genauer Beobachter.

Dank der isolierten Lage von Christmas Island und ihrer späten Entdeckung und Besiedlung durch den Menschen, konnte sich hier (und nur hier) die endemische Rote Krabbe *(Gecarcoidea natalis)* ansiedeln, vermehren und überleben.

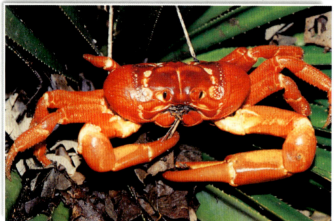

FOTOS: RALF KIEFNER

Gecarcoidea natalis bei der Nahrungsaufnahme im Regenwald.

Heute leben dort ca. 150 bis 200 Millionen von diesen roten "Krabbelmeistern", was einer biologischen Gesamtmasse von ca. 8.000 Tonnen entspricht! Da sie sich hauptsächlich von heruntergefallenem Laub und Früchten ernähren, stellen sie einen extrem wichtigen Faktor im Ökosystem des Regenwaldes dar. Mit einer Biomasse von 1 Tonne/ha sind sie die Hauptkomposteure. Sie führen so dem Wald auf schnellstem Wege Düngestoffe zu. Gelegentlich ernähren sie sich auch von Aas (wie z. B. überfahrenen Artgenossen).

Als ehemalige Meeresbewohner haben sie sich den Lebensraum "Land" erschlossen. Sie leben in Erdhöhlen, die zwischen 15 und 100 cm lang und 10 bis 35 cm tief sein können, im feuchten Klima des primären Regenwaldes. Die Atmung erfolgt als Anpassung an das Landleben nicht mehr über Kiemen. Ihre Kiemenhöhle ist vielmehr mit einem Gewebe ausgekleidet, das Sauerstoff aus der Luft aufnehmen kann. Sie können über ihre Kiemenhöhle keinen Sauerstoff mehr aus dem Wasser aufnehmen, unter Wasser also nicht mehr atmen.

Das feuchte Klima im Regenwald bzw. in ihren Erdhöhlen verhindert ein Austrocknen der Krabben. Bei extremer Trockenheit verschliessen sie sogar ihren Höhleneingang von innen mit Erde, um sich so vor dem Austrocknen zu schützen. Die umgebende feuchte Erde sorgt für ein ausreichend feuchtes Klima, in dem sie einige Monate, ohne die Höhle zu verlassen, überleben können. Ihr Stoffwechsel wird dabei auf ein Minimum reduziert. Einmal im Jahr, mit Einsetzen der Regenzeit zwischen Oktober und Dezember, beginnt die wohl grösste Massenwanderung im gesamten Tierreich. Wenn die Luftfeuchtigkeit von 70 auf 100 % gestiegen ist, wird ihre "Wanderungs-Biologie" ausgelöst. Nur wenn die Luftfeuchtigkeit während der gesamten Wanderzeit 100 % beträgt, laufen die Krabben nicht Gefahr, auszutrocknen.

Die Männchen werden ein wenig früher aktiv als die Weibchen. Sie beginnen ihre Wanderung ca. 3 bis 4 Tage vor den Weibchen. Nachdem sie noch ein wenig frisches Wasser vom Boden aufgenommen haben, beginnt ihre

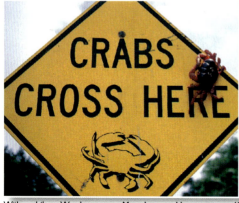
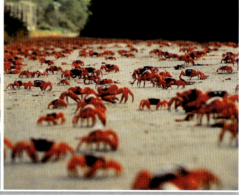

Während ihrer Wanderung zum Meer kreuzen Unmengen von Krabben die Strassen. Vor diesem Verkehrshindernis wird gewarnt.

Migration zur Küste. Der Beginn der Wanderung ist jedoch nicht nur mit dem Beginn der Regenzeit gekoppelt, sondern auch mit dem sogenannten "window of opportunity". D. h., die Wanderung muss so begonnen werden, dass das Ablaichen der Weibchen genau zu Neumond mit dem höchsten Stand der Flut erfolgen kann! Die Männchen, die am weitesten von der Küste entfernt ihre Höhle haben, beginnen als erste ihre Wanderung. Die näher zur Küste lebenden beginnen entsprechend später, so dass sie alle gemeinsam am Meer ankommen. Dabei wählen sie den jeweils kürzesten Weg zum Meer. Stellt sich ihnen ein Hindernis in den Weg, so wird es überklettert.

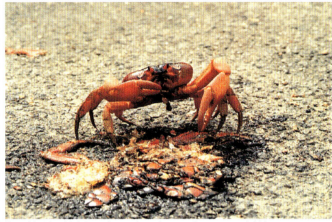

Die zahlreichen Verkehrsopfer werden sofort von Artgenossen als Nahrung genutzt.

Bei ihrer Migration legen sie in 9 bis 18 Tagen eine Strecke von bis zu 4 km und einen Höhenunterschied von bis zu 300 Metern zurück. Ihre Wanderungsgeschwindigkeit beträgt im Durchschnitt 200 m pro Stunde. Dicht an dicht gedrängt wandern ca. 200 Millionen Krabben als rote Masse unaufhaltsam in die gleiche Richtung. Unvorstellbar! Mit Beginn der Wanderung tritt der sogenannte "point of no return" ein, der Punkt, an dem es kein zurück mehr gibt. Ab jetzt kann sich die Krabbe bei zu trocken werdender Luft, z. B. bei Unterbrechungen der Regenzeit, nicht mehr in den schützenden feuchten Bau zurückziehen. Während der Wanderung gibt es keinen Schutz vor dem Austrocknen. Wie sie sich zeitlich und geografisch orientieren, ist bis heute noch nicht geklärt. Ebenso ist nicht mit Sicherheit geklärt, warum jede Rote Krabbe, egal ob Männchen oder Weibchen, sobald sie am Meer angekommen ist, vor jeder weiteren Aktivität erst mit dem Salzwasser Kontakt aufnimmt. Sie tauchen ihren Körper dabei kurz in Salzwasser ein oder nehmen ein wenig Salzwasser auf. Diesen Vorgang bezeich-

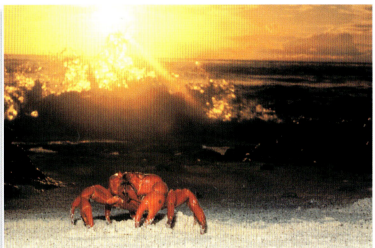

Der Auftakt zu den Vermehrungsaktivitäten ist ein kurzer Kontakt mit Meerwasser ("Dipping").

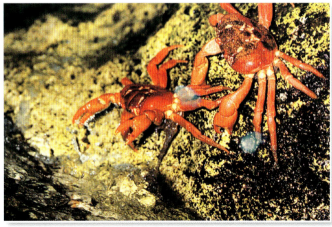

Für die reinen Landbewohner kann das Meer lebensgefährlich sein, viele ertrinken schon beim "Dipping" oder später beim Abschütteln der Eier.

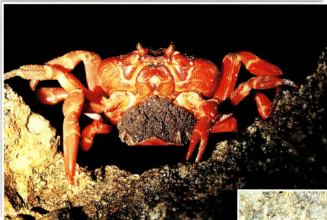

Die Weibchen halten ihr Eipaket mit dem für Krabben typisch untergeschlagenen Hinterleib fest.

net man als "Dipping". Vermutlich werden durch die Aufnahme der sonst nicht vorhandenen Salze physiologische Ereignisse im Körper der Krabben in Gang gesetzt. Wahrscheinlich werden hierdurch Hormone aktiviert, die für die Paarung nötig sind.

Nach diesem "Dipping" wandern die Männchen, die einige Tage vor den Weibchen am Meer angekommen sind, wieder zurück zur ersten Küstenterasse (nicht zurück bis in den Regenwald). Dort besetzen sie einen kleines Stückchen Erde und beginnen mit dem Bau der Paarungshöhlen. Diese sind nur ca. 40 bis 50 cm lang und liegen aus Platzgründen sehr dicht beieinander, da jedes Männchen seine Höhle aus ökologischen Gründen möglichst nahe zum Meer graben möchte. Einige Tage später, wenn die Weibchen vom "Dipping" zurückkommen, sind die Männchen mit dem Graben der Paarungshöhlen fertig. Die zurückkehrenden Weibchen werden nun von den Männchen sozusagen abgefangen und entweder bei Trockenheit in den Höhlen oder bei hoher Luftfeuchtigkeit auch vor den Höhlen begattet. Das Männchen ertastet das Weibchen, klopft dann mit seinen Scheren auf den Carapax (Panzer); danach richten sie sich bauchwärts gegeneinander auf, das Männchen rollt sich auf den Rücken und zieht das Weibchen auf sich. Eine Paarung kann bis zu 10 Minuten dauern. Die Männchen haben zwei "Uropoden" (oder "Gonopoden"), also zwei umgewandelte Beinchen, die unter dem sonst fest anliegenden Abdomen verborgen sind. Während der Hinterleib der Männchen eine eher dreieckige Form hat, weist das Abdomen der Weibchen eine eher runde Form auf.

Die Männchen mit den am nächsten zur Küste gelege-

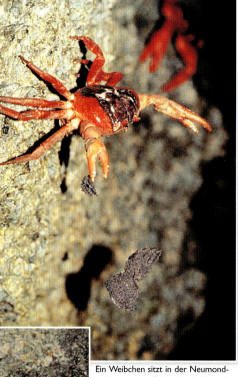

Ein Weibchen sitzt in der Neumondnacht an einem Felsen direkt über dem Wasser und schüttelt seine Eier ab.

nen Höhlen können auch mehrere Weibchen begatten. Dies erklärt auch, warum die Männchen mit den näher zum Wasser gelegenen Höhlen ihre Behausungen erbittert gegen andere Männchen verteidigen. Die Weibchen ziehen sich nach der Begattung in die für sie gegrabenen Paarungshöhlen zurück. In diesen Höhlen finden auch mehrere Weibchen zusammen Platz. Gelegentlich suchen sich begattete Weibchen

Im Meer lauern viele Räuber, hier zwei Muränen, die nur auf einen "Absturz" warten.

auch eine fremde Höhle aus. Werden sie dabei jedoch vom entsprechenden Männchen erwischt, so wirft dieses sie kurzerhand aus seiner Höhle, wenn es nicht anderweitig beschäftigt ist.

Nach der Kopulation wandern die Männchen wieder zurück in den Regenwald, vermutlich sogar zu ihren ursprünglichen Höhlen. Für den Fall, dass die Luftfeuchtigkeit unter 100 % gesunken ist, ruhen sie sich noch einige Tage im Schutze der Höhlen bei den Weibchen aus. Für sie ist damit der Sinn der überaus risikoreichen Wanderung erfüllt. Jedes Jahr sterben bei diesen Wanderungen durch Autos, Austrocknen, durch Wegspülen in der Brandung beim "Dipping" oder bei der Eiablage weit über 2 Millionen Krabben!

Für die Weibchen beginnt jetzt eine ca. 12- bis 14-tägige Ruhephase, die sie in den "Paarungs-" oder besser "Eientwicklungs-Höhlen" verbringen. Hier sind sie auch vor kurzfristig eintretender Trockenheit durch das feuchte Erdreich geschützt.

Wenn die Eier herangereift sind, verlassen die Weibchen ihre Höhlen und wandern zur Eiablage nochmals zurück zum Meer. Dabei ist es für sie sehr wichtig, den Zeitpunkt der Eiablage mit der Springtide bei Neumond, also mit der höchsten Flut, zu synchronisieren. Um genügend Zeit für den Rückweg zu haben, muss das Ablaichen unbedingt vor Sonnenaufgang erfolgen, da sonst bei hoch stehender Sonne die Gefahr des Austrocknens wiederum zu gross wäre. Dicht an

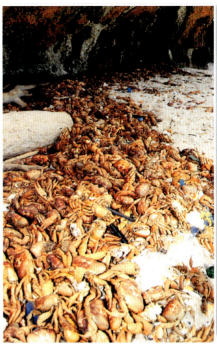

Nach der Eiablage der Weibchen werden ertrunkene Krabben an den Strand gespült, wo sie verrotten oder eventuell von Vögeln und anderen Räubern gefressen werden.

dicht hängen die Weibchen an den Felsen über dem Wasser. Die Felsen sind rot gefärbt von Abertausenden von Krabbenmüttern, die ihre Eier ins Meer abwerfen wollen. Nicht

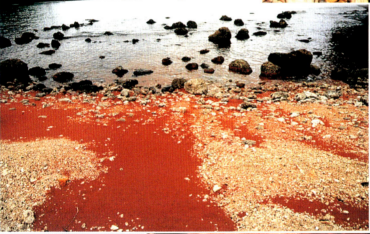

Die Invasion aus dem Meer hat begonnen: Myriaden winziger Jungkrabben strömen auf die Insel.

selten fallen bis zu hunderttausend Eier pro Weibchen aus bis zu 8 m Höhe ins Meer. Andere Krabbenweibchen gehen am Strand so nahe ans Wasser, dass sie gerade überspült werden. Mit ihren Hinterbeinen krallen sie sich an den Felsen oder im Sand fest. Wenn sie ihren Halt verlieren und ins Wasser fallen oder von den Wellen mitgerissen werden, ist es um sie geschehen. Sie müssen ertrinken, da sie unter

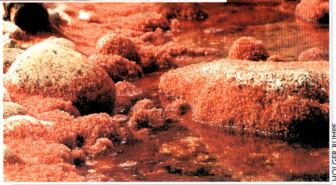

Bald ist alles am Strand wie mit roter Farbe überzogen.

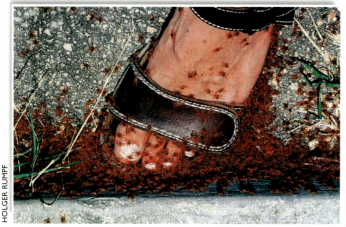

Die Babykrabben machen vor nichts und niemandem Halt.

Wasser nicht atmen können. Mit den Hinterbeinen fest verankert, richten sie sich auf und strecken ihre Scheren weit aus. Mit rhythmischen, zuckenden Bewegungen schütteln sie ihre Eipakete so schnell wie möglich ab. Dabei lockern sie den Halt des Abdomens und der Beine, die das Eipaket festgehalten hatten, und überlassen hunderttausende von Eiern ihrem Schicksal im Meer. Sobald die Eier mit dem Salzwasser in Berührung kommen, schlüpfen die Larven. In diesem Stadium sehen sie Wasserflöhen (Daphnien, winzige Krebse) noch sehr ähnlich und sind nun ein Bestandteil des Meeresplanktons.

Mit Hilfe der einsetzenden Ebbe gelangen die Krabbenlarven hinaus auf das Meer. Für ihr Überleben ist diese unvorstellbare Massenansammlung von grösster Bedeutung. Nur so, im dichten Verband, haben sie einen gewissen Schutz vor ihren zahlreichen Fressfeinden im Meer. Für viele Fische ist es schwieriger, aus einem riesigen Schwarm einzelne Individuen zu erjagen, als allein umherschwimmende Beute.

Von den riesigen Larvenmengen werden natürlich auch unzählige Filtrierer wie Mantas und Walhaie angelockt. Nachts, wenn die Larventeppiche an der Oberfläche treiben, durchpflügen die Knorpelfische mit weit aufgerissenen Mäulern die nahrhafte "Krabbensuppe".

Bis heute konnte noch nicht genau geklärt werden, wo sich die Krabbenlarven tagsüber aufhalten. Feststeht, dass sie bei Einsetzen der Morgendämmerung die Wasseroberfläche verlassen. Durch Beobachtungen konnte belegt werden, dass sie sich nicht, wie bisher vermutet, zum Schutz im Riff zwischen Korallen verbergen, sondern sich jenseits der Steilabfälle ("drop-offs") in tieferen Wasserschichten von bis zu 60 m (und vermutlich tiefer) aufhalten.

In dieser Zeit durchlaufen die Larven verschiedene Entwicklungsstufen. Sie ernähren sich dann von Phytoplankton (pflanzlichem Plankton). Nach ca. 4 Wochen haben sie etwa 4 bis 5 mm Länge erreicht. Jetzt sammeln sich die Minikrabben an Stellen mit geringer Strömung, wie z. B. in kleinen, geschützten Buchten. Hier häuten sie sich innerhalb von 2 bis 3 Tagen noch einmal, wobei die letzte Häutung die kritischste Phase ist. Dabei vollzieht sich die Umwandlung von einem marinen Lebewesen, das schwimmen und mittels Kiemen Sauerstoff aufnehmen kann, zu einem terrestrischen Lebewesen, das den Sauerstoff aus der Atmosphäre aufnimmt und nicht schwimmen kann.

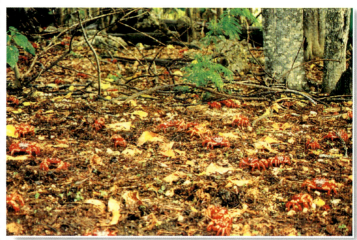

Die Geschichte endet, wo sie begonnen hat: Im feuchten Regenwald von Christmas Island.

Nach dieser Metamorphose beginnt im Idealfall eine ungeheure Invasion von Minikrabben auf Christmas Island, die sich nun ihrerseits auf die beschwerliche und riskante Wanderung in den Regenwald aufmacht. Haus- und Felswände sind dann von diesen Winzlingen erneut überzogen, die sich wie ein Strom auslaufender roter Farbe unaufhaltsam in eine Richtung fortbewegen.

Leider kommt es nur ca. alle 20 Jahre vor, dass eine solche unvorstellbar grosse Menge von Babykrabben an Land gelangt! Oft, ca. alle 5 bis 6 Jahre, bleiben diese sogar völlig aus. In den meisten Jahren schaffen es aber immerhin einige, ihren Fressfeinden im Meer zu entkommen, um schliesslich ihre erste grosse Landwanderung in den schützenden Regenwald anzutreten, in einigen Jahren dann zurück zum Meer zu wandern und den erstaunlichen Kreislauf ihre Krabbenlebens fortzusetzen.

ÜBER DIE ORDNUNG EUPHAUSIACEA — KRILLKREBSE

Euphausiacea gehören - wie die Decapoda - in die Überordnung Eucarida der Klasse Malacostraca. Man sieht diese pelagischen Schwimmer hauptsächlich in Planktonnetzfängen. Von allen anderen Krebsen im Plankton unterscheiden sie sich durch seitliche Kiemen, die nicht vom Carapax bedeckt werden, und paarige Leuchtorgane. Ihr Rostrum ist kurz und unbedornt. Euphausiiden haben keine Maxillipeden, aber 8 Paar zweiästiger Thoracopoden (Beine; das letzte oder die letzten beiden Paare sind bei einigen Arten reduziert oder fehlen). Diese "Leuchtgarnelen" bilden die berühmten, riesigen Krillschwärme, die als Hauptnahrung der Bartenwale gelten. Die grossen, bis zu 8 cm langen Arten des Südozeans werden von diesen Säugern gefressen, aber in Küstennähe sind Pinguine und Fische die wichtigeren Räuber. Krillkrebse fressen kleineres Zoo- und Phytoplankton, das sie mit dem aus ihren borstigen Beinen gebildeten Filterkorb erbeuten. Ihre planktonischen Eier werden direkt ins Wasser entlassen. Wie Mysiden (S. 307) schwimmen sie ständig ohne Bodenkontakt umher.

KRILL — THYSANOPODIDAE

Nyctiphanes australis
L: Bis zu 1.6 cm. V: Australien, Neuseeland. A: In sehr grossen Schwärmen, in Frühling und Sommer die häufigsten Planktonkrebse der Region. Wächst durch mehrere Larvenstadien rasch heran und wird mit etwa 3 Monaten geschlechtsreif.

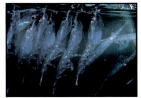
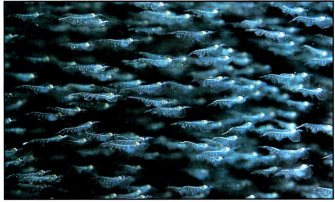

Rudie Kuiter — Victoria, Australien

Ist die Dichte des Krillschwarms hoch genug, laben sich auch grosse Räuber wie dieser Blauhai vor Kalifornien am Krill, in den er regelrecht hineintaucht.
Unten: *Meganyctiphanes norvegica*, 4,4 cm, Nordatlantik, meist auf dem Schelfhang. Das Foto zeigt schön die Leuchtorgane als kleine rote Punkte entlang des Körperunterrandes.

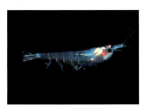
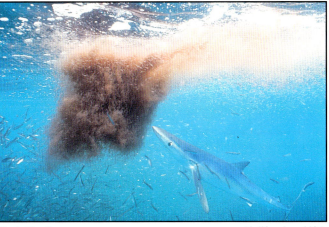

Mark Conlin — Kalifornien, USA

ÜBER DIE ORDNUNG STOMATOPODA

Stomatopoden sind eine kleine, aber diverse Gruppe mariner Krebse mit etwa 400 Arten, 14 Familien und 74 Gattungen. Nur entfernt mit den bekannteren Krabben und Garnelen verwandt, trennten sich Stomatopoden vor 400 Millionen Jahren von anderen Krebsen. Die meisten Arten sind auf seichte tropische und subtropische Gewässer beschränkt. Sie kommen in praktisch allen infralittoralen Habitaten um jede tropische Insel vor. Einige Arten leben in Höhlungen in lebenden oder toten Korallen, Krustenalgen oder Fels. Andere graben Gänge in Sand oder Schlamm. Ein paar kommen nur in Tiefen von über 20 m vor, andere leben weit oben in der Gezeitenzone. Das Studium von Morphologie, Verhalten und Ökologie der Stomatopoden hat mir geholfen, deren Abhängigkeit untereinander zu verstehen.

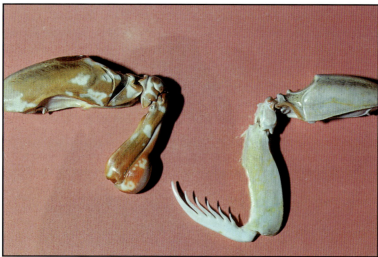

Vergleich des Fangbeins (Dactylus) eines Speerers (rechts) mit dem eines Schmetterers (links). Beide sind in der aufgeklappten Position gezeigt. Speerer schlagen mit geöffnetem Fangbein zu und spießen mit den spitzen Fangbeindornen weiche Beute auf. Schmetterer hingegen schlagen mit geschlossenem Fangbein zu und treffen ihre gepanzerte Beute mit dem stumpfen "Ellbogen".

Das auffälligste Merkmal der Stomatopoden ist das Paar vergrösserter Fangbeine, die in Ruhe unter dem Kopf gefaltet sind. Sie sind den (Beute-)Fangbeinen der Gottesanbeterinnen analog. Diese Ähnlichkeit hat den Stomatopoden zu ihrem Populärnamen Fangschreckenkrebse verholfen. Ein Unterschied besteht darin, dass die Insekten von oben herab zuschlagen, was sinnvoll ist, um fliegend flüchtende Insekten zu erbeuten. Stomatopoden schlagen von unten zu, wo ihre Beute (Garnelen und Fische) am verwundbarsten sind. Ein eindrucksvollerer Unterschied besteht in der Geschwindigkeit des Zuschlagens. Das vollständige Ausstrecken eines Fangbeines dauert gerade einmal 3 Millisekunden, das ist mehrfach schneller als bei Gottesanbeterinnen. Schliesslich sind die Fangbeine dieser Insekten darauf ausgelegt, Beute zu packen und mit Hilfe der Dornen entlang der beiden äusseren, sich gegeneinander faltenden Beinglieder festzuhalten. Bei Stomatopoden ist es etwas anders, sie werden in zwei funktionelle Gruppen unterteilt: Speerer und Schmetterer. Das Endsegment (Dactylus) des Speerer-Fangbeins ist mit 2 bis 17 Dornen bewehrt. Speerer schlagen mit ausgestreckten Dactyli zu und

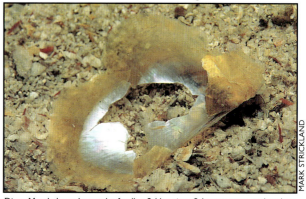

Diese Muschel wurde vom kraftvollen Schlag eines Schmetterarms zerbrochen.

ORDNUNG STOMATOPODA FANGSCHRECKENKREBSE

spiessen ihre weiche Beute - Fische oder Garnelen - mit den nadelspitzen Dornen auf. Bei Schmetterern ist der Dactylus meist unbedornt, hat aber einen stark verdickten und verkalkten "Ellbogen". Schläge werden mit fest an das nächste Segment angelegtem Dactylus ausgeführt, wobei das Ziel von dem stumpfen, hammerartigen "Ellbogen" getroffen wird. Ein solcher Schlag ist besonders gegen gepanzerte Beute wie Krebse und Schnecken effektiv, die durch wiederholte Schläge buchstäblich zertrümmert werden.

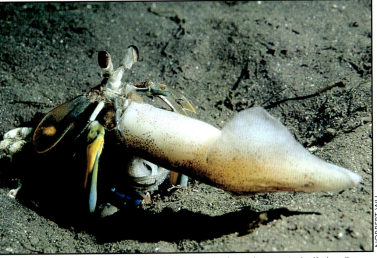

Der Schmetterer *Hemisquilla ensigera* frisst einen Kalmar, der fast so lang ist wie der Krebs selbst.

Es ist besonders die Entwicklung der Schmetterer, die mich fasziniert. Aus Fossilfunden wissen wir, dass die ersten Stomatopoden Speerer waren. Ihre Ahnen nutzten 5 Paar kleiner Brustbeine, um Nahrung aus Schlammböden zu sieben. Nach und nach erschienen Arten mit längeren, hakenartigen Beinen, die bewegliche Beute besser packen konnten. Vor etwa 100 Millionen Jahren tauchten dann Tiere mit stark vergrössertem 2. Beinpaar auf, das zum Aufspiessen geeignet war. Das waren die ersten echten Fangschreckenkrebse. Aus dem Verhalten rezenter Speerer kann man ein Evolutionsszenario ableiten, wie diese Entwicklung stattgefunden haben könnte. Während Speerer meist weiche, ungepanzerte Beute fressen, die sie auf den Dornen ihrer Dactyli aufspiessen, habe ich auch schon Individuen bestimmter Arten schwach gepanzerte Tiere wie dünnschalige Muscheln fressen sehen. Zum Öffnen von Muscheln sind die Dornen ungeeignet. Bleibt der Dactylus aber angelegt, kann der Ellbogen als Hammer benutzt werden, um dünne Schalen zu knacken. Ist derartige Beute besonders häufig, kann man leicht nachvollziehen, wie

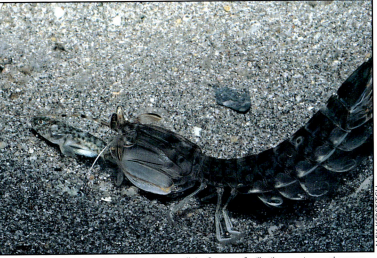

Diese Grundel hatte keine Chance, dem Blitzangriff des Speerers *Squilla tiburonensis* zu entkommen.

ORDNUNG STOMATOPODA — FANGSCHRECKENKREBSE

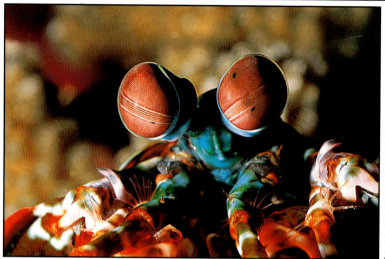

Die Augen des Schmetterers *Odontodactylus scyllarus*. Alle Schmettereraugen sind rund und kleiner als die von Speerern (siehe Foto unten).

die Selektion Tiere mit den grössten und kräftigsten Hämmern bevorzugt, die ihre Beute effektiver öffnen können. Im Zuge der Weiterentwicklung des Schmetterarms gab es immer wieder Individuen, die noch stärker gepanzerte Beute aufschlagen und töten konnten. Dies liess die Evolution des Schmetterarms weiter eskalieren. Schliesslich waren die Muskeln des Schlagarms vergrössert und der Ellbogen des Dactylus stark verkalkt, um dessen Masse zu vergrössern und Beschädigungen zu verhindern. Die Dornen auf dem Dactylus waren reduziert oder verschwunden, da sie nun nutzlos waren und beim Schlagen auf gepanzerte Beute nur abgebrochen wären. Evolution findet aber nicht in einem Vakuum statt. Die Entwicklung eines Schmetterarms hat weitreichende Folgen für fast alle Aspekte der Biologie einer Art. Hier werde ich nur eine kurz diskutieren, nämlich den Gesichtssinn. Wie kann ein so scheinbar völlig anderer Aspekt durch die Entwicklung des Schmetterarms beeinflusst werden?

Alle Fangschreckenkrebse haben ein Paar gestielter, beweglicher Komplexaugen aus bis zu je 10.000 Einzelelementen (Ommatidien). Jedes Ommatidium sieht die Welt durch eine separate Linse, die in eine eigene Richtung blickt, obwohl sich die Sehfelder benachbarter Ommatidien oft auch überlappen, besonders in den Bereichen höchster Sehschärfe, die meist nach vorne gerichtet sind. Ungewöhnlich am Stomatopodenauge ist aller-

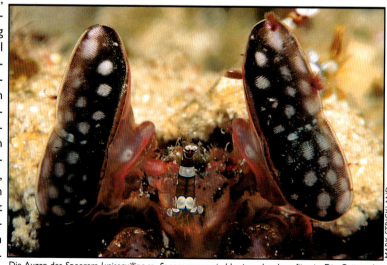

Die Augen des Speerers *Lysiosquillina* sp. Speereraugen sind breit und erdnussförmig. Die Grösse der Augen ist beeindruckend, wenn man die kleine Hohlkreuzgarnele dazwischen sieht.

ORDNUNG STOMATOPODA — FANGSCHRECKENKREBSE

dings seine funktionelle Konkavität: Verschiedene Augenbereiche sprechen auf denselben Punkt an. Das Auge wird von wenigen Ommatidienreihen zweigeteilt, die von seiner Äquatorialebene geradewegs nach aussen schauen. Beiderseits dieses Zentralbandes sind jedoch einige Ommatidien zum Zentrum hin gekippt. Daher wird ein Punkt direkt vor dem Auge von Ommatidien aus 3 verschiedenen Augenregionen gesehen: Einige liegen im Zentralband, einige im dorsalen und einige im ventralen Halbauge. Man kann dies nachvollziehen, wenn man in ein Stomatopodenauge blickt. Schaut man senkrecht in ein Ommatidium, erscheint es schwarz, weil alles Licht absorbiert wird. Schaut man schräg hinein, erscheint es hell, weil Licht reflektiert wird. Von direkt vor dem Auge aus erkennt man 3 schwarze Punkte oder Pseudopupillen. Jede besteht aus einigen Ommatidien, die direkt auf das Auge des Betrachters (oder im Falle einer Fotografie auf die Kameralinse) zielen. Bewegt man sich ein wenig zur Seite, bleiben nur 2 Pseudopupillen übrig, eine im dorsalen und eine im ventralen Halbauge. Ein einzelnes Auge ist also 'binokular' oder sogar 'trinokular', was bereits zur Entfernungsbestimmung ausreicht. Fixieren beide Augen ein Ziel, ist die Sicht 'hexnokular'. Einige Arten (besonders lysiosquillide Speerer, die bewegliche Beute auf Entfernung treffen müssen) haben breite, erdnussförmige Augen, was die Pseudopupillen weiter auseinanderlegt. Dies wiederum erhöht die Parallaxe (die scheinbare Positionsänderung eines Objektes, die aus einer Änderung der Beobachterposition resultiert) und damit auch die Fähigkeit zur Entfernungsbestimmung. Eine genaue Entfernungsabschätzung ist wichtig für ein Tier, das mit Fangbeinen zuschlägt, und Stomatopoden haben eines der komplexesten bekannten Entfernungsmesssystemen entwickelt. Zurück zur Analogie mit den Gottesanbeterinnen. Diese verlassen sich zur Entfernungsbestimmung völlig auf einfache binokulare Sicht, müssen dazu aber ihren ganzen Kopf direkt zum Zielobjekt drehen. Warum also sollten Stomatopoden ein ausgefeilteres, einäugiges Messsystem entwickeln? Anders als bei Gottesanbeterinnen sitzen deren Augen nicht starr am Kopf, sondern auf beweglichen Stielen, und tasten ständig die Umgebung ab. Desweiteren schauen sie häufig aus den eingeengten Wohnröhrenöffnungen heraus, was den Tieren nicht erlaubt, ihren Kopf einem Objekt zuzuwenden. Die Fähigkeit, mit nur einem Auge Entfernungen abschätzen zu können, erlaubt Stomatopoden auch, schnell auf mögliche Feinde, Konkurrenten oder Beute zu reagieren, sogar wenn diese von der Seite kommen. Das bedeutet auch, dass Stomatopoden selbst nach Verlust eines Auges, was manchmal bei Kämpfen vorkommt, immer noch Beute fangen und überleben können.

Die Komplexität des Stomatopodenauges ist damit aber noch nicht ausgeschöpft. Viele Speerer sind Lauerräuber, die vorbeikommende Beute von ihrem Höhleneingang aus überfallen. Sie jagen nachts oder in trübem, schlammigem Wasser, daher sind ihre Augen dafür konstruiert, Licht zu sammeln. Die wenigen bis heute untersuchten Arten haben nur ein einziges Sehpigment, was ein Farbensehen eigentlich unmöglich macht. Die meisten bunt gemusterten Schmetterer andererseits leben in klarem, seichtem Wasser, sind tagaktiv und gehen häufig ausserhalb ihrer Wohnbauten auf Jagd. Die jüngste Forschung hat gezeigt, dass sie sehr wohl zum Farbsehen befähigt sind. Mit mindestens 10 Sehpigmenten und mehreren Farbfiltern ist ihr Sehsystem viel komplexer als unser eigenes, das nur 3 Pigmente nutzt, oder das von einigen Vögeln, Schildkröten und Fischen, die bis zu 5 Sehpigmente und ein Farbfilter haben können. Warum aber ist das so? Das Aufspüren von Beute und Feinden auf den Streifzügen durch ihre komplexe visuelle Welt liefert vielleicht einen Teil der Erklärung; ich vermute aber, dass der Rest der Antwort mit der Entwicklung des Schmetterarms und der Gefahr, die dieser für andere Fangschreckenkrebse darstellt, zu tun hat.

SCHMETTERER   GONODACTYLIDAE

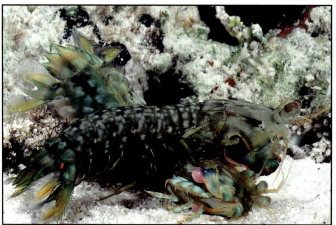
Roy Caldwell — Lizard Island, GBR, Australien

Gonodactylus smithii
L: Bis zu 9 cm. V: Neukaledonien, Guam bis W-Indik, Persischer Golf. A: 0 - 20 m, bei Ebbe sehr häufig auf exponierten Flachriffen, wo man die Art ausserhalb ihrer Grabgänge bei Fressen und Paarung beobachten kann (Foto, ♀ mit Eiern). Purpurne Meralflecken typisch, werden beim Drohen gezeigt.

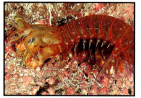

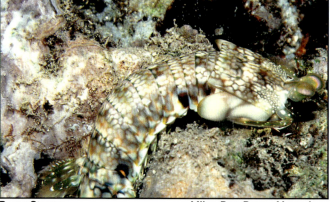
Roger Steene — Milne Bay, Papua-Neuguinea

Gonodactylus platysoma
L: Bis zu 10 cm. V: Französisch Polynesien bis Australien, Marshall Islands bis zu einzelnen Inseln im Indik. A: 0 - 3 m. Typisch für kleine Inseln and Flachriffe. Juv. in Grabgängen in Geröll, Adulte oft in Grabgängen unter Korallenköpfen. Frisst von der Wohnröhre entfernt im Seichten bei Ebbe.

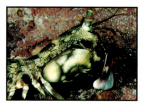

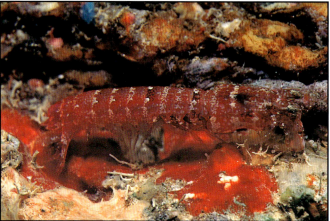
Roger Steene — Port Moresby, Papua-Neuguinea

Gonodactylus affinus
Länge: Bis zu 3 cm.
Verbreitung: Französisch Polynesien bis Westindik.
Allgemein: 3 - 50 m. Einer der häufigsten Gonodactyloiden unterhalb 3 m, meist in Grabgängen in Korallen und Korallengeröll. Die Art ist in der Färbung sehr variabel, aber Exemplare aus dem Tieferen tendieren dazu, rosa oder rot zu sein.

SCHMETTERER   GONODACTYLIDAE

Gonodactylus chiragra

Länge: Bis zu 10 cm.
Verbreitung: Japan und Australien bis Westindik.
Allgemein: Diese Art ist in der unteren Gezeitenzone häufig, sie lebt in Grabgängen in Korallengeröll und Fels. *G. chiragra* ist ist einer der kräftigsten Schmetterer, spezialisiert auf das Knacken dicker Schneckengehäuse und stark gepanzerte Einsiedlerkrebse.
  Die Grabgänge dieser kraftvollen Räuber sind oft an den Haufen von Schalenbruchstücken nahe dem Eingang zu erkennen. Bei Niedrigwasser kann man *Gonodactylus chiragra* häufig weit von der Wohnhöhle entfernt bei der Jagd beobachten. Beute wird zum Bau getragen und dort zerschmettert.

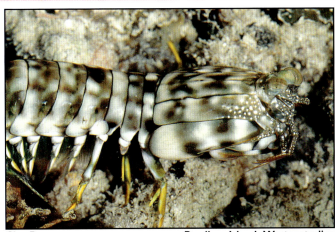

Clay Bryce — Prudhoe Island, Westaustralien

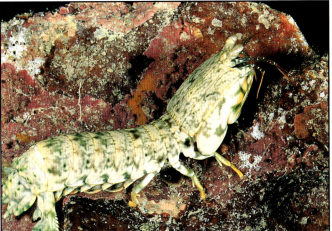

Roy Caldwell — Lizard Island, GBR, Australien

Gonodactylellus caldwelli

Länge: Bis zu 7 cm.
Verbreitung: Australien und Indonesien. Allgemein: 0 - 3 m. In Grabgängen in Korallengeröll auf überspülten Flachriffen. Dr. Roy Caldwell fotografierte diese Art als erster 1988 auf Lizard Island. Später fand Mark Erdmann sie in Indonesien und benannte sie nach ihm.

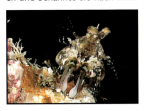

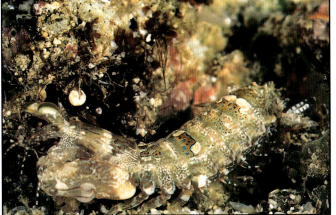

Roy Caldwell — Lizard Island, GBR, Australien

273

SCHMETTERER GONODACTYLIDAE

Gonodactylellus lanchesteri

Länge: Bis zu 3 cm.
Verbreitung: Vereinzelte Nachweise vom Roten Meer bis Vietnam und Indonesien.
Das kleine Foto unten zeigt eine bislang unbekannte Art derselben Gattung aus dem Golf von Aqaba, Rotes Meer.

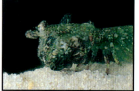

Johann Hinterkircher — Aqaba, Jordanien

Gonodactylinus viridis

Länge: Bis zu 6 cm.
Verbreitung: Andamanensee, Philippinen, und Indonesien.
Allgemein: Tiefenverbreitung 0 - 3 m, sehr häufig auf Flachriffen. Färbung sehr vielgestaltig, oft die im Habitat vorherrschenden Farben imitierend: Grün in Seegraswiesen, weiss auf Sand, rot auf Krustenalgen. Weibchen von nur 2.1 cm Länge paaren sich mit Männchen und legen später Eier.

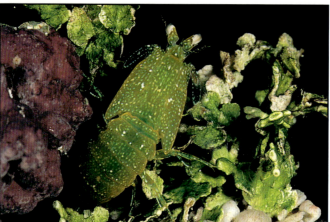

Roy Caldwell — Sulawesi, Indonesien

Gonodactylaceus randalli

L: Bis zu 5 cm. V: Papua-Neuguinea. A: Diese attraktive Art wurde nach dem berühmten Ichthyologen Jack Randall benannt, der vor vielen Jahren dem Autor Fischtaxonomie beibrachte. Das kleine Foto stammt aus dem Roten Meer (Sinai, Ägypten) und zeigt eine andere *Gonodactylaceus*-Art.

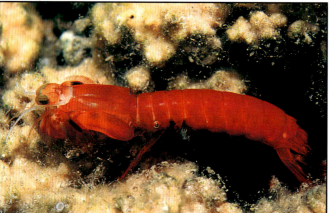

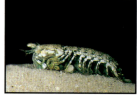

Roger Steene — Kavieng, Papua-Neuguinea

SCHMETTERER   GONODACTYLIDAE

Gonodactylaceus falcatus

Länge: Bis zu 7 cm.
Verbreitung: Zentralpazifik bis Westindik und Rotes Meer.
Allgemein: 0 - 9 m. Diese Art wurde in den 1950er Jahren nach Hawaii eingeschleppt, wo sie sich rasch ausbreitete. Um diese Art gab es einige Verwirrung, und einige Populationen wurden zu Arten erhoben, obwohl manche Wissenschaftler diese nun wieder zu *G. falcatus* stellen. Die Hawaii-Population zum Beispiel wurde *G. aloha* genannt, weil ihre Beschreiber dachten, sie sei endemisch. Jüngere Genanalysen zeigen, dass das nicht so ist.

Das grosse Foto rechts zeigt ein Weibchen, das kleine unten ein Männchen.

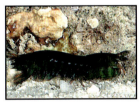

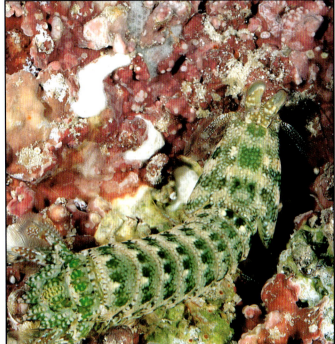

Roy Caldwell   Lizard Island, GBR, Australien

Gonodactylaceus glabrous

Länge: Bis zu 8 cm.
Verbreitung: Westpazifik.
Allgemein: Tiefenverbreitung 0 - 20 m. Typischerweise leben kleine Adulte und Juvenile tiefer als 2 m, nur grosse Adulte findet man über 2 m. Diese Art zeigt starken Farbpolymorphismus. Männchen sind meist dunkelblaugrün mit leuchtend königsblauen Borsten auf den Antennenschuppen, Pleopoden und Uropoden. Weibchen - und einige Männchen - sind leuchtend smaragdrün bis mattgelb oder -rot in der Grundfärbung, mit roten oder gelben Borsten auf den Antennenschuppen, Pleopoden und Uropoden. Diese Art kommt häufig zusammen mit *Gonodactylaceus falcatus* vor, beide sind aber leicht an der Farbe der Meralflecken auseinanderzuhalten: Dieses sind orange bei *G. glabrous* und gelb bis grünlichgelb bei *G. falcatus*.

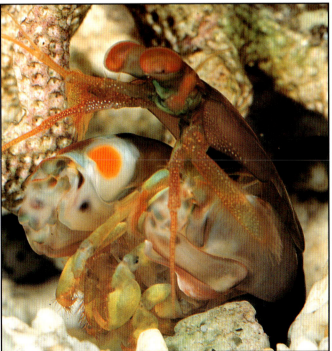

Roy Caldwell   Kleine Sundainseln, Indonesien

275

SCHMETTERER — GONODACTYLIDAE

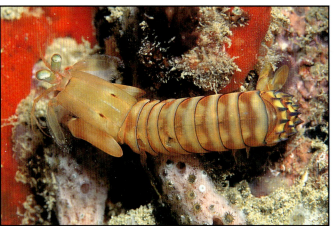
Lawson Wood — Tobago

Neogonodactylus austrinus
Länge: Bis zu 6 cm.
Verbreitung: Südflorida (gelegentlich), Bahamas, Karibik.
Allgemein: In Riffen und angrenzenden Gebieten. Gräbt oft unter Felsen im Sand. Jagt von seiner Höhle entfernt in Spalten und Löchern, unter Überhängen und an anderen geschützten Stellen. Vier spitze blaue Dorne an den Hinterkanten der letzten beiden Schwanzsegmente. Letztes Segment mit Mittelkante. Fangbein wie bei allen Schmetterern ohne Dorne, aber mit verdicktem "Ellbogen". Oft fälschlich *N. oerstedii* genannt.

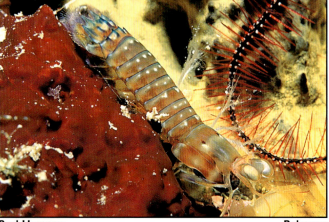
Paul Humann — Bahamas

Neogonodactylus curacaoensis
Länge: Bis zu 5 cm.
Verbreitung: Südflorida, Bahamas, Karibik.
Allgemein: Färbung typisch einheitlich dunkeloliv bis braun. Augen nicht geteilt. Lebt in Riffen. Sucht in Spalten und Löchern, unter Überhängen und an anderen geschützten Stellen nach Fressbarem. Eine scheue Art, die sich bei Annäherung eines Tauchers in ihren Bau oder eine Spalte zurückzieht.

Norbert Probst — Guadeloupe

Neogonodactylaceus sp.
L: Bis zu 8.5 cm. V: Karibik.
A: Ein unbestimmter Schmetterer aus der Karibik. Gegenüberliegende Seite (Florida Keys): **Odontodactylus havanensis**, Familie Odontodactylidae. L: Bis 7 cm. V: Karibik. A: Tiefe bis 50 m. Lebt in kurzen, U-förmigen Bauten im Sand. Diese Röhren sind meist mit kleinen Schalenstücken und und Korallengeröll gesäumt. Man findet sie typischerweise in ziemlich offenen, flachen Habitaten. Grössere Tiere haben oft mehr als einen Bau. Aus einem vertrieben, flüchten sie in gerader Linie in den nächsten.

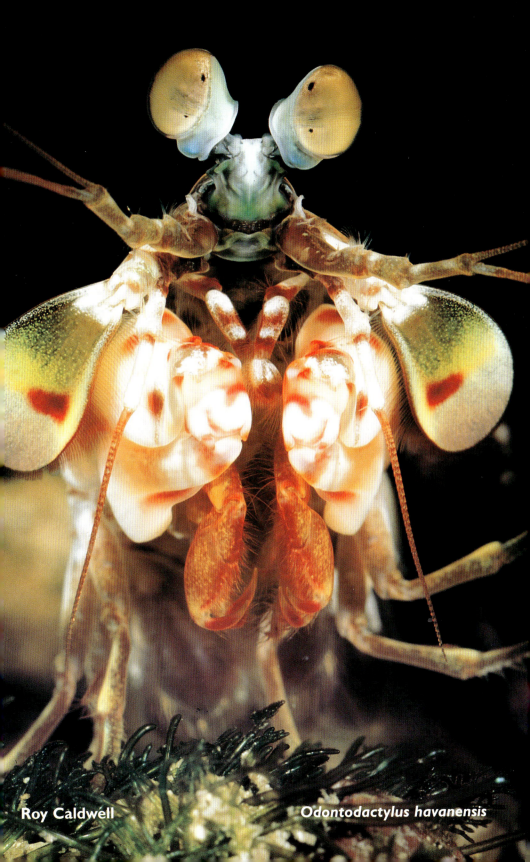

Roy Caldwell — *Odontodactylus havanensis*

SCHMETTERER — ODONTODACTYLIDAE

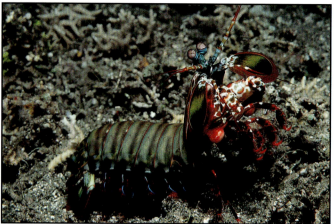

Bob Halstead — Madang, Papua-Neuguinea

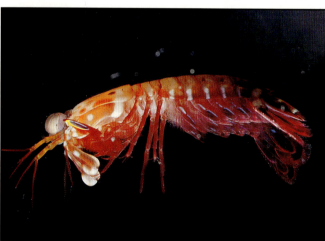

Clay Bryce — Murion Islands, Westaustralien

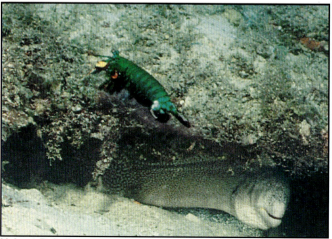

Helmut Debelius — Flic en Flac, Mauritius

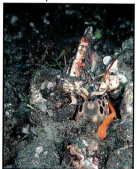

Odontodactylus scyllarus

Länge: Bis zu 18 cm.
Verbreitung: Ostafrika bis Guam.
Allgemein: Tiefenverbreitung 1 bis über 50 m. Diese weitverbreitete Art lebt in U-förmigen Grabbauten aus kleinen Geröllstückchen. Adulte Männchen haben oft eine leuchtend grüne Körperfärbung. Weibchen sind meist mehr oliv, Juvenile tendieren zu gelb.

Der Fangschlag dieser Art ist sehr kräftig, und es gibt mehrere Berichte über Handverletzungen bei Menschen, die versucht haben, einen *O. scyllarus* zu packen. In einem Fall musste ein Finger amputiert werden, nachdem Infektion eingesetzt hatte.

Das kleine Foto unten stammt aus Sulawesi.

In Indonesien gibt es einen Ort, wo man garantiert Fangschreckenkrebse fotografieren kann: Tulamben im Nordosten Balis. Viele der hier gezeigten Fotos stammen von dort, so auch das auf der gegenüberliegenden Seite. Der Autor tauchte dort über schwarzem, vulkanischem Sand mit Korallengeröll. Plötzlich bemerkte er einen Schmetterer auf dem offenen Sandgrund, aber als er seine Kamera auf ihn einstellen wollte, verschwand das Tier schnell zwischen Korallengeröll. Überraschenderweise versuchte es nicht, sich in einem Loch zu verstecken, als der Fotograf näher heranschwamm. Stattdessen drehte es sich zur Kamera und hob den Schwanzfächer wie einen Schild, die typische Abwehrhaltung der Fangschreckenkrebse. Die Augen aber schauten darüber hinweg und behielten die Gefahrenquelle in Sicht.

SCHMETTERER ODONTODACTYLIDAE

Odontodactylus scyllarus
Fortsetzung

Der Schmetterer behielt diese Pose lange bei, so dass der Autor seinen Film aufbrauchen konnte. Er konnte sogar seine Tauchpartner herbeiholen, die dann auch die Drohhaltung des Krebses fotografierten. Erst nachdem jeder seine Aufnahme gemacht hatte, verschwand dieser im Geröll.

Wenn ein Fangschreckenkrebsweibchen (grosses Foto unten) Eier legt, rollt es sich auf eine Seite und knetet die ausgestossenen Eier mit den Maxillipeden und Kitt zu einer Masse. Dieser "Eierkuchen" ist bei *Gonodactylus*-Arten recht klein (8 - 14 mm), aber bei *Squilla* bis zu 14 cm gross (rund 50.000 Eier in 3 Lagen). Das Weibchen trägt die Eier bis zu 11 Wochen und dreht sie zur guten Sauerstoffversorgung häufig um. Währenddessen fastet das Weibchen. Die längste bis heute bekannte Brutzeit ist die einer neuseeländischen Art und beträgt bis zu 4 Monate. Die meisten tropischen Squilliden, Lysiosquilliden und Pseudosquilliden (von denen es Daten gibt) brüten für nur 12 - 14 Tage; ihre transparenten Larven verlassen den Bau sofort und werden planktisch. Manche Gonodactyliden brüten 21 Tage lang, danach bleiben die Larven noch eine Woche beim Weibchen. Die Larvalzeiten diverser Stomatopodenarten sind recht unterschiedlich. Alle haben mehrere Larvenstadien, die je nach Art von wenigen Wochen bis zu einigen Monaten dauern können. Einige werden am Boden lebend verbracht, gefolgt von pelagischen Stadien. Die meisten Larven haben bereits Fangwerkzeuge und sind räuberisch (Vermehrung: R. Caldwell, pers. comm.).

Unten (Malediven): Typische Drohgebärde; der Schwanzfächer kann einige harte Schläge eines Schmetterers abhalten.

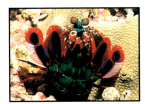

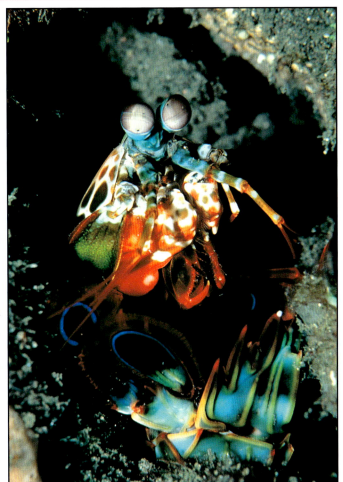

Helmut Debelius — Bali, Indonesien

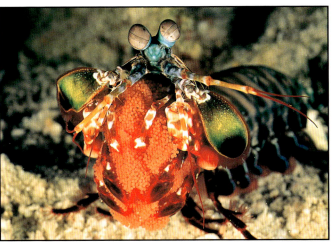

Herwarth Voigtmann — Ari Atoll, Malediven

279

SCHMETTERER   ODONTODACTYLIDAE

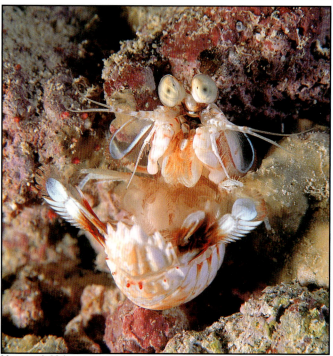

Herwarth Voigtmann   Ari Atoll, Malediven

Odontodactylus brevirostris

Länge: Bis zu 7 cm.
Verbreitung: Westindik bis Hawaii.
Allgemein: Tiefenverbreitung 5 - 40 m. Diese Art bewohnt meist U-förmige Grabbauten aus Schalenfragmenten und Korallengeröll. Oft lebt sie in lockeren Gruppen dicht mit Artgenossen zusammen. Die Tiere sind promisk, und Männchen paaren sich mit mehreren Weibchen.
    Siehe auch die ähnliche, nahe verwandte folgende Art wegen der Unterscheidung.

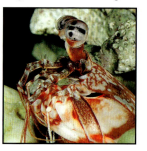

Odontodactylus latirostris

Länge: Bis zu 8 cm.
Verbreitung: Westindik bis Westpazifik (im indomalaischen Gebiet häufig).
Allgemein: Leicht von *O. brevirostris* (siehe oben) an der Färbung zu unterscheiden, besonders an der des Schwanzfächeraussenteils (Exopodit): Bei *O. latirostris* folgt einem schwarzen Fleck ein rosa Endsegment. Bei *O. brevirostris* hat der Exopodit einen kleinen schwarzen Fleck und das Endsegment ist bläulich. Ausserdem ist *O. brevirostris* weisslich und oben orange bis rotbraun gewölbt, wohingegen *O. latirostris* mehr hellgewölbt mattbraun ist (siehe Fotos).

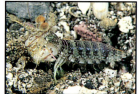

Roger Steene   Bali, Indonesien

SCHMETTERER ODONTODACTYLIDAE

**Odontodactylus
latirostris
Fortsetzung**

Die grossen Fotos auf dieser Seite zeigen die Variabilität der Färbung dieser Art, die vom Habitat abhängig ist: Die Grundfarbe des Exemplares auf dem oberen Foto ist an ein Leben auf dunklem, vulkanischem Sand angepasst, das Tier auf dem mittleren Foto lebt auf hellerem Sandsubstrat mit kalkigen (biogenen) Partikeln.

Beide Arten haben ähnliche Habitate, aber O. brevirostris ist weiter verbreitet.

O. latirostris ist der Name einer Art, von der man 30 Jahre lang glaubte, sie sei identisch mit O. brevirostris. Shane Ahyong, der australische Experte für diese Gruppe, wird die Art nach seiner Revision der indowestpazifischen Stomatopoden aus der Synonymie erheben (pers. comm.).

Die kleinen Fotos sind aus Sulawesi (Vorseite ganz unten) und Tulamben, Bali, Indonesien (unten).

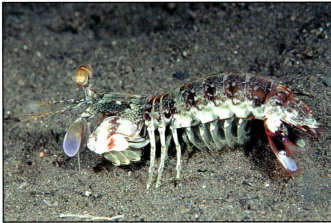

Fred Bavendam — Lombok, Indonesien

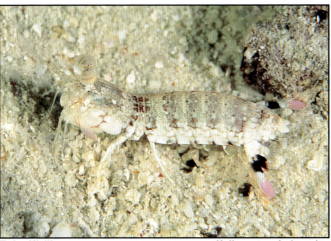

Zafer Kizilkaya — Kalimantan, Indonesien

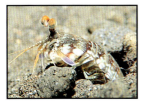

SCHMETTERER HEMISQUILLIDAE

Hemisquilla ensigera
L: Bis zu 25 cm (siehe unten, Wissenschaftler mit Exemplar). V: Ostpazifik: Kalifornien bis Cortezsee und Panama. A: Artbeschreibung auf den folgenden zwei Seiten. Zeigt hier im Aquarium, wie leicht eine Muschel zertrümmert wird.

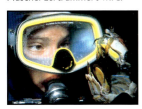

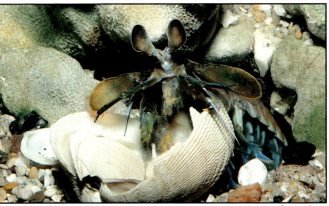

Alex Kerstitch — Aquarium

DIE SCHNELLSTE KLAUE IM WESTEN

Der Fangschreckenkrebs ist ein urtümliches Krustentier, das Gänge im Sandboden gräbt, diese mit Muschelschalen säumt und eine in der Grösse passende Muschel zum Verschliessen seines Grabgangs benutzt. Er ist für seine Fähigkeit bekannt, blitzschnell mit seinen stilettartigen Fangbeinen zuschlagen zu können - eine der schnellsten im Tierreich bekannten Bewegungen. Unterwasserfotograf Norbert Wu erläutert.

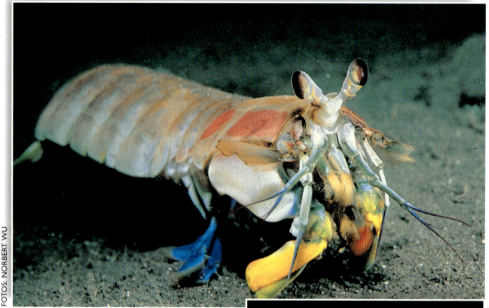

Der bunte kalifornische Fangschreckenkrebs *Hemisquilla ensigera californiensis* ist ganz aus seiner Höhle herausgekommen. Normalerweise versteckt er sich die meiste Zeit darin und zeigt nur die sehr beweglichen Augen, um die Umgebung zu beobachten. Man beachte die leuchtend gelben Fangklauen, die zu einer der schnellsten im Tierreich bekannten Bewegungen fähig sind.

Wie viele andere verwandte Arten nutzt der kalifornische Fangschreckenkrebs Hemisquilla ensigera californiensis (Ordnung Stomatopoda, Familie Hemisquillidae) die extrem schnellen und kraftvollen Bewegungen seiner Fangbeine, um seine Hauptbeute (Muscheln) zu knacken, die er auf und im Sandboden findet. Die grossen (bis zu 25 cm langen) und bunten Männchen benutzen diese Fangklauen auch, um ihre Dominanz zu zeigen, und beide Geschlechter nutzen sie zur Verteidigung gegen Räuber. Aquarianer haben von Fällen berichtet, in denen ihre Aquarien durch das Schlagen mit diesen Vorderbeinen gegen das Glas zertrümmert wurden. Begegnen sich zwei Männchen, kann es zum Kampf um eine Höhle kommen. Dann saust das Männchen, das bereits im Grabgang sitzt, heraus und schlägt auf den Widersacher ein. Jener wendet meist eher seinen gepanzerten Schwanz als die verwundbaren Vorderteile zum Gegner hin, um sich von dem wütenden Höhlenbesitzer daraufschlagen zu lassen. Nach einer Weile dreht dieser sich um, verschwindet in der Höhle und zeigt schliesslich nur noch das gepanzerte Schwanzende. Dieses bildet eine Barriere für den Eindringling, der nun seinerseits als

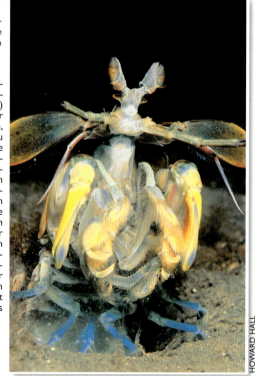

Kommt ein Eindringling (in diesem Fall der Taucher mit seiner Kamera) zu nahe an den Grabgang heran, nimmt der Fangschreckenkrebs eine Drohhaltung ein und zeigt seine leuchtende Warnfärbung als erstes Zeichen der Aggression.

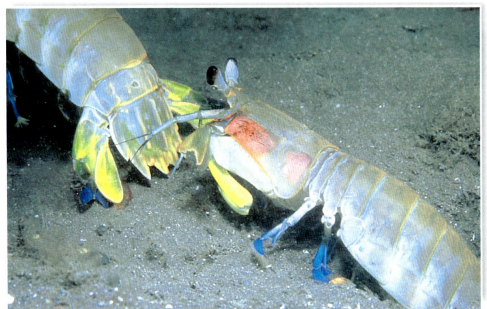

Zwei Männchen kämpfen um eine Höhle, indem sie Schläge auf ihre Schwänze austauschen.

Vergeltung auf den Schwanz des Bewohners einschlägt. Dr. Jack Engel hat 12 Jahre lang das Verhalten von Fangschreckenkrebsen beobachtet. Er glaubt, durch diese Kampfweise können die männlichen Krebse ihre Rangordnung festlegen, ohne sich physisch zu schaden. Die Schläge landen auf den dick gepanzerten Schwänzen der Männchen, wo sie wenig oder keinen Schaden anrichten, den Gegner aber die eigene Stärke spüren lassen. Zahlreiche Versuche zur Manipulation und Erforschung des Verhaltens dieser faszinierenden Tiere wurden durchgeführt. In einem Experiment wurde der Eingang zur Höh-

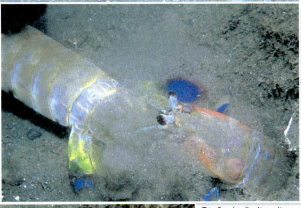

Die Sandwolke lässt die Kraft des Schlages erahnen.

le eines grossen Männchens mit einem Drahtkäfig verschlossen und anschliessend ein Weibchen und ein weiteres Männchen dazugesetzt. Der Grabgang wurde rund um die Uhr mit einer ferngesteuerten Videokamera überwacht. Das Weibchen fing an, eine Höhle zu graben und wurde dabei vom alteingesessenen Männchen nicht gestört. Das zweite Männchen aber fing an, mit dem ersten zu kämpfen. Nach einer Nacht war das erste vom Eindringling verdrängt worden.

Nach einem Schlag hat der Bewohner den Schwanz zum Eindringling gedreht, um die Höhle zu schliessen.

SCHMETTERER — PROTOSQUILLIDAE

Haptosquilla stoliura

Länge: Bis zu 6 cm.
Verbreitung: Philippinen bis Westindik.
Allgemein: Tiefenverbreitung 0 - 20 m, meist auf geröllübersäten Flachriffen.
Kleines Foto unten aus Papua-Neuguinea.

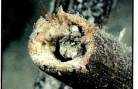

Roger Steene — Bali, Indonesien

Haptosquilla trispinosa

Länge: Bis zu 5 cm.
Verbreitung: Von Nord-Queensland, Australien, bis in den Zentralpazifik häufig.
Allgemein: Tiefenverbreitung 0 - 30 m. Lebt in Grabgängen in Geröll und Fels. Kleines Foto unten von den Philippinen.

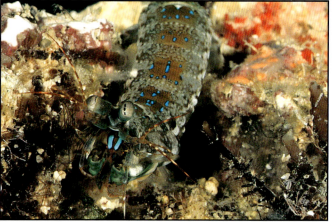

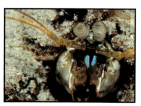

Roy Caldwell — Lizard Island, GBR, Australien

Chorisquilla spinosissima

Länge: Bis zu 4 cm.
Verbreitung: Rotes Meer und Westindik bis Japan.
Allgemein: Einige Protosquillidenarten haben an ihrem Telson (Schwanzfächer) recht lange Stacheln, anderen fehlen sie. Wie bei der folgenden Art beschrieben, wird vermutet, dass die Stacheln einen Seeigel nachahmen sollen. Während die Stacheln bei *Echinosquilla guerinii* weich sind, sind die von *Chorisquilla spinosissima* hart und spitz. Tiefenverbreitung 0 - 40 m.

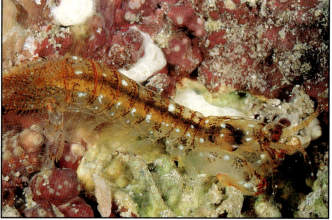

Roy Caldwell — Lizard Island, GBR, Australien

SCHMETTERER PROTOSQUILLIDAE

Echinosquilla guerinii

Länge: Bis zu mindestens 7 cm.
Verbreitung: Indik bis Hawaii.
Allgemein: Einzige Art der
Gattung. Tiefenverbreitung 10
- 200 m. In Grabgängen und
Wurmröhren. Wurde in
Hawaii beim Erbeuten von
Odontodactylus brevirostris beobachtet. Verlässt selten ihren
Bau.

E. guerinii ist in Hawaii und Moorea (Französisch Polynesien) relativ häufig und lebt typischerweise in 15 - 40 m, meist in Grabgängen oder alten Wurmröhren in mürben oder soliden Korallen. Trifft man ihn nicht gleich frei auf Korallengeröll an, kann man diesen Krebs kaum aus seinem Bau herausbekommen. Die Telsonstacheln sind ziemlich weich und imitieren wohl einen Seeigel wie *Echinometra*. Der Krebs sitzt in seiner Höhle und blockiert den Eingang mit dem Telson, was aussieht wie ein kleiner Seeigel in seiner Mulde (siehe kleines Foto unten von den Malediven).

In Hawaii sind *Echinosquilla*-Krebse vor Anbruch der Nacht meist nicht zu sehen. Bei den Malediven hingegen ist die Art tagaktiv: Die beiden oberen grossen Fotos wurden am Hausriff von Mirihi Island im Ari Atoll am frühen Nachmittag gemacht. Ein Videofilm, der dort gedreht wurde, zeigt, dass man die Tiere mit einem saftigen Happen aus ihrem Bau locken kann.

Es ist erwähnenswert, dass es Fangschreckenkrebsarten gibt, die man recht problemlos im Aquarium halten kann. *Echinosquilla guerinii* ist ganz gewiss eine davon. Der Fotograf (unten) berichtet, dass er einen adulten Krebs aus Hawaii schon 4 Jahre lang ohne Probleme hält.

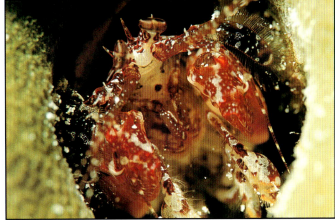
Peter Uhlig — Ari Atoll, Malediven

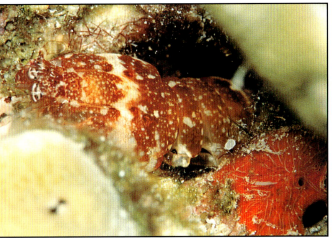
Peter Uhlig — Ari Atoll, Malediven

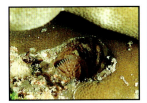

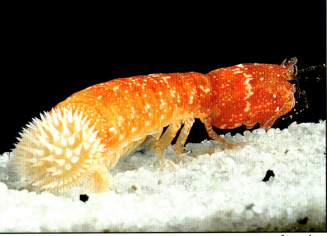
Roy Caldwell — Aquarium

285

SPEERER   LYSIOSQUILLIDAE

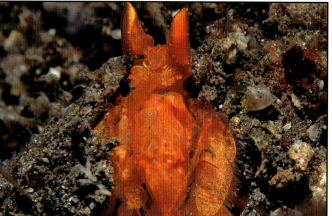

Helmut Debelius   Talaud, Indonesien

Lysiosquilloides sp.

L: Bis zu 25 cm. V: Indonesien. A: In Grabbauten in Sand von 2 - 30 m. Fotos dieser Art gibt es seit einigen Jahren, sie wurde in Nordindonesien auch im Meer beobachtet, aber es wurden noch keine Exemplare gesammelt; daher ist sie bis jetzt unbeschrieben. Sie gehört aber definitiv in die Gattung *Lysiosquilloides*: Die konischen Augeninnenränder und Strukturen hinter den Augen sind typisch. Man kennt zwei weitere Gattungsmitglieder (aus Westafrika und dem Westpazifik), beide unterscheiden sich von dieser orangen Art. Siehe auch die Seite gegenüber.

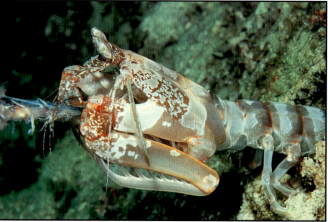

Jan Post   Borocay, Philippinen

Lysiosquilla sulcirostris

Länge: Bis zu 32 cm. Verbreitung: Madagaskar bis Hawaii. Allgemein: Tiefenverbreitung 0 - 30 m. In monogamen Paaren in grossen, U-förmigen Grabbauten in Sand. Mit Sexualdimorphismus: Männchen haben grössere Augen sowie Fangbeine und jagen meist vom Bau aus. Tagsüber wird der Höhleneingang mit einer dünnen Sand- und Schleim-Membran verschlossen, nur Augen und Antennen ragen durch ein kleines Loch in der Mitte. Nachts jagen die Tiere oft von einem unverschlossenen Eingang aus.

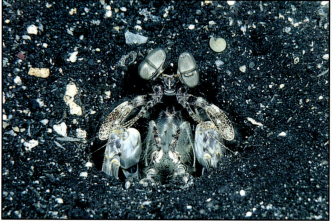

Rudie Kuiter   Sulawesi, Indonesien

Lysiosquilla tredecimdentata

Länge: Bis zu 28 cm. Verbreitung: Vietnam bis Westindik. Allgemein: Tiefenverbreitung 0 - 10 m. Gräbt seinen Bau meist in Geröllhabitaten. In monogamen Paaren in grossen U-förmigen Grabbauten in Sand. Mit Sexualdimorphismus: Männchen haben grössere Augen sowie Fangbeine und jagen meist vom Bau aus. Höhleneingang tagsüber mit einer dünnen Membran verschlossen, nachts jagen die Tiere von einem unverschlossenen Eingang aus.

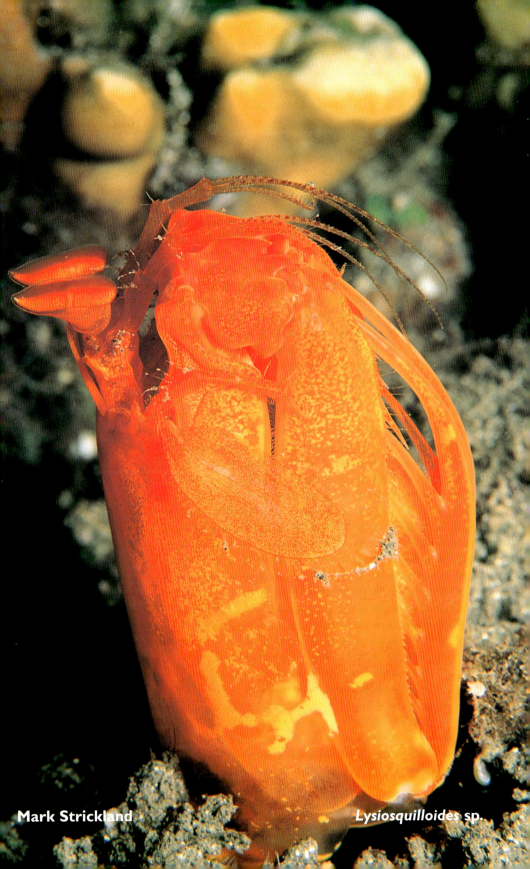
Mark Strickland — *Lysiosquilloides* sp.

SPEERER   LYSIOSQUILLIDAE

Lysiosquillina maculata

Länge: Bis zu 38 cm.
Verbreitung: Westindik bis Hawaii und Galapagos.
Allgemein: Tiefenverbreitung 0 - 20 m. In monogamen Paaren in grossen U-förmigen Grabbauten in Sand. Der Bau eines 30 cm langen Paares kann 12 cm Durchmesser haben und 5 m lang sein. Mit Sexualdimorphismus: Männchen haben grössere Augen sowie Fangbeine und jagen meist vom Bau aus. Tagsüber wird der Höhleneingang mit einer dünnen Sand- und Schleim-Membran verschlossen, nur Augen und Antennen ragen durch ein kleines Loch in der Mitte. Nachts jagen die Tiere oft von einem unverschlossenen Eingang aus.

Man beachte die kleine *Periclimenes imperator* auf dem mittleren grossen Foto aus Papua-Neuguinea und auch die folgende Seite.

Das kleine Foto unten aus Beau Vallon (Mahe, Seychellen), der westlichsten Verbreitungsgrenze dieser Art, zeigt eine weitere *Lysiosquillina maculata*, die aus ihrem Bau schaut.

Das grosse Foto links zeigt ein Paar von *Lysiosquillina maculata*, oben Weibchen, unten Männchen. Jedes der Tiere ist etwa 31 cm lang. Das kleine Foto unten zeigt die Profile der Tiere, diesmal ist aber das Männchen oben.

Rudie Kuiter — Sulawesi, Indonesien

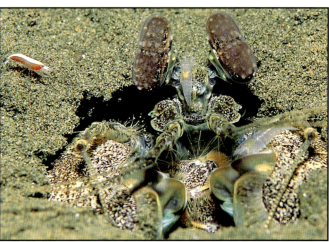

Alex Steffe — Dogura, Papua-Neuguinea

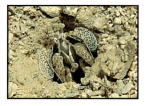

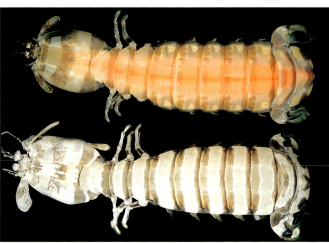

Roy Caldwell — Aquarium

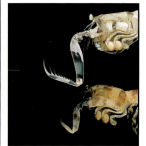

SPEERER   LYSIOSQUILLIDAE

Lysiosquillina sp.

Länge: Bis zu 25 cm.
Verbreitung: Ostindik, Indonesien, Philippinen.
Allgemein: Dieser unbeschriebene Speerer steht der Vorart *L. maculata* sehr nahe. Er wird selten ausserhalb seiner Wohnröhre beobachtet, ist einem Fotografen gegenüber aber nicht scheu.

Die Fotos zeigen die Art mit drei verschiedenen anderen Krebsen zusammen: *Stenopus tenuirostris* (unten klein), *Thor amboinensis* (unten gross) und *Periclimenes imperator* (unten klein). Sind dies die ersten Fotos einer Putzergemeinschaft mit Fangschreckenkrebsen? Stomatopoden sind bei ihrer Körperpflege jedoch so gründlich und können auch jeden mm ihres Körpers erreichen, so dass man an ihrer Eignung als gute Kunden für Putzer zweifeln muss.

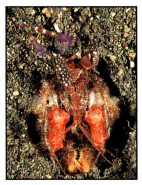

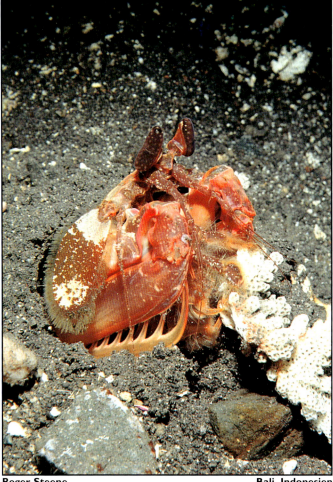

Roger Steene   Bali, Indonesien

Andererseits werden die Wohnröhren mit viel Schleim gebaut, was Putzer anziehen könnte. Ausserdem erbrechen Lysiosquilliden Fischschuppen und anderes Unverdauliches nach dem Fressen. Diese Nahrungsquellen könnten sehr wohl Putzergarnelen anlocken, aber was ist der Vorteil für den Fangschreckenkrebs und warum frisst er die viel kleineren Gäste nicht auf?

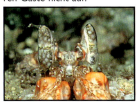

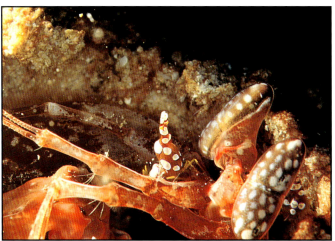

Helmut Debelius   Similan Islands, Thailand

289

SPEERER   PSEUDOSQUILLIDAE

Pseudosquilla ciliata

L: Bis zu 10 cm. V: Zirkumtropisch ausser im Ostpazifik. A: Tiefenverbreitung 0 - 40 m. Oft auf Seegras- oder Geröllflächen, wo U-förmige Grabgänge - oft unter Korallengeröll - angelegt werden. Färbung sehr variabel (schwarz, grün, grün und weiss, gelblich, oft gewölkt oder mit Längsstreifen; siehe auch das Paar aus der Karibik). Individuen können die Farbe und das Muster wechseln, um sich dem Habitat anzupassen. Ein Farbwechsel kann bis zu mehrere Monate dauern und eine oder mehrere Häutungen umfassen. Weibchen sind sexuell aggressiv und erbetteln oft oder erzwingen sogar Kopulationen von Männchen.

Unten: Exemplare aus dem Roten Meer bzw. PNG.

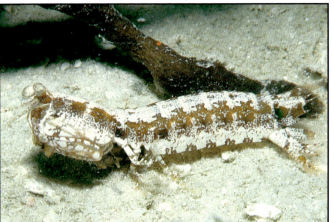

Roger Steene — GBR, Australien

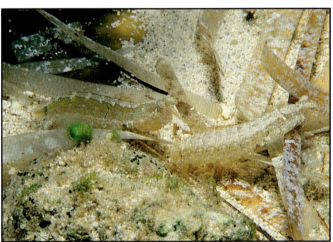

Paul Humann — Niederländische Antillen, Karibik

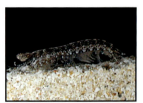

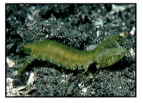

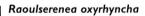

Raoulserenea oxyrhyncha

Länge: Bis zu 9 cm. Verbreitung: Fiji bis Indonesien. Allgemein: Eng mit der Gattung *Pseudosquilla* verwandt.

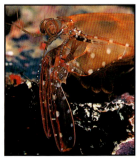

Roger Steene — Milne Bay, Papua-Neuguinea

SPEERER   PSEUDOSQUILLIDAE

Raoulserenea komaii

Länge: Bis zu 7 cm.
Verbreitung: Französisch Polynesien bis Westpazifik und Japan.
Allgemein: Tiefenverbreitung 0 - 20 m. Für alle Gattungsmitglieder ist ein Paar Augenflecken auf dem Carapax typisch, die manchmal nicht sehr deutlich ausgeprägt sind, wie auf dem grossen Foto der Vorart *Raoulserenea oxyrhyncha* zu sehen ist.

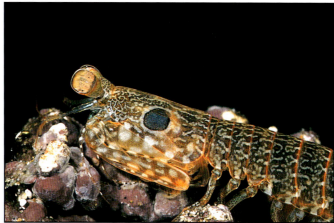

Roy Caldwell — Moorea, Französisch Polynesien

SPEERER   EURYSQUILLIDAE

Manningia australiensis

Länge: Bis zu 4 cm.
Verbreitung: Australien, nördlich bis Thailand und Vietnam.
Allgemein: Meist auf Sand mit Muschelbruch oder Schlamm, mit Geröll und anderem Material gemischt bis in etwa 70 m Tiefe. Die Art lebt in Grabgängen unter Steinen oder im Sand.

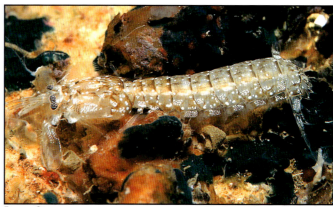

Roger Steene — Madang, Papua-Neuguinea

SPEERER   NANNOSQUILLIDAE

Nannosquilla decemspinosa

Länge: Bis zu 3 cm.
Verbreitung: Ostpazifik von der Cortezsee bis zu den Galapagosinseln.
Allgemein: Tiefenverbreitung 0 - 5 m. Gräbt in Sand. Das Tier wurde ausserhalb seiner Höhle aufgenommen, die in der Mitte des Foto zu sehen ist. In ihrer Fortbewegungsweise ausserhalb des Wassers ist diese Art einzigartig: Sie schlägt dann unentwegt Rückwärtspurzelbäume.

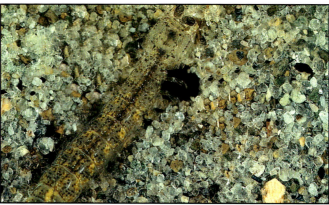

Roy Caldwell — Panama

SPEERER   SQUILLIDAE

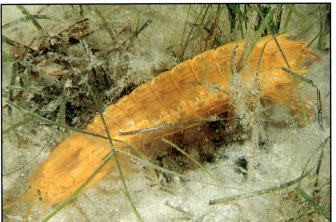

Rudie Kuiter — Victoria, Australien

Distosquilla miles

Länge: Bis zu 15 cm.
Verbreitung: Australien: Victoria und Golfe Südaustraliens.
Allgemein: Baut seine Wohnröhren meist küstennah in Weichsubstraten, manchmal auch in Seegraswiesen. Die grösste Fangschreckenkrebsart Südaustraliens. Hauptsächlich in seichten Ästuaren anzutreffen, oft auch in grossen Süsswasserabläufen.
Das Foto oben wurde in 7 m Tiefe aufgenommen und zeigt ein Exemplar von etwa 15 cm Länge in einer australischen Seegraswiese, wo man auch regelmässig die populären Fetzengeisterfische (Familie Seenadeln) antreffen kann. Wie der Fotograf berichtete, war das Exemplar gar nicht scheu und zeigte beim Auslösen des Fotoblitzes keinerlei Anzeichen der Beunruhigung.
Das Foto in der Mitte zeigt ein Tier mit einer anderen Färbung, da dieses auf einem anderen Substrat lebt. Ausserdem kann man hier sehr schön das typische Fangbein eines Speerers sehen.

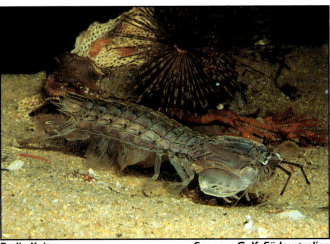

Rudie Kuiter — Spencer Gulf, Südaustralien

Alima laevis

L: Bis zu 13 cm. V: Australien: S-Queensland bis S-Westaustralien. A: Häufigste Art Südaustraliens. In Ästuaren und Buchten. Tags in U-förmigen Grabbauten in Sand oder Schlamm, nachts auf Beutefang. 0 - 40 m. Frisst meist kleine Krebse. Unten: Fremantle, Australien.

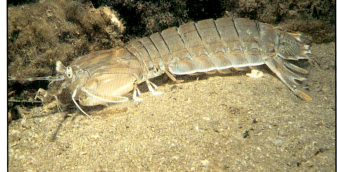

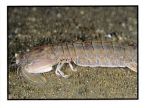

Clay Bryce — Cockburn Sound, Westaustralien

WAS WIRKLICH MIT DEN DINOS GESCHAH!

Viele der Leser haben sicherlich von der phantastischen Theorie gehört, dass ein riesiger Meteorit auf der Erde eingeschlagen sei, worauf sich das Weltklima dramatisch veränderte, was zum Aussterben der Dinosaurier führte. Ich kann nicht aufhören, mich darüber zu wundern, wie man so einen Unsinn glauben kann. Riesige Meteoriten - da hat wohl jemand zu viel Science Fiction gelesen; und was den Klimawechsel angeht: Wir alle wissen, dass sich das Klima ständig ändert, und obwohl dies zu Panikkäufen von Sonnencreme, Regenschirmen und -mänteln führt, verursacht das keine Massensterben von Dinosauriern. Der Zeitreisende Bob Halstead erzählt, was wirklich geschah.

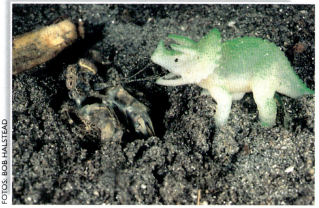

FOTOS: BOB HALSTEAD

Die beiden Kontrahenten stehen sich gegenüber, bereit zum Kampf.

Wie so oft, ist die Wahrheit viel einfacher und auch einfach zu beweisen - wann haben SIE zuletzt einen riesigen Meteoriten gesehen, hm? Die Wahrheit ist, dass die Dinosaurier durch einen gefährlichen Räuber der Gattung *Lysiosquillina* ausgerottet wurden. Allgemein Fangschreckenkrebs genannt, hätte dieses Tier einen anderen Namen, wenn es heute noch solche aus der Jurazeit gäbe. Das waren seine riesigen Urahnen, die heute ohne Zweifel Fangschrecken-Whopper hiessen.

Die des Griechischen mächtigen kennen Lysio - verlieren, und squilla - Zwiebel oder Lauch; also bedeutet *Lysiosquillina* "eine Zwiebel verlieren" oder - in anderen Worten - "einen Furz lassen". Und das ist genau das, was sie in der Welt der Dinos taten. *Lysiosquillina* baute durch Graben im jurassischen Schlamm Gänge, interessanterweise nicht mit den Beinen, sondern durch Schlagen mit dem Schwanzfächer. Dabei wurde Schlamm ausgeworfen und ein tiefer Graben geformt, der, wenn er ausreichend tief war, von hinten wieder zugeschüttet wurde. So sassen sie schliesslich bequem und sicher in einem Grabgang mit Eingangsöffnung, von wo aus sie auf vorbeikommende Dinosaurier lauern konnten.

In einem wissenschaftlichen Experiment liessen wir einen lebenden Plastikdinosaurier nahe an die Höhle einer *Lysiosquillina* heran. Auf den hier weltweit erstmals präsentierten, dramatischen Fotos sieht man, wie *Lysiosquillina* aus ihrer Höhle heraus den Dinosaurier wild angreift. Die unglaublich scharfen Spitzen auf den Gnathopoden (Fangbeinen) von *Lysios-*

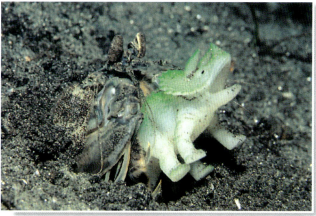

Der Dino hat gegen den extrem schnellen Angriff der Fangklauen des Krebses keine Chance. Es ist eine der schnellsten im Tierreich bekannten Bewegungen.

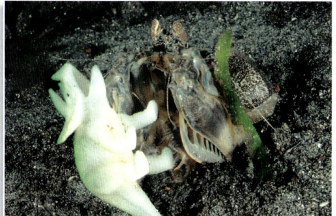

quillina schlagen mit einer der schnellsten im Tierreich bekannten Bewegungen zu, durchdringen mit Leichtigkeit den Panzer des Dinos und erdolchen ihn förmlich. Dieses Instinktverhalten, das *Lysiosquillina* von seinen jurassischen Vorfahren geerbt hat, beweist ohne Zweifel, was wirklich mit den Dinosauriern geschah.

Schliesslich haben die Dinos ihre Meister gefunden: Die räuberischen Fangschreckenkrebse haben bis heute überlebt.

ÜBER DIE ORDNUNG AMPHIPODA — FLOHKREBSE

Amphipoden gehören zur Überordnung Peracarida der Klasse Malacostraca. Obwohl klein und leicht zu übersehen, sind Amphipoden eine diverse Krebsgruppe, die in den meisten Habitaten zahlreich vertreten ist. Ein Carapax fehlt ihnen, ihr Körper ist seitlich zusammengedrückt (im Gegensatz zu dem der Isopoden, die meist abgeflacht sind) und wird von grossen Seitenplatten geschützt. Am Kopf sitzen ungestielte Augen. Amphipoden haben 7 Paar Laufbeine; die ersten beiden bilden meist Scheren und sind daher aufs Fressen spezialisiert, die übrigen 5 enden in einfachen Klauen (daher der Name Amphipoda: amphi = beide, podos = Fuss). Das 3. und 4. Paar ist nach vorne gerichtet, das 5. bis 7. nach hinten. Das Abdomen ist zweigeteilt: Drei Segmente tragen bürstenartige Beine, 3 weitere kurze, unbewegliche, stabartige Beine. Jedes Hinterleibssegment hat typischerweise 2 verzweigte Anhänge: Die der ersten 3 Segmente werden Pleopoden, die der übrigen 3 Uropoden genannt. Unter den Krebsen einmalig sind die Brustkiemen, kleine Anhänge zwischen den Beinen.

Flohkrebse sind unter allen Krebstieren eine der extrem erfolgreichen Gruppen. Wahrscheinlich gibt es von ihnen mehr Arten in mehr Habitaten, als in jeder anderen Gruppe. Im Meer graben Amphipoden in Sand und Schlammböden, leben in Röhren auf Hartsubstrat, zwischen Grossalgen und sessilen Wirbellosen sowie als Plankton. Man kennt ästuarine, Süsswasser- und sogar terrestrische Arten. Viele sind nur 1 bis 10 mm lang, aber in der Tiefsee gibt es Aasfresser von bis zu 30 cm Länge. Die meisten Amphipoden fressen Detritus oder Aas, viele sind aber auch Filtrierer. Die Eier werden in einer Bruttasche unter dem Körper getragen; aus ihnen schlüpfen keine Larven, sondern gleich kleine Krebse, die bereits wie ihre Eltern aussehen.

Etwa 8.000 Arten der Ordnung Amphipoda sind benannt, man kennt viele weitere, doch nur wenige können hier gezeigt werden. Die Arten der 4 Unterordnungen Gammaridea, Caprellidea, Hyperiidea und Ingolfiellidea unterscheiden sich in Aussehen und Verhalten. Der typische Bauplan ist bei den Gammaridea deutlich, bei anderen jedoch kaum zu erkennen. Gammariden sind die archetypischen Amphipoden, alle Körperabschnitte sind bei ihnen gut abgegrenzt, aber schon innerhalb dieser Unterordnung variiert die Körperform von lang und dünn bis fast kugelrund. Diese grösste der 4 Unterordnungen könnte gut die artenreichste Wirbellosengruppe in marinen Flachwasserhabitaten sein. Auch im Süsswasser und an feuchten Stellen an Land ist sie vertreten. Eine kleine Fläche Meeresboden oder ein Algenklumpen beherbergt hunderte Individuen und oft viele Arten, die bei Störung sehr aktiv werden und flüchten. Manche sind spezialisierte Kommensalen von Algen, Stachelhäutern, Korallen und anderen Wirbellosen. Diese Symbiosen sind gut dokumentiert, werden in den meisten Fällen aber noch kaum verstanden. Antarktische spp. siehe S. 37-39.

GAMMARIDE FLOHKREBSE — CYPROIDEIDAE

Amaryllis sp.

L: Bis 0,6 cm. V: Australien: Victoria bis NSW und NO-Tasmanien. A: Distinkt, manchmal auf Schwämmen und anderen sessilen Rifforganismen zu beobachten. Der berühmteste Amphipode: Ziert eine australische Briefmarke. Unten: Unbestimmte Art (2,5 cm); Foto: Edithburg, Südaustralien.

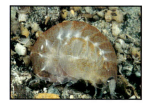

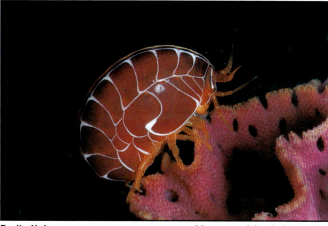

Rudie Kuiter — Montague Island, Australien

Cyproidea sp.

Länge: Bis zu 0,5 cm.
Verbreitung: Indonesien.
Allgemein: Arten dieser Familie sind durch stark vergrösserte Coxal(Hüft-)platten und ein reduziertes Abdomen charakterisiert, was sie fast kugelförmig aussehen lässt. Sie leben hauptsächlich auf Makroalgen.

Foto rechts aus 18 m. Kleines Foto unten: Mehrere Exemplare auf der Nacktschnecke *Tambja morosa*.

Die Gammaridea sind mit vielen Familien die grösste Unterordnung der Amphipoden. Zu ihnen zählen die meisten und die am einfachsten gebauten Amphipodenarten. Sie leben in fast allen "wässrigen", sogar in feuchten terrestrischen Habitaten sowie von der Tiefsee bis in 5.400 m Höhe. Viele sind strenge Höhlenbewohner. Bekannte Gammariden sind die bis 1,5 cm langen "Strandflöhe" vieler Strände an temperierten bis tropischen Küsten, wo sie in verrottenden Algen leben, und die sehr ähnlichen, aber grösseren Süsswasserarten unverschmutzter Fliessgewässer.

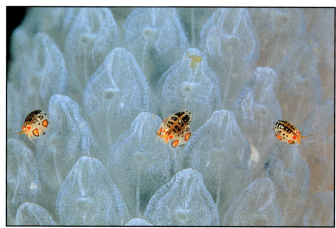

Jones/Shimlock — Komodo, Indonesien

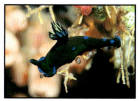

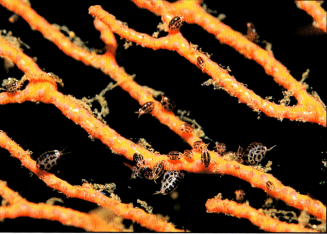

Alex Steffé — Komodo, Indonesien

GAMMARIDE FLOHKREBSE — MELITIDAE

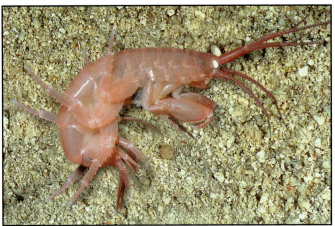

Rudie Kuiter — Victoria, Australien

Ceradocus serratus

Länge: Bis 1,4 cm.
Verbreitung: Australien: Port Phillip Bay (Victoria) bis Sydney (New South Wales) und um Tasmanien.
Allgemein: Unter Steinen. Tiefenverbreitung: 0 - 16 m. Typisch für diese Art ist ein Arrangement von Dornen an den hinteren Körpersegmenten und ein sehr kurzes Basalsegment der 2. Antennen. Wie die meisten anderen Familienmitglieder hat diese Art einen kurzen Ast der 1. Antennen und lange, leicht abbrechende Fortsätze (3. Uropoden) auf dem letzten Körpersegment.

GAMMARIDE FLOHKREBSE — COROPHIIDAE

Siphonoecetes sp.

L: Bis 0,5 cm. V: Alle warmen Meere. A: 2. Antennen lang und kräftig, dienen "hüpfender" Fortbewegung. 4. und 5. Beinpaar mit Klebdrüsen. Verklebt Sandkörner zu einem tarnenden Gehäuse. Frisst Bakterien und Diatomeen vom Sand.

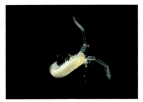

Johann Hinterkircher — Aqaba, Jordanien

Arktischer Gammaride

Amphipoden sind vielseitige Krebstiere aller marinen, vieler Süsswasser- und sogar terrestrischer Habitate. Dieser lebt in der Arktis (Habitat unten).

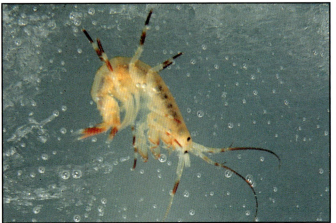

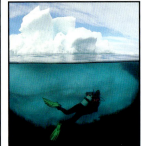

John Neuschwander — Spitzbergen, Norwegen

WIDDERKREBSCHEN   CAPRELLIDAE

Caprella stella
Länge: Bis 2 cm.
Verbreitung: Atlantik.
Allgemein: Nach den Gammaridea sind die Caprellidea die zweitgrösste Unterordnung der Amphipoden, zu ihnen zählen die Widderkrebschen und Walläuse (Familie Cyamidae, siehe unten). Widderkrebschen sind langgestreckte Tiere mit einem grossen Fangbeinpaar, das wie bei Gottesanbeterinnen gehalten wird. Ihre Brustsegmente sind oft beinlos und die Kiemen deshalb sehr exponiert. Widderkrebschen erscheinen saisonal in riesigen Mengen auf verzweigten Algen und anderen Substraten im Seichtwasser, manchmal sitzen mehrere tausend Tiere auf einer einzigen Pflanze.
  Hier wird eine Art von den Azoren gezeigt. Foto ganz oben: Auf dem Seestern *Ophidiaster ophidianus;* mittleres grosses und kleines Foto unten: Auf der Seegurke *Holothuria tubulosa*. Viele Caprelliden leben auf bestimmten Substraten: Pflanzen, Pflanzendetritus, Seesterne und andere Stachelhäuter, sogar auf der Krabbe *Maja*.

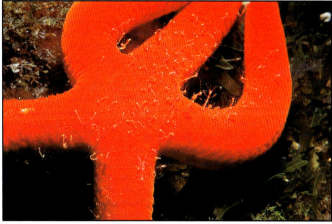
Peter Wirtz   Azoren

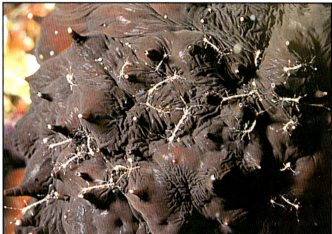
Peter Wirtz   Azoren

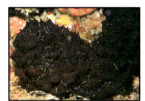

Caprella linearis
L: ♀ 1,4 cm, ♂ 2 cm. V: Atlantik, Nordsee, W-Ostsee. A: Auf Hydrozoen in der unteren Gezeitenzone. U.: *Phthisica marina,* Oosterschelde, Niederlande.

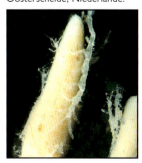

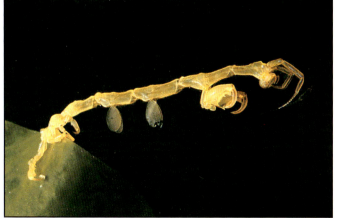
John Neuschwander   Spitzbergen, Norwegen

WIDDERKREBSCHEN — CAPRELLIDAE

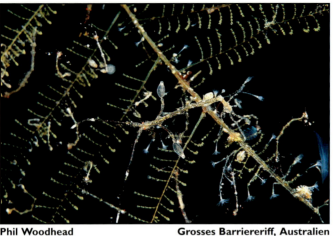

Caprellide sp. 1

L: Bis 2 cm. V: NW-Australien. A: Unbestimmte Art. Die breiten Teile der 2. Beine auf dem grossen Foto sind die subchelaten Scheren, mit denen Copepoden, Krebslarven, kleine Amphipoden, Würmer etc. erbeutet werden. Beide Fotos wurden nachts in einer Tiefe von 10 m aufgenommen.

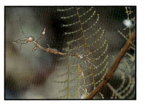

Phil Woodhead — Grosses Barriereriff, Australien

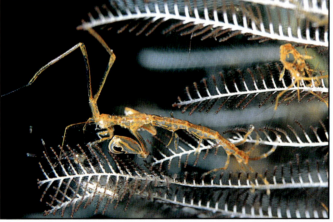

Caprellide sp. 2

Länge: Bis 2 cm.
Verbreitung: Indonesien.
Allgemein: Eine weitere unbestimmte Art. Sie hat einen kurzen "Hals" und weisse Augen. Die Vorart hat einen kurzen "Hals" und rote Augen. Die folgende Art unterscheidet sich durch einen langen "Hals" und rote Augen. Auch die unterschiedlich geformten Greifklauenränder dieser Caprelliden dienen der Artbestimmung. Alle 3 wurden auf federartigen Hydrozoen fotografiert. Mindestens die Vorart lebt auch auf Gorgonien.

Alex Steffé — Bali, Indonesien

Caprellide sp. 3

Länge: Bis 2 cm.
Verbreitung: NW-Australien.
Allgemein: Ein weiteres unbestimmtes Familienmitglied. Unterscheidung siehe Vorart.
   Caprelliden sind die "Stabheuschrecken" (mit Gottesanbeterinnen und Heuschrecken verwandte Regenwaldinsekten) der Meere. Ihr Abdomen ist reduziert und bei Weibchen ohne Beinanhänge, bei Männchen nur mit ein oder zwei Paaren. Mit den hinteren Beinen wird der Körper ähnlich wie bei Gottesanbeterinnen aufrecht gehalten.

Roger Steene — Grosses Barriereriff, Australien

WIDDERKREBSCHEN CAPRELLIDAE

Caprellide sp. 4

Länge: Bis 1,5 cm.
Verbreitung: Indonesien.
Allgemein: Eine weitere unbestimmte Art der Familie, fotografiert auf einer lebhaft gefärbten Gorgonie. *Caprella* ist mit über 150 bekannten Arten weltweit mit Abstand die grösste Gattung der Familie.

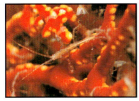

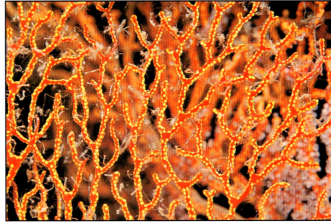

Charles Anderson — Lombok, Indonesien

WALLÄUSE CYAMIDAE

Cyamus boopis

L: Bis 1 cm. V: Weltweit, abhängig vom Wirt. A: Auf der Haut von Walen finden sich oft von Krebs-Epibionten besiedelte Flächen. Neben Seepocken sind die sogenannten Walläuse der capreliden Familie Cyamidae häufige Hautparasiten, die sich besonders um die Körperöffnungen ansiedeln. Sie krallen sich in die Haut und fressen sich bis zur Fettschicht durch. Der Name oben steht beispielhaft für eine Art, die auf verschiedenen Walen vorkommt. Weitere Gattungen: *Paracyamus* und *Platycyamus*.

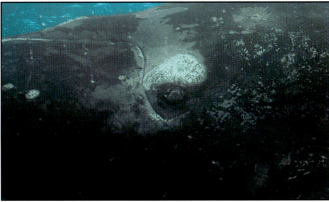

Howard Hall — Argentinien

HYPERIIDE FLOHKREBSE PHRONIMIDAE

Phronima sedentaria

L: Bis 3 cm. V: Gattung planktonisch, weltweit. A: Eine weitere wichtige Unterordnung sind die Hyperiidea. Die Familien Hyperiidae und Phronimidae enthalten meist pelagische Arten, die nicht nur frei, sondern auch in oder auf allerlei Quallen (Medusen, Rippenquallen, Salpen etc.) leben. *Phronima*-Weibchen fressen Salpen leer, um sie als "Schutzhülle" zu nutzen. Ihr Abdomen mit den Schwimmbeinen ragt an einem Ende aus der Salpenhülle, um das Vehikel anzutreiben. Augen gross und zweigeteilt.

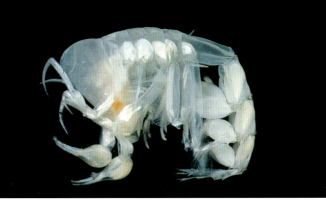

Rudie Kuiter — New South Wales, Australien

KLEINKREBSE IM MEERWASSERAQUARIUM

Den hochentwickelten und bereits relativ gut untersuchten Zehnfusskrebsen (Decapoda) und Fangschreckenkrebsen (Stomatopoda) stehen zahlreiche, teils kaum erforschte Krebsordnungen mit einer unüberschaubaren und ständig anwachsenden Zahl teils winziger Arten gegenüber. Auch diese Kleinkrebse sind überwiegend marin. Die bekanntesten Gruppen sind die Flohkrebse (Amphipoda), Asseln (Isopoda), Schwebegarnelen (Mysidacea), Muschelkrebse (Ostracoda) und die hauptsächlich pelagisch lebenden Ruderfusskrebse (Copepoda). Letztere stellen in den oberen Wasserschichten fast aller Meeresregionen rund 90 % des tierischen Planktons! Der Fotograf erzählt von den lieben Kleinen.

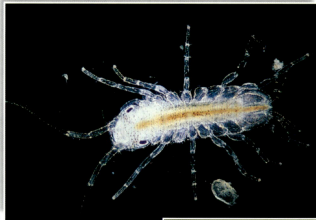

FOTOS: ROLF HEBBINGHAUS

Auch in Meeresaquarien leben - neben Kleinorganismen anderer Tiergruppen - zahlreiche Kleinkrebse, allerdings durchweg benthische Arten. Unter anderem ist es diese sich selbst erhaltende Kleinlebewelt, die ein Meerwasseraquarium so faszinierend macht und durch die es sich von Süsswasseraquarien gravierend unterscheidet. Hinein kommen diese Organismen entweder durch gezieltes "Animpfen" (durch Bodensubstrat oder Wasser aus einem eingefahrenen Aquarium) oder aber als "blinde Passagiere" auf Meeresgestein, Algen, Korallen etc. Ein gut konzipiertes Meerwasseraquarium ist ein hochkomplexer

Diese in Meeresaquarien häufige Assel erreicht 5 mm Körperlänge.

Lebensraum, in dem Kleinlebewesen ökologische Nischen besetzen, sich gegen den permanenten Feinddruck seitens der Aquarienpfleglinge behaupten, sich aber auch untereinander bekämpfen und populationsdynamisch regulieren.

Die biologische Bedeutung der Kleinlebewesen für ein funktionstüchtiges, naturnahes Meerwasseraquarium kann nicht hoch genug eingeschätzt werden, und gerade die Meerflohkrebse, Asseln und Copepoden nehmen diesbezüglich eine

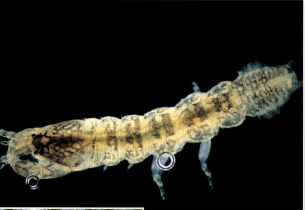

Eine Scherenassel (Isopoda, Tanaidacea, 3 mm) aus einem Mittelmeeraquarium.

Schlüsselstellung ein. Copepoden sind nützliche Mikroalgen- und Restefresser. Die in tropischen Aquarien vorkommenden Arten sind meist 0,2 - 0,6 mm gross und dienen Leierfischen, Seenadeln und anderen Kleinfischen als hochwertige, kaum ersetzbare Nahrungsgrundlage. Deutlich grösser - und damit als Beute beispielsweise für Schleimfische, Lippfische, Riffbarsche und Garnelen interessant - werden die Meerasseln (meist bis 6 mm), die

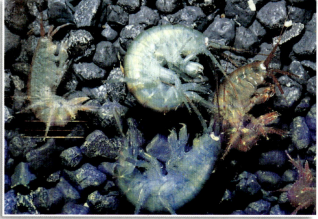

Mittelmeer-Flohkrebse *(Gammarus locusta)* aus einer Zuchtschale, etwa 12 mm lang.

sich ebenfalls von Algen, Futterresten und dem Kot der Aquarientiere ernähren.

Dem Erfahrenen sagen Artenzusammensetzung und Individuenzahl der Kleinlebewesen manches über den Zustand seines Aquariums aus. Je grösser die Artenvielfalt, um so günstiger sind in der Regel auch die Lebensbedingungen für die Pfleglinge. Eine abnehmende Artenzahl bzw. Überhandnahme einzelner Arten weist dagegen meistens auf eine Störung hin. Beispielsweise nehmen Borstenwürmer nur dann überhand, wenn überreichlich gefüttert wird.

Die höchste Artenzahl an Kleinkrebsen weisen regelmäs-

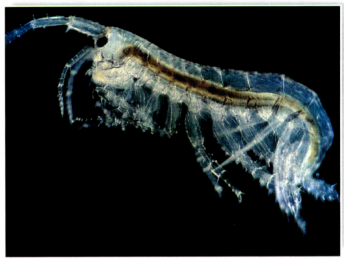

Tropischer Meerflohkrebs aus einem Riffaquarium, etwa 4 mm lang.

sig Korallenriff-Aquarien auf, was deutlich mit der hohen Wasserqualität solcher Becken korreliert. In etlichen Riffaquarien lebt und vermehrt sich seit einigen Jahren sogar eine immerhin "halbplanktonische" Krebsart, nämlich eine kleine Schwebegarnele. Von vielen Riffaquarianern werden diese bis etwa 6 mm grossen Krebschen für Jungtiere von Putzergarnelen gehalten. Die Tiere schwimmen stets in unmittelbarer Nähe von festen Substraten, vornehmlich dicht über dem Aquariengrund, und ernähren sich vermutlich hauptsächlich von den laufend ausgeschiedenen überschüssi-

Diese bis 6 mm grosse Schwebegarnele (Mysidacea, Jungtier) vermehrt sich heute in vielen Riffaquarien.

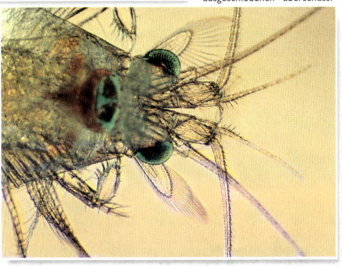

gen Zooxanthellen der Blumentiere. Ist der Besatz an Fischen, für die diese Schwebegarnele ein geradezu ideales Nährtier darstellt, nicht zu gross, kann sie sich stark vermehren und regelrechte Schwärme bilden. Ihre Vermehrung sowie auch die Vermehrung und Artenvielfalt der Flohkrebse und Asseln im Aquarium lassen sich übrigens beachtlich steigern, indem man mittels grobkörniger Deckschicht (Korallenbruch, Muschelsplitt) das Lückensystem des Bodengrundes vergrössert.

Vorderkörper der Schwebegarnele unter höherer Vergrösserung.

ÜBER DIE ORDNUNG ISOPODA — ASSELN

Vielen Menschen als Teil der Gartenfauna vertraut, werden Asseln häufig für kleine, an Land lebende Tiere gehalten, die feuchte Stellen lieben und häufig als "Käfer" bezeichnet werden. Die Vorstellung, dass diese vertrauten Gartentiere mit essbaren Krebstieren wie Krabben und Garnelen verwandt sein könnten, trifft oft auf Unglauben. Bei uns als Kellerasseln (im Englischen 'slaters' oder 'pill bugs') bekannt, haben die terrestrischen Formen diverse ungewöhnliche Namen wie 'pissenbedden' (nasses Bett) in Holland und das obskure 'bænkebider' (Bankbeisser) in Dänemark. Marine Arten werden Meerassel, Fischlaus, Meerlaus oder Strandfloh genannt (englisch sea slater, fish louse, kelp louse, sea louse, beach louse). Der Name Laus sollte jedoch vermieden werden, weil auch Copepoden und andere marine 'Beisser' so genannt werden.

Isopoda sind eine Ordnung der Überordnung Peracarida (Klasse Malacostraca). Im Flachwasser der Tropen gibt es charakteristische Familien, welche die häufigsten Asselarten beinhalten. Dazu gehören die Unterordnungen Asellota (besonders die Familien Stenetriidae, Joeropsidae und Janiridae), Flabellifera (Familien Sphaeromatidae, Cirolanidae und die parasitischen Cymothoidae), Gnathidea und Anthuridea.

Isopoda sind die morphologisch diverseste Ordnung der Krebstiere, ihre Form reicht von dem abgeplatteten, schuppenartigen Sphaeromatiden *Maricoccus* bis zu wurmartigen Anthurideen; die Körper können wie bei den meisten Cirolaniden einfach gebaut oder stark ornamentiert sein; die Beine können einfach wie bei Cirolaniden und Sphaeromatiden sein oder die Form grosser, klauenartiger Greiforgane haben. Besonders der Körperbauplan ist viel diverser als der jeder anderen Krebstiergruppe. Während viele Arten zwar makroskopisch, aber klein (2 - 10 mm) sind, gehört die gigantische cirolanide Gattung *Bathynomus* (siehe unten) zu den grössten Krebstieren.

Man findet Asseln in allen marinen Habitaten vom Supralittoral bis zur Tiefsee in etwa 5.000 m Tiefe und auch im Pelagial. Interessanterweise ist die Zusammensetzung der Asselfauna in Flach- und Tiefwasserhabitaten deutlich verschieden. In seichten Habitaten dominieren typischerweise die Flabellifera (16 Familien), Anthuridea (5), Gnathiida (1), Valvifera und Asellota (etwa 5 häufige Seichtwasser-Familien). Mit zunehmender Tiefe, etwa unterhalb von 500 m, werden diese Seichtwasser-Unterordnungen (mit Ausnahme der Asellota) selten. Nur wenige Arten der grossen Familien Cymothoidae, Cirolanidae und Sphaeromatidae leben unterhalb von 1.000 m. Im Gegensatz dazu explodiert die Artenfülle der Asellota geradezu in etwa dieser Tiefe; sie sind mit etwa 30 Familien die dominante Isopodenordnung und möglicherweise die diverseste Krebstiergruppe der Tiefsee.

Nur wenig ist über das Fressverhalten der meisten Isopodenarten bekannt. Von manchen weiss man, dass sie sich von Algen ernähren, andere sollen Detritus fressen. Am besten bekannt ist das Fressverhalten der Cirolaniden und solcher Arten, die Parasiten von Fischen oder Krebstieren sind.

Cirolaniden können eindrucksvolle Aasfresser sein, und mit Ausnahme einiger kommensaler Arten sind alle carnivor. Man weiss, dass sie Robbenkadaver über Nacht skelettieren können, und aus Reusen kennt man Fischskelette, die so sauber abgenagt waren, dass sie nicht einmal mehr stanken. Diese Tiere können in Massen auftreten, und man hat sich ihr Fressverhalten gelegentlich zunutze gemacht, um Skelette für Museumssammlungen zu

ÜBER DIE ORDNUNG ISOPODA — ASSELN

reinigen. Solche Fresslust hat aber auch negative Seiten. Man kennt Fälle, in denen ganze Fischereien durch Cirolanidenschwärme zusammengebrochen sind; auch Fische in Fallen und Schleppnetzen werden von Cirolaniden (manchmal *Bathynomus*) attackiert. Tatsächlich findet man auf Nordatlantikkarten aus dem 19. Jahrhundert manche Gebiete als "lousy ground" (lausiger Grund) bezeichnet, als Warnung an die Fischer, diese zu meiden, da die Fänge durch die häufige *Natatolana borealis* verdorben werden könnten.

Auch den Fischparasiten wurde einige Aufmerksamkeit zuteil. Manche, wie die Arten der Gattung *Aega,* sind effektive "Mikro-Räuber", die sich eine Blutmahlzeit von einem Fisch holen und sich dann wie eine Stechmücke von einem Säuger davonmachen. Einige Aegiden und auch manche Corallaniden bezeichnet man wohl besser als Kommensalen: Sie leben in den Nasengängen oder im Maul von Zackenbarschen und fressen dort Schleim, aber schaden dem Fisch nicht. Andere sind echte Parasiten: Sie fressen Gewebe und Blut von Fischen und können diese dadurch schädigen. Man hat bewiesen, dass manche parasitischen Asseln (z. B. *Anilocra pomacentri*) ihren Wirt tatsächlich kastrieren, was ihm die Vermehrung unmöglich macht.

Angler und Fischer kennen cirolanide und cymothoide Asseln. Cirolaniden attackieren frische Fischköder, Cymothoiden sind Anglern als Parasiten auf Haut, Kiemen oder im Maul von Fischen vertraut; man kennt sie als Meerläuse, Fischdoktoren oder Zungenbeisser. Das Blut im Darm von *Aega* (fisk bjorn = Fischbär) hatte nordischen Fischern zufolge medizinische Heilkraft.

Cirolaniden attackieren auch Badende am Strand. In weiten Teilen des Indo-Westpazifiks (Ostafrika, Süd- und Ostasien, Australien) ist an Stränden und in Mangroven meist der häufige, blutsaugende Cirolanide *Excirolana orientalis* der Schuldige. Andere sind jedoch Aasfresser. Aus Australien gibt es belegte Berichte von Cirolaniden, die Taucher angegriffen und ihnen dabei in die unbedeckte Haut gebissen haben.

Als Nahrung werden Asseln nicht geschätzt, doch sollen grosse *Ligia*-Arten (Oniscida) auf Hawaii und der sehr grosse *Bathynomus* in Teilen der Karibik gegessen werden.

MEERASSELN — CIROLANIDAE

Bathynomus sp.

Länge: Bis zu 30 cm. Verbreitung: Ostaustralien bis Philippinen. Allgemein: Eine unbeschriebene Art, sehr ähnlich der gut bekannten Riesenart *Bathynomus giganteus* aus dem tropischen Westatlantik. Diese pazifische Art ist ein räuberischer Fleisch- und Aasfresser, der auch Schleppnetzfänge angreift und sich in den Fisch hineinfrisst. Diese grossen Arten scheinen nicht ins Seichtwasser des Kontinentalschelfs vorzudringen, anders als kleinere Arten der Gattung. Tiefenverbreitung: 700 - 1.000 m.

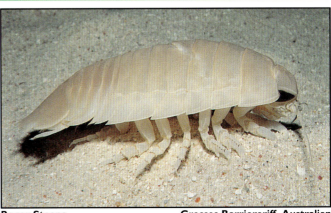

Roger Steene — Grosses Barriereriff, Australien

MEERASSELN   CYMOTHOIDAE

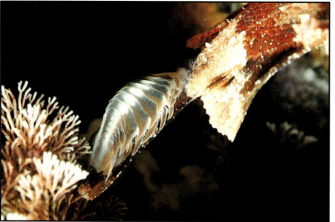

Nerocila acuminata

Länge: Bis zu 2,5 cm.
Verbreitung: Ostatlantik und Mittelmeer.
Allgemein: *Nerocila* ist eine grosse Gattung mit über 60 Arten, die schwierig zu bestimmen sind. Wie bei vielen an Fischen parasitierenden Meerasseln ist ihr Körperbau sehr variabel, und die Unterscheidung zwischen geographischer Rasse und "echter" Art fällt schwer. Arten dieser Gattung leben hauptsächlich im Seichtwasser, werden bis zu 4 cm gross und können die Gewebe ihres Wirtes schädigen.

Helmut Debelius   **Mittelmeer**

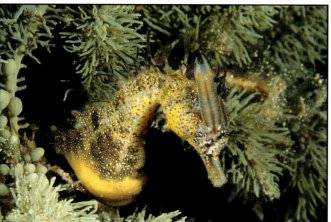

Nerocila sp.

Länge: Etwa 1 cm.
Verbreitung: Südaustralien.
Allgemein: Dieses am Kopf eines Seepferdchens festgeheftete Exemplar ist noch nicht geschlechtsreif und daher nicht bis zur Art bestimmbar. Man weiss noch nicht, ob dies eine definitive Assoziation ist, es gibt keine Berichte über mit Seepferdchen vergesellschaftete Meerasseln.

Fred Bavendam   **Südaustralien**

Anilocra nemipteri

Länge: Bis zu 3 cm.
Verbreitung: Tropisches Australien.
Allgemein: Diese Art ist in Korallenriffhabitaten häufig und lebt ausschliesslich auf Scheinschnappern (Familie Nemipteridae). Im Grossen Barriereriff ist *Scolopsis bilineatus* der bevorzugte Wirt. Die Meerassel heftet sich über dem Auge an und entfernt eine beträchtliche Gewebemenge, was sichtbare Narben hinterlässt. Tiefenverbreitung: 0 - 35 m.

Roger Springthorpe   **Grosses Barriereriff, Australien**

MEERASSELN　　　　　　　　　　　　SPHAEROMATIDAE

Cassidias sp.

L: Bis zu 0,5 cm. V: Indo-Westpazifik. A: Dies ist eine unbeschriebene (noch unbenannte) Meerassel, die aber auf Gorgonien im gesamten zentralen Indo-Westpazifik häufig ist. Das Foto stammt aus Indonesien, und ähnliche Arten sind von Gorgonien in Ostafrika (Sansibar) bekannt. Unter Wasser fallen sie kaum auf, lösen sich aber von den Gorgonienästen, wenn man diese aus dem Wasser nimmt. Auch andere Sphaeromatiden (z. B. *Waiteolana*-Arten) leben mit Gorgonien assoziiert. Tiefenverbreitung: 6 - 37 m.

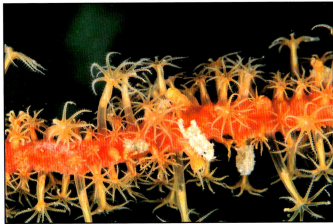

Alex Steffé　　　　　　　　Flores, Indonesien

Cymodoce zanzibariensis

Länge: Bis zu 2 cm.
Verbreitung: Rotes Meer bis Ostafrika.
Allgemein: Die Meerasselgattung *Cymodoce* ist weltweit verbreitet, man findet ihre Arten hauptsächlich in seichten Gewässern und der Gezeitenzone, so auch diesen typischen Vertreter der Familie. Er ist oft mit tropischen Algen wie *Sargassum* und *Gracilaria* assoziiert, lebt aber auch unter Steinen und in Höhlen. Den Weibchen fehlt die Ornamentierung von Pleon und Telson (Hinterleib und Schwanz).

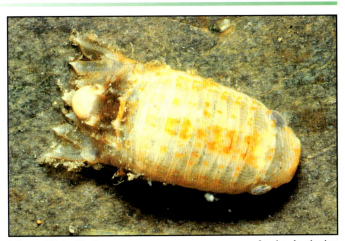

Johann Hinterkircher　　　　　　　Aqaba, Jordanien

MEERASSELN　　　　　　　　　　　　　　BOPYRIDAE

Bopyride

L: Wenige mm. V: Weltweit auf Garnelen und Krabben. A: Die Beule im Carapax von Colemans Garnele (S. 184, siehe auch S. 175) wird von einer parasitischen Meerassel im Kiemenraum des Wirts verursacht. Die Weibchen sind gross, mit riesiger Eimasse (Beule!), die Männchen winzig, am Weibchen angeheftet. Diese Parasiten scheinen in Buchten und siltigen Habitaten häufiger zu sein, in tropischen Gewässern sieht man sie oft an Springkrabben, Porzellankrebsen (Anomura) und Garnelen (Alpheidae, Pontoniinae, Penaeidae).

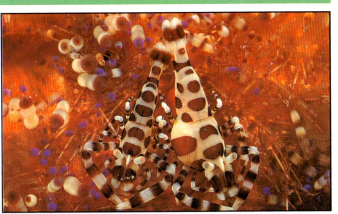

Mark Prein　　　　　　　　Batangas, Philippinen

MEERASSELN — CORALLANIDAE

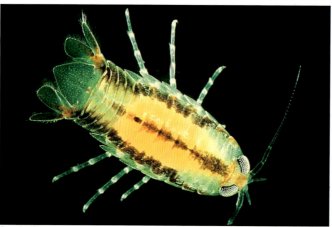

Argathona macronema
Länge: 0,7 - 1,5 cm. Verbreitung: Seichte Gewässer, besonders Riffhabitate von Ostafrika bis zum Grossen Barriereriff. Allgemein: Diese Art hat ein ungewöhnliches Habitat: Die Nasengänge von Zackenbarschen (Serranidae). Sie wurde schon in *Plectropomus*-Arten, dem Barramundi *(Cromileptis altivelis)* und anderen Serraniden gefunden. Sie ist kein Parasit, sondern ernährt sich von Fischschleim. Andere, verwandte Arten leben im Maul von Flachwasser-Serraniden und sind eher Parasiten: Sie leben vom Blut ihres Wirtes. Tiefenverbreitung: 0 - 40 m.

Sandy Bruce — Grosses Barriereriff, Australien

MEERASSELN — GNATHIIDAE

Caecognathia huberia
Gnathiiden: L: 0,3 - 2 cm. V: Weltweit, bis 4.000 m. A: Wegen ihrer riesigen Kiefer wurden Gnathiiden von frühen Naturforschern für Ameisen (!) gehalten. Nur 5 (sonst meist 7) Beinpaare. Noch nicht geschlechtsreifes, weiches Stadium und ♀ ohne riesigen Kopf und Kiefer. Juvenile sind Mikro-Räuber, sie saugen Blut an den Kiemen von Fischen. ♂ territorial, verteidigt einen ♀-Harem. Gnathiiden leben in Höhlen, im Sediment und leeren Weichtier- oder Seepockengehäusen. Das abgebildete Exemplar stammt aus 27 - 185 m.

Michael Marmach — Bass Strait, Australien

MEERASSELN — ANTHURIDAE

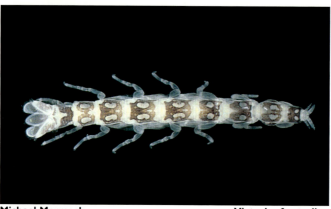

Mesanthura astelia

Länge: 0,3 - 2 cm.
Verbreitung: Südostaustralien.
Allgemein: Durch wurmartige Körperform unverwechselbar und oft mit typisch gemustertem Rücken. Tiefenverbreitung: Gezeitenzone bis 68 m.
  Arten dieser Familie leben weltweit bis in Tiefen von etwa 5.000 m und sind eine charakteristische Komponente der Meerasselfauna von Korallenriffen.
  Weitere (antarktische) Meerasseln auf S. 39 - 40.

Michael Marmach — Victoria, Australien

ÜBER DIE ORDNUNG MYSIDACEA — MYSIDEN

Die Überordnung Peracarida der Klasse Malacostraca enthält die Ordnung Mysidacea. Die Augen der Mysiden sind gestielt, ihr unvollständiger Carapax bedeckt die meisten Brustsegmente, und sie haben 1 - 3 Paar Maxillipeden. Das Telson ist frei. Die meisten Arten sind mit kugligen Statocysten (Gleichgewichtsorganen) ausgerüstet. Je eine Statocyste sitzt basal in den beiden Aussenteilen (Endopoditen) des Schwanzfächers; diese Statocysten sind ein gutes Merkmal, um Mysiden unter der Lupe zu identifizieren. Mysiden ähneln in vieler Hinsicht dem Krill (Euphausiacea, S. 267), beide sind aktive Schwimmer. Mysiden schwärmen jedoch dicht über dem Meeresboden, Krill dagegen ist pelagisch, wandert aber täglich vertikal. Mysiden haben keine Leuchtorgane wie der ausschliesslich marine Krill. Sie sind marin oder ästuarin, in Nordamerika gibt es aber auch Süsswasserarten. Die meisten Arten sind Filtrierer und bis auf die schwarzen Augen und kleine schwarze Chromatophoren transparent.

SCHWEBEGARNELEN — MYSIDAE

Leptomysis gracilis

L: Bis zu 1,3 cm. V: Atlantik, Nordsee, Mittelmeer. A: Carapax kurz, bedeckt nicht den gesamten Thorax und ist nur wenig breiter als das Abdomen. Körper völlig von winzigen Schuppen bedeckt (mit starker Handlupe sichtbar). Transparent, das Abdomen kann leicht gelblichrot sein. Lebt in Strandtümpeln und auf dem Boden seichter Gewässer. Zu bestimmten Jahreszeiten im Plankton. Foto: Weibchen mit (relativ wenigen, grossen) Eiern in der Bruttasche.

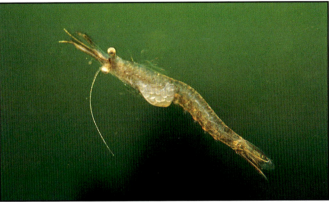

Marion Haarsma — Westerschelde, Niederlande

Leptomysis lingvura

Länge: Bis zu 1 cm.
Verbreitung: Atlantik, Mittelmeer.
Allgemein: Man sieht diese Schwebegarnele hauptsächlich zwischen Seegras schwimmen, oft schwebt sie sehr nahe über dem Substrat. Der Schwarm auf dem Foto sucht über den nesselnden Tentakeln eines Exemplars der Seeanemone *Anemonia sulcata* Schutz.

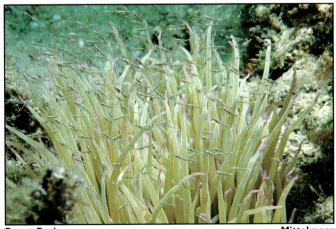

Borut Furlan — Mittelmeer

SCHWEBEGARNELEN　　　　　　　　　　MYSIDAE

Paramesodopsis rufa

Länge: Bis zu 1,4 cm.
Verbreitung: Australien: Victoria und um Tasmanien herum.
Allgemein: Diese Art ist schlank, orange, hat sehr grosse Augen und ein kurzes, abgerundetes Rostrum zwischen den Augen, das die Augenstiele nicht bedeckt. Sie ist auf Sand und an Riffkanten extrem häufig und frisst hauptsächlich kleine Krebstiere, aber auch Pflanzenmaterial.

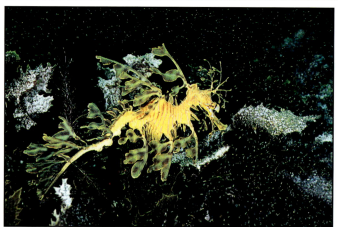

David Hall　　　　　　　　　　Südaustralien

Das Foto links zeigt diese Schwebegarnele als Beute des bizarren *Phycodurus eques*. Wie die verwandten Seepferdchen hat er zu einer Röhrenschnauze verschmolzene Kiefer, die hervorragend zum Einpipettieren winziger Krebsbeute (wie die hier gezeigten Mysiden) geeignet sind. Das kleine Foto unten zeigt einen Schwarm dieser Art (Portsea, Victoria, Australien, aus 3 m Tiefe). Weil Schwebegarnelen meist in Schwärmen dicht über dem Meeresboden leben, werden sie von Tauchern oft mit Jungfischen verwechselt. Die grössten Schwärme erscheinen über Sandflächen in Riffen.

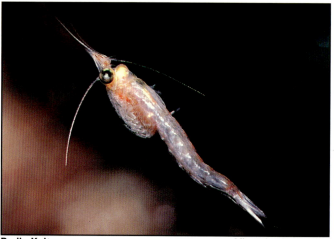

Rudie Kuiter　　　　　　　　Victoria, Australien

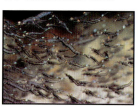

Idiomysis tsurnamali

L: Bis zu 0,5 cm. V: Rotes Meer.
A: In sonnendurchfluteten tropischen Lagunen leben diese winzigen Mysiden im Schutz der Qualle *Cassiopeia*. Andere Wirte sind Röhrenanemonen (Foto) und sogar Diadem-Seeigel. Andere tropische Schwebegarnelen leben bei Schwämmen und Korallen. Die Krebse sind gegen die Nesselzellen ihrer Wirte nicht immun, daher müssen sie beim Umherschwimmen zum Planktonfang zwischen den Tentakeln ihres schützenden Partners sorgfältig manövrieren, um diese nicht zu berühren. Die grossen Augen ermöglichen ihnen eine gute optische Orientierung.

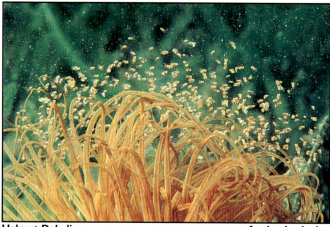

Helmut Debelius　　　　　　　Aqaba, Jordanien

ÜBER DIE UNTERKLASSE CIRRIPEDIA — RANKENFÜSSER

Rankenfüsser sind eine Unterklasse der Krebstier-Klasse Maxillipoda. Sie haben eine charakteristische Cypris-Larve und nutzen ihre 1. Antennen als Anheftungsorgan, um so den Grossteil ihres Lebens unbeweglich auf dem Substrat zu verbringen. Zu ihnen gehören die bekannten Seepocken sowie obskure parasitische und bohrende Formen, von denen manche adult kaum als Krebse zu erkennen sind. Die meisten gehören zu den Balanomorpha (Seepocken) und Pedunculata (Entenmuscheln). Adulte Seepocken leben, oft in dichten Kolonien, auf Felsen und anderen Hartsubstraten, manche in der Gezeitenzone, andere sitzen auf Schildkröten oder Walen. Ihr Körper ist von paarigen Kalkplatten umgeben, die auf das Substrat geklebt sind, und wird von anderen Plattenpaaren geschützt, welche die Öffnung verschliessen können. Alle sind Zwitter, also Männchen und Weibchen gleichzeitig. Eine Art hat - bezogen auf die Körpergrösse - den längsten Penis im Tierreich. Entenmuscheln unterscheiden sich von Seepocken durch einen flexiblen Stiel, mit dem sie angeheftet sind. Die paarigen Kalkplatten umschliessen den Körper als abgeflachte, ovale Hülle am Stielende.

Tetraclita squamosa
B: Bis zu 3 cm. V: Indo-Pazifik. A: Konisches Gehäuse aus 4 dicken, schwammigen Kalkplatten (Hitzeschutz!). Auf exponierten Felsen in der Gezeitenzone. Unten: *Tetrachthamalus oblitteratus,* Rotes Meer (Foto), Seychellen, 1 cm, sternartig, bedeckt grosse Flächen. Beide filtrieren bei Flut Plankton.

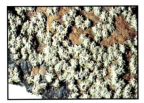
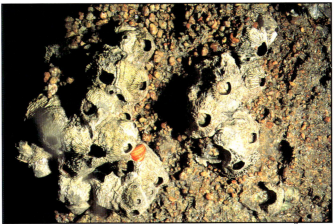

Johann Hinterkircher — Rotes Meer, Ägypten

Bathylasma corolliforme
B: Bis zu 5 cm. V: Antarktis. A: Eine grosse Seepockenart. Die oben spitzen Kalkplatten sind mit regelmässigen konzentrischen Graten verziert. Unten: Die Larve der Seepocken (hier die von *Balanus crenatus,* 2 cm, Atlantik) ist planktonisch und schwimmt vorm Festsetzen auf dem Substrat frei umher.

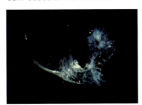
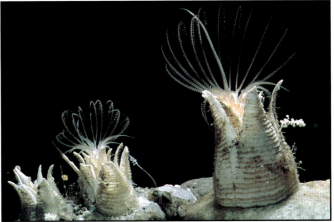

Armin Maywald — Aquarium

RANKENFÜSSER — CIRRIPEDIA

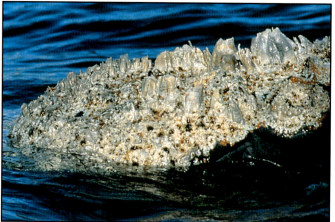

Doug Perrine — Argentinien

Coronula sp.
B: Bis zu 5 cm. V: Kosmopolit. A: In Gruppen auf Walen (hier auf *Eubalaena australis*). Die Kalkplatten der Art haben Löcher, in die die Epidermis des Wirts einwächst, um das Tier in der Haut zu verankern (oft sehr tief in der Haut). Unten: Pyrgomatide Seepocke, bohrt und lebt in Steinkorallen.

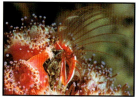

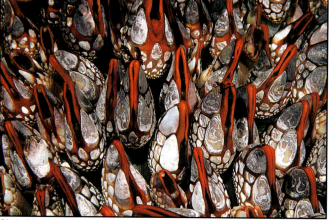

Chris Huss — Washington, USA

Pollicipes polymerus
Länge: Bis zu 5 cm. Verbreitung: Ostpazifik. Allgemein: Bunte und relativ grosse Art. Grosse Klumpen von Entenmuscheln verkrusten oft treibende Objekte wie hölzerne Planken, Flaschen und Boote, aber auch Anleger und beschalte Tiere wie Krebse und Meeresschildkröten.

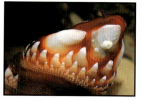

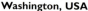

Johann Hinterkircher — Rotes Meer, Ägypten

Lepas anatifera
L: Bis zu 5 cm. Stiel 10 - 30 cm lang, ausnahmsweise bis 75 cm. V: Kosmopolit. A: Die Schale besteht aus 5 durchscheinenden, fast weissen Platten mit bläulichgrauer Tönung. Der Stiel ist braungrau, ledrig und kann etwas zusammengezogen werden. Im Gegensatz zu anderen Arten fehlen ihm Borsten und Kalkschuppen. Normalerweise lebt diese Entenmuschel pelagisch und ist an treibende Objekte wie Boote und Treibholz angeheftet. Andere Arten leben an Braunalgen (*Macrocystis, Fucus*), pelagischen Schnecken (*Janthina*) und selbsterzeugten Blasenflössen.

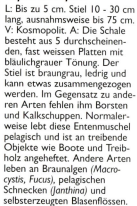

ÜBER DIE UNTERKLASSE COPEPODA — RUDERFUSSKREBSE

Ruderfusskrebse sind eine Unterklasse der Krebstier-Klasse Maxillipoda. Die meisten Arten sind sehr klein und machen einen Grossteil des Meeresplanktons aus. Cephalosom (Kopfschild) und ein einfaches, zentrales Auge sind Merkmal aller Arten. Die meisten der frei lebenden gehören zu nur 3 von 10 Ordnungen, die übrigen sind meist Parasiten, manche von ihnen ausser als Larve kaum als Krebse zu erkennen. Frei lebende Copepoden fängt man im Planktonnetz (Maschenweite unter 0,25 mm). Wegen ihrer geringen Grösse können sie nur Bakterien oder Kieselalgen fressen. Die Eier werden in Klumpen in einem oder einem Paar Eisäcken am Abdomen der Weibchen getragen, die so einfach als Copepoden zu erkennen sind. Die Hauptordnungen (Calanoida, Harpacticoida, Cyclopoida) sind ohne ein gutes Mikroskop aber nicht zu unterscheiden. Parasitische Copepoden befallen die unterschiedlichsten Wirte. Einige sind nur juvenil Parasiten und leben als Adulte frei (v. v. bei anderen). Ektoparasiten sind: Lernaeoida: Reduzierter Körper in der Muskulatur von Fischen, ein Paar langer externer Eisäcke; Siphonostomatoida: Kiefer zu Saugwerkzeugen umgewandelt.

Caligus rapax

L: Bis zu 1 cm. V: Kosmopolit. A: Der Artname ist ein Beispiel aus der Ordnung Caligoida, deren Adulte parasitisch leben. An ihre Wirte, hauptsächlich Meeresfische, heften sie sich mit 2 Paar Klammerorganen (2. Antennen, Maxillipeden). Sie ernähren sich von Blut, Schuppen und (seltener) den Kiemen der Fische. Die Weibchen tragen 2 lange Eisäcke. Abgebildet sind caligoide Weibchen auf *Canthigaster valentini* (rechts), *Mola mola* (unten) und im Maul des Makohais *Isurus oxyrhinchus* (unten).

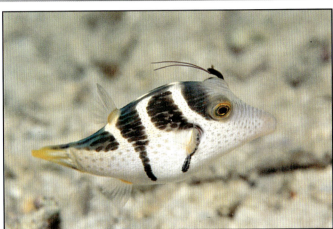
Charles Anderson — Bali, Indonesien

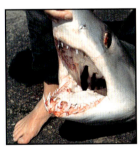

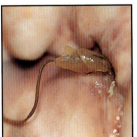

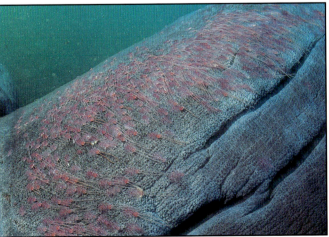
Ricardo Santos — Azoren

DIE KINDERSTUBE DER KREBSE

Alle Krebstiere schlüpfen in einem bestimmten Stadium ihrer Embryonalentwicklung aus dem Ei. Im allgemeinen schlüpfen die meisten Arten jeder grösseren Krebsgruppe in einem definierten Larvenstadium und durchlaufen anschliessend während der Häutungen weitere Stadien bis zum adulten Tier. Es ist unmöglich, in diesem Text einen auch nur annähernd vollständigen Überblick über die Larvalentwicklung der Krebse zu präsentieren. Er bietet jedoch einen Eindruck von der Komplexität dieses Prozesses. Der Krebstierforscher Arthur Anker gibt eine Einführung:

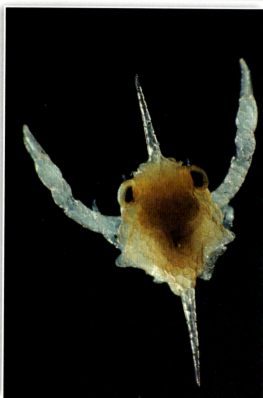

Fortgeschrittenes Zoea-Larvenstadium einer Krabbe mit bereits gut entwickelten Scheren, von oben gesehen. Der auffällige Rückendorn ist typisch für die Zoea-Larven der Brachyuren.

Wie bei vielen anderen Tieren scheinen die Larven von Krebsen - besonders die Frühstadien - mit den adulten Formen nicht viel gemein zu haben. Praktisch alle sind von bizarrem Aussehen. Viele Larvenstadien haben besondere, gruppenspezifische Namen, die an die Gattungen angelehnt sind, in denen sie zunächst beschrieben wurden. Diese Larvenstadien sind mehr oder weniger einfach an ihrer Körperform und den Körperanhängen zu erkennen. Die komplette Larvalentwicklung ist allerdings bei den wenigsten Arten bekannt, von anderen kennt man nur einige Stadien. Von Krebsen, die man in Aquarien halten kann, kennt man die Larvalentwicklung genauer; dazu gehören viele Krabben, Hummer und Garnelen, meist sind es Arten von wirtschaftlicher Bedeutung. Andererseits gibt es einige Fälle, in denen eine beschriebene Larve von den Forschern nicht mit einer bekannten Adultform assoziiert werden konnte; Namen wie *Problemacaris* deuten darauf hin!

Die Mehrzahl der Krebse durchläuft eine indirekte Entwicklung. Das einfachste Larvenstadium heisst Nauplius. Es hat meist ein kleines Auge und nur drei Paar Fortbewegungsorgane, die 1. und 2. Antennen und die Mandibeln (Kiefer). Weitere Anhänge fehlen (Nauplius) oder sind reduziert und dienen nicht der Fortbewegung (Metanauplius). Viele einfachere Krebsgruppen wie Ruderfusskrebse, Rankenfüsser, Krillkrebse und dendrobranchiate Garnelen schlüpfen im Nauplius-Stadium und durchlaufen danach entweder eine graduelle Entwicklung bis zum Adulten (ohne signifikante Änderungen nach jeder Häutung) oder eine Entwicklung mit sprunghaften Metamorphosen. Aufeinanderfolgenden Stadien werden unter dem Begriff Zoea-Larven zusammengefasst. Sie sind mehr (Mysis) oder weniger (Protozoea) weit entwickelt, haben also mehr oder weniger viele funktionstüchtige Brustbeine. Häufig wird der Begriff Zoea ausschliesslich für die Larven der Brachyura (Krabben) benutzt. Weitere Larvenstadien gibt es nur bei den Stomatopoda, Decapoda und Euphausiacea, sie unterscheiden sich meist sehr von den darauffolgenden Juvenilen. Diese Stadien

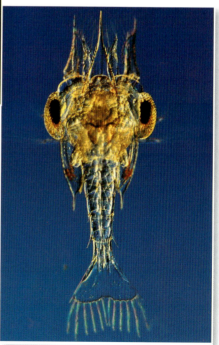

Diese Einsiedlerkrebslarve ist vom Adulten völlig verschieden.

verwandeln sich sprunghaft zu Juvenilen und sind durch Schwimmbeine (Pleopoden) charakterisiert. Sie werden oft Post-Larven genannt, der Begriff Megalopa-Larve ist allerdings besser.

Ein Beispiel soll die komplexe Entwicklung demonstrieren: Eine Garnele der Familie Penaeidae schlüpft zunächst als Nauplius und häutet sich darauf mehrmals bis

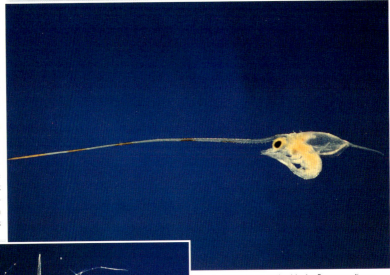

Das typische lange und schlanke Rostrum dieser Porzellankrebslarve wird in späteren Larvenstadien reduziert und verschwindet schliesslich ganz.

zum Protozoea-Stadium. Nach drei weiteren Häutungen erreicht sie das Mysis-Stadium, häutet sich wiederum einige Male bis zur Megalopa-Larve, die immer noch den Adulten gleicht. Daher sind weitere Häutungen einschliesslich der letzten und wichtigsten Metamorphose-Häutung nötig, um adult zu werden. Manche Gruppen wie Flohkrebse, Asseln, Süsswasserkrebse und einige Süsswasserkrabben durchlaufen eine direkte Entwicklung. Der grosse Dottergehalt ihrer Eier ermöglicht das Überspringen aller Larvenstadien; der Embryo entwickelt sich vollständig im Ei, und heraus schlüpft eine Miniaturkopie des adulten Tieres. Bei anderen Arten ist die Larvalentwicklung

Fangschreckenkrebse haben mehrere, sich ähnelnde Larvenstadien. Das hier gezeigte hat bereits gut entwickelte Fangbeine.

nur teilweise unterdrückt (sogenannte verkürzte Entwicklung).

Kopf eines wahrscheinlich späten Larvenstadiums von *Lucifer* sp. (Penaeidea). Die planktonischen adulten Garnelen sind transparent, ungewöhnlich schlank und wurden erst vor kurzem als adulte Tiere erkannt.

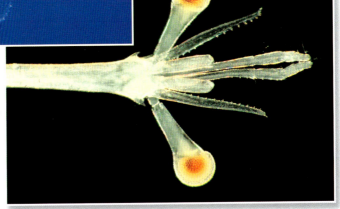

ÜBER DIE KLASSE PYCNOGONIDA — ASSELSPINNEN

Pycnogoniden sind eine kleine, aber ausgefallene Gruppe mariner **Arthropoden** mit weltweit etwa 1.500 Arten. Sie sind geographisch und bathymetrisch (tiefenmässig) weit verbreitet und leben in allen Tiefen der Meere von den Tropen bis in die Polargebiete. Typischerweise sind sie ein Teil der benthischen Lebensgemeinschaften und mit den unterschiedlichsten Pflanzen und Wirbellosen assoziiert, zu denen Algen, Schwämme, Anemonen, Hydrozoen und Bryozoen zählen. Wegen ihrer oft geringen Grösse und kryptischen Färbung werden sie meist übersehen. Asselspinnen sind **keine Krebstiere**, sondern eine wenig bekannte Gruppe kleiner Meerestiere, die bei oberflächlicher Betrachtung einigen Krebsen (langbeinigen Krabben) ähneln. Wegen ihres spinnenartigen Aussehens werden sie Asselspinnen genannt, obgleich sie mit den echten Spinnen nur weitläufig verwandt sind.

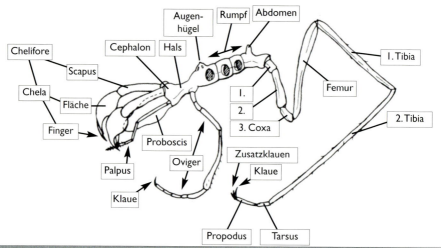

Seitenansicht von *Nymphon aequidigitatum* mit Terminologie. Viele Körperanhänge sind zur Verdeutlichung entfernt.

Einige morphologische Merkmale wie Palpen, ein Paar chelater Fresswerkzeuge und das Fehlen von Antennen charakterisieren Pycnogoniden als **Cheliceraten**. Zum Unterstamm Chelicerata gehören solche Gruppen wie Skorpione, Milben, Weberknechte und Spinnen. Trotzdem weichen Pycnogoniden in vieler Hinsicht von typischen Cheliceraten ab und passen daher nicht perfekt in diese Gruppe. Der grosse Proboscis (Rüssel), das Vorhandensein eiertragender Ovigere, die Existenz von Arten mit zusätzlichen Laufbeinpaaren und - als signifikantestes Merkmal - Vielfach-Gonoporen sind einzigartig. Da man nur wenige und manchmal problematische Fossilien (die ältesten stammen aus dem Devon) kennt, weiss man kaum etwas über die Verwandtschaft zu irgendeiner anderen Arthropodengruppe. Eine kontroverse Bewertung des taxonomischen Rangs der Pycnogonida überrascht daher nicht. Manche Wissenschaftler halten sie sogar für ausreichend verschieden, um sie gleichrangig neben die Cheliceraten zu stellen.

Die Beinspanne variiert von wenigen mm bis über 50 cm bei einigen polaren und Tiefwasserarten, man kennt sogar ein Ausnahmeexemplar von über 70 cm Beinspanne; Tiere von 5 - 60 mm Grösse sind jedoch weitaus häufiger. Der Rumpf kann glatt oder bedornt sein, Tuberkeln oder Setae (Borsten) tragen. Der Grad der Bedornung kann bei den Geschlechtern einer Art verschieden sein. An den Dornen bleiben Detritus und Sandkörnchen haften, wodurch das Tier getarnt wird. Die Haftung wird durch Absonderungen aus Drüsen in der Aussenhaut erhöht. Derartig getarnte Exemplare sind auf ihrem Lieblingssubstrat kaum zu finden.

Der Körper ist meist nicht dicker als die Beine, die immer die Hauptmasse ausmachen. Das Maul sitzt am Vorderende des Rüssels und hat 3 radial angeordnete Kiefer. Es führt in einen muskulösen Pharynx, der in Schlund (Oesophagus) und Mitteldarm mündet. Am Mitteldarm entspringen lange Caeca (Blindsäcke), die bis in jedes Bein ziehen. Der Mitteldarm geht in einen kurzen Enddarm mit After über. Spezielle Ausscheidungs- und Atmungsorgane fehlen, das Kreislaufsystem ist einfach. Der Rüssel ist in Grösse und Form sehr variabel; relativ zur Gesamtgrösse kann er

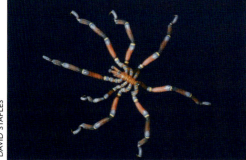

Anoplodactylus evansi, im Labor fotografiert.

ASSELSPINNEN — PYCNOGONIDA

sehr kurz oder auch länger als der Rumpf sein. Die Form des Rüssels reicht von kurz und abgerundet bis aufgebläht, pipettenförmig und segmentiert, zugespitzt oder abgestutzt. Er ist durch eine flexible Membran mit dem Cephalon (Kopf) verbunden und nur eingeschränkt beweglich. Typischerweise ist der Rüssel nach vorne unten gerichtet, wird manchmal aber auch senkrecht oder sogar fast horizontal unter dem Rumpf getragen.

Pycnogoniden haben meist 8 Beine, es wurden aber bereits 2 zwölfbeinige Arten aus der Antarktis und einige zehnbeinige Arten aus kalt-gemässigten bis antarktischen und auch tropischen Gewässern beschrieben. Jedes Bein besteht aus 8 Segmenten. Das erste heisst Coxa (Hüfte) und setzt an einem Seitenfortsatz des Rumpfes an. Ihm folgen Coxa 2 und 3, Femur, Tibia 1 und 2, Tarsus und Propodus. Mit wenigen Ausnahmen endet jedes Bein in einer kräftigen Klaue, die von einem Paar kleinerer Zusatzklauen flankiert sein kann. Bei der Gattung *Nymphopsis* sind die distalen (End-) Segmente von Palpen und erstem Beinpaar zusätzlich in zahlreiche kleinere Segmente unterteilt. Die Augen sitzen auf einem Hügel, der an verschiedenen Stellen auf dem Rücken des Cephalons sitzen kann. Dieser Augenhügel variiert stark in Grösse und Form. Meist trägt er 4 einfache Augen, manchmal aber auch 8, bei Tiefseearten können sie ganz fehlen. Die Verdauung geschieht intrazellulär. Da besondere Atmungsorgane fehlen, wird eine "Hautatmung" vermutet.

Mit wenigen Ausnahmen sind die Geschlechter getrennt. Die Gonaden liegen im Rumpf über dem Darm und haben Ausläufer (Divertikel) bis in die Beine. Jeder dieser Ausläufer öffnet sich durch eine einzelne Gonopore in der 2. Coxa einiger oder aller Beine. Die Anzahl der Beine mit Gonoporen variiert zwischen den Arten und den Geschlechtern einer Art. In den Beinen trächtiger Weibchen, besonders in den angeschwollenen Femora und manchmal auch in den Coxae und im Rumpf, kann man die sich entwickelnden Eier sehen. Sie werden, sobald das Weibchen sie entlässt, vom Männchen besamt und typischerweise auf dem speziell dafür modifizierten 5. Segment des Ovigers gesammelt. Zur Anheftung dort dient ein Klebstoff aus Beindrüsen. Diese Drüsen sitzen meist auf dem männlichen Femur und sind von Art zu Art in Form und Anzahl verschieden. Die Eier werden auf jedem Oviger meist als kugelförmige Masse getragen, manchmal jedoch in eine gelatinöse Matrix eingebettet, die um beide Ovigere geschlungen ist. Als Folge mehrfacher Verpaarungen kann ein Männchen mehrere Eiklumpen in verschiedenen Entwicklungsstadien tragen. Bei den Arten ohne oder mit bis zur Funktionslosigkeit reduzierten Ovigeren werden die Eier direkt unter den Rumpf geklebt.

Um zu wachsen, häuten sich Arthropoden durch regelmässiges Abstreifen ihres Exoskeletts. Bei einigen Gattungen der Pycnogoniden teilt sich dazu die Aussenhaut entlang einer seitlichen (ecdysialen) Linie, so dass sich Ober- und Unterseite (mit den intakten Beinen) trennen können. Diese Häutungshüllen (Exuvien) kann man hin und wieder an Hydrozoen- und Bryozoenkolonien wie die noch lebenden Tiere angeklammert finden. Alternativ dazu kann das Exoskelett in vielen Teilen, jedes Segment einzeln, abgestreift werden. An der Art *Pycnogonum aurilineatum* hat man beobachtet, dass die Häutung mehrere Tage dauert.

Man kennt keine Räuber von Pycnogoniden, obwohl die zahlreichen Beispiele von kryptischer Färbung, Mimikry und Tarnung Raubfeinde vermuten lassen, auch wenn es nur neugierig knabbernde Fische sind. Trotzdem ist es sehr unwahrscheinlich, dass Pycnogoniden den Löwenanteil der Beute irgendeines Räubers ausmachen. Vielleicht sind sie während ihrer Entwicklung stärker gefährdet, wenn auch die Bedrohung durch kleine Krebse wie Widderkrebschen (Caprellidae, Amphipoda) wahrscheinlicher ist.

Geringe Grösse und robuster Körperbau scheinen dafür zu sprechen, dass einige Arten nur geringe Möglichkeiten der Verbreitung haben. Es ist vorstellbar, dass sie ihr gesamtes Leben auf ein und derselben Hydrozoen- oder Bryozoenkolonie oder bestenfalls in deren unmittelbarer Umgebung verbringen. Langbeinige Arten hingegen können am Boden laufen oder die Gezeitenströmungen nutzen, um neue Nahrungsquellen oder Lebensräume zu finden. Schlanke Formen können durch schnelles "Wassertreten" und dank ihres grossen Oberfläche-zu-Volumen-Verhältnisses vom Boden aufschwimmen, um von Strömungen davongetragen zu werden.

Pycnogonum aurilineatum (hell) bei der Häutung (leere Hülle dunkel).

Zu dieser interessanten Tiergruppe gibt es noch so viele Fragen (und ständig kommen neue hinzu), dass ihr grössere Aufmerksamkeit gezollt werden sollte, als es bisher der Fall war.

David Staples

ASSELSPINNEN — PYCNOGONIDA

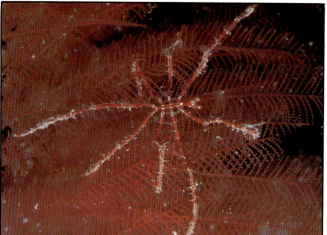

David Staples — Victoria, Australien

Parapallene australiensis

Beinspanne: Bis zu 5 cm.
Tiefenverbreitung: 10 - 240 m.
Diese Art frisst, oft in grosser Zahl, an der häufigen südaustralischen Hydrozoe *Halopteris buski*. Die Karminfärbung der Asselspinne rührt von der Farbe ihres Darminhalts her. Diese Pycnogonide ist vom Spätwinter bis zum Frühsommer am häufigsten, wenn sich die Hydrozoen vermehren und ihr maximales Wachstum erreicht haben.

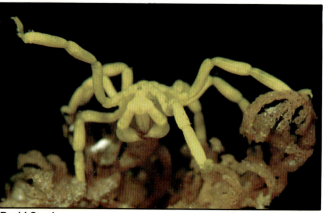

David Staples — Victoria, Australien

Pseudopallene ambigua

Beinspanne: Bis zu 4,5 cm.
Tiefenverbreitung: 10 - 126 m.
Alle Arten dieser Gattung sind mit baumförmigen Bryozoen (Moostierchen) assoziiert und besonders in südaustralischen Gewässern gut repräsentiert. Diese lebhaft gelb gefärbte Form fällt sogar auf der Bryozoe auf, mit der sie vergesellschaftet ist. Es handelt sich um eine sehr aktive Art, die häufig in küstennahen Riffen anzutreffen ist.

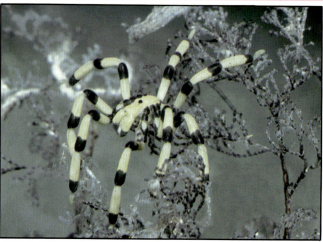

Rudie Kuiter — Tasmanien, Australien

Stylopallene longicauda

Beinspanne: Bis zu 3 cm.
Tiefenverbreitung: 10 - 20 m.
Dies ist eine von mehreren nahe verwandten und ähnlich gefärbten Arten Südaustraliens. Alle sind mit baumförmigen Bryozoen assoziiert.
  Das abgebildete Farbmuster ist für die Art im südlichsten Teil ihrer Verbreitung typisch. Bei Tieren nördlicherer Populationen sind die dunklen Bänder breiter.

| ASSELSPINNEN | PYCNOGONIDA |

Pycnogonum aurilineatum

Ein Männchen (oben) sammelt die vom Weibchen abgegebenen Eier. Diese Bürde muss das Männchen erheblich in seiner Bewegungsfreiheit einschränken.

Bei der Mehrzahl der Arten werden die Eier in Form kugliger Haufen auf den Ovigeren der Männchen gesammelt. Bei Arten mit bis zur Funktionslosigkeit reduzierten Ovigeren oder ohne solche, werden die vom Weibchen abgesammelten Eier direkt auf den Rumpf des Männchens geklebt. Manchmal bleiben die Protonymphon-Larven nach dem Schlüpfen noch beim Männchen und verlassen es wahrscheinlich erst, wenn sie alt genug sind.

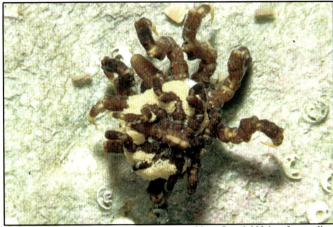

David Staples   New South Wales, Australien

Anoplodactylus digitatus

Das Exemplar auf dem kleinen Foto unten wurde in Nordaustralien von Korallen gesammelt. Die interessante Rückenzeichnung erinnert sehr an die Mundöffnung einer Koralle und könnte die einer bestimmten Art imitieren, mit der diese Asselspinne assoziiert ist.

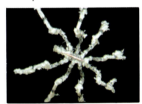

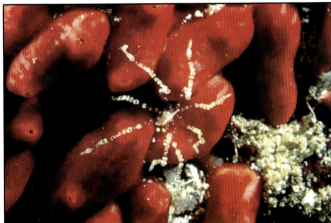

Jones/Shimlock   Komodo, Indonesien

Nymphopsis spinosissima

Beinspanne: Bis zu 1,5 cm. Eine kleine tropische Art aus dem Roten Meer mit dornigen Fortsätzen auf Rumpf und Beinen. Wahrscheinlich frisst sie an den Hydrozoen auf dem Foto. Kleines Foto unten: Diese ähnliche Art stammt aus Sulawesi, Indonesien.

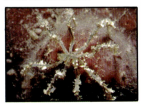

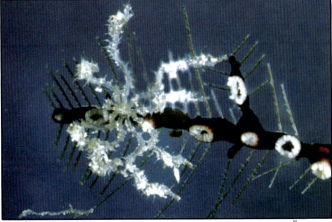

Johann Hinterkircher   Sinai, Ägypten

ASSELSPINNEN   PYCNOGONIDA

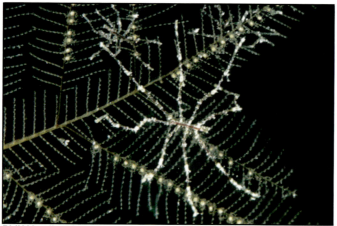

Phil Woodhead — Grosses Barriereriff, Australien

Nymphon sp.

Beinspanne: Bis zu etwa 2 cm. Eine von vielen tropischen Arten, die man nur von Fotos kennt. Man sieht mehrere Individuen auf einer Hydroidpolypen-Kolonie.

Bei bereits zwei Gattungen der Pycnogoniden wurde biologisches (kaltes) Leuchten beobachtet. Die Originalbeschreibung bei einer davon lautete: Körperunterseite und Beine der Tiefwasserart *Colossendeis gigas* "erschienen in einem brillianten blaugrün-metallischen Glanz".

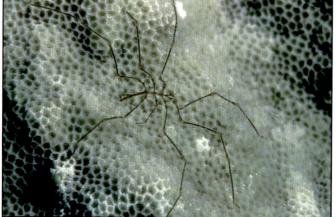

Jones/Shimlock — Vanuatu

Nymphon sp.

Beinspanne: Bis zu 4,5 cm. Auf Steinkorallen bei Vanuatu fotografiert. Diese Art hat sehr feine, lange und delikate Beine, die ihr ein Umherwandern auf grossen Korallen ermöglichen.

In vielen Fällen erinnert die Gesamterscheinung von Asselspinnen an eine Kreuzung aus einer echten Spinne und einer Stabheuschrecke. So ist auch der Populärname Asselspinnen keine Überraschung. Frühe englischsprechende Naturforscher nannten sie auch "Nobodies" (Wortspiel: nobody = niemand; aber: no body = kein Körper).

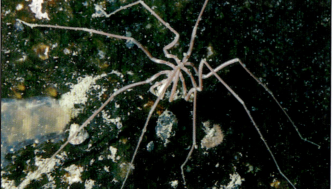

Florian Graner — Dysefjord, Norwegen

Nymphon sp.

Beinspanne: Bis zu 5 cm. Das Foto zeigt eine unbestimmte Art aus der Nordsee. Sie hat sehr lange Beine und ist wahrscheinlich eine umherwandernde Art.

Mit ausgestreckten Beinen werden langbeinige Exemplare manchmal von der Flut davongetragen, wobei sie sich durch Wassertreten in der Schwebe halten. Mit abnehmender Gezeitenströmung sinken sie aus der Wassersäule zurück zum Boden, vielleicht, um mit den nächsten Tide zurückzukehren oder anschliessend weitertransportiert zu werden.

INDEX

Acanthaster planci 176, 186, 199
Achaeus japonicus 257
Achaeus spinosus 257
Acropora 189, 251
Actinodiscus 185
Actinopyga 261
Adamsia palliata 64
Aega 303
Aiptasia mutabilis 26
Aiptasia pallida 27
Alima laevis 292
Allogalathea elegans 240
Allopontonia iaini 176, 240
Alpheopsis 154
Alpheopsis trispinosus 154
Alpheopsis yaldwyni 154
Alpheus 145, 147, 148, 150, 153, 154, 156
Alpheus armatus 35
Alpheus astrinx 155
Alpheus bellulus 152, 153, 156
Alpheus bidens 149
Alpheus bisinciscus 146
Alpheus brevirostris 149, 150-153
Alpheus cf. pachychirus 147
Alpheus crinitus 147
Alpheus dentipes 34
Alpheus diadema 147, 149, 155
Alpheus djeddensis 150
Alpheus djiboutensis 152
Alpheus edwardsii 146, 148, 151
Alpheus eulimene 157
Alpheus floridanus 156
Alpheus glaber 34
Alpheus leviusculus 148
Alpheus lobidens 146
Alpheus lottini 144, 147, 157
Alpheus macrocheles 34, 155
Alpheus malleodigitus 146
Alpheus microstylus 146
Alpheus novaezealandiae 149
Alpheus obesomanus 146
Alpheus ochrostriatus 150, 153
Alpheus randalli 151
Alpheus rapacida 151
Alpheus rapax 151
Alpheus roquensis 34, 35
Alpheus ruber 34
Alpheus rubromaculatus 153
Alpheus splendidus 147
Alpheus sulcatus 147, 149
Alpheus villosus 149
Amaryllis 295
Amblyeleotris 152
Amblyeleotris guttata 150
Amblyeleotris steinitzi 150-152
Amblyeleotris wheeleri 150
Anarhichas lupus 228
Anchistus miersi 31
Anemonia rustica 26
Anemonia sulcata 26, 307
Anemonia viridis 89
Aniculus aniculus 233
Aniculus elegans 234
Aniculus maximus 234
Aniculus miyakei 234
Aniculus retipes 234
Anilocra nemipteri 304
Anilocra pomacentri 303
Anoplodactylus digitatus 317
Anoplodactylus evansi 314
Antarcturus 40
Antedon bifida 13
Antedon mediterranea 13
Antipathes 185
Antipathes galapagensis 194
Antipathes gracilis 29
Antipathes lentipinna 160
Antipathes pennacea 29, 30
Antipathes wollastoni 29
Apopontonia tridentata 194
Arctides guineensis 53
Arctides regalis 225
Areosoma owstoni 186
Argathona macronema 306
Astacus leptodactylus 230
Asterias amurensis 239
Asteronotus cespitosus 187
Asteropsis carinifera 186
Asthenosoma 72
Asthenosoma varium 175, 184
Astropyga 72
Astropyga radiata 192
Athanas indicus 148
Athanas kominatonensis 148
Atyaephyra desmarestii 56
Austropotamobius torrentium 54
Automate 157
Automate dolichognatha 157
Avicennia 247
Axiopsis serratifrons 226
Balanus crenatus 309
Barbouria cubensis 20
Bartholomea annulata 27, 28, 35
Bathylasma corolliforme 309
Bathynomus 302, 303
Bathynomus giganteus 303
Betaeus 154
Betaeus harfordi 154
Betaeus macginitiae 154
Birgus latro 58, 237
Bohadschia 187

Botrylloides 249
Brachycarpus biunguiculatus 25
Buccinum 64
Buccinum undatum 66
Bunodosoma granulifera 28
Caecognathia huberia 306
Calappa calappa 250
Calappa convexa 250
Calappa flammea 82
Calappa granulata 82
Calappa hepatica 250
Calappa ocellata 81, 82
Calappa philargius 250
Calcinus elegans 233
Calcinus gaimardii 232
Calcinus haigae 232
Calcinus talismani 60
Calcinus tibicen 60
Calcinus tubularis 311
Caligus rapax 180
Callechelys 61, 65
Calliactis parasitica 61, 65
Callianassa australiensis 227
Callianassa petalura 227
Calliasmata pholidota 142, 143
Callinectes sapidus 231
Camposcia retusa 256
Cancer borealis 78
Cancer irroratus 78
Cancer magister 231, 254, 255
Cancer pagurus 78, 79, 231
Cancer productus 254
Canthigaster valentini 311
Caprella 299
Caprella linearis 297
Caprella stella 297
Carcinus aestuarii 98
Carcinus maenas 98, 100
Cardisoma guanhumi 106
Caretta caretta 101
Carpilius convexus 252
Carpilius corallinus 76
Carpilius maculatus 252
Carupa tenuipes 261
Cassidias 305
Cassiopeia 177, 143, 308
Cassiopeia xamachana 27
Catalaphyllia jardinei 180
Cephalopholis sonnerati 122
Ceradocus serratus 296
Cerianthus 180
Chanos chanos 248
Charonia tritonis 234
Charybdis acutifrons 260
Charybdis natator 260
Cherax destructor 230
Cherax tenuimanus 230
Chionoecetes 231
Chirostylus dolichopus 242
Chlorotocella gracilis 255
Choriaster 186
Chorismus antarcticus 40
Chorisquilla spinosissima 284
Ciliopagurus strigatus 232
Cinetorhynchus concolor 170
Cinetorhynchus erythrostictus 170
Cinetorhynchus fasciatus 168
Cinetorhynchus hawaiiensis 169
Cinetorhynchus hendersoni 169, 170
Cinetorhynchus hiatti 168
Cinetorhynchus manningi 33
Cinetorhynchus reticulatus 170
Cinetorhynchus rigens 12, 33, 170
Cinetorhynchus striatus 168
Cirrhipathes 29, 194
Cirrhipathes gracilis 30
Clibanarius 60
Coenobita 237
Colossendeis gigas 318
Colus 64
Comanthina schlegeli 144
Comanthus 144
Comanthus timorensis 145
Comatula 144
Comatula purpurea 145
Conchodytes meleagrinae 31
Condylactis aurantiaca 26
Condylactis gigantea 27, 28, 61, 90
Conger cinereus 124
Conus 62
Coralliocaris 189
Coralliocaris graminea 189
Coralliocaris superba 189
Coralliocaris viridis 189
Coronula 310
Corystes cassivelaunus 95
Crangon 78
Crangon allmanni 30
Crangon crangon 30
Crangon vulgaris 30
Crenomytilus grayanus 239
Cribrinopsis crassa 26
Cribrinopsis fernaldi 130, 131
Cromileptis altivelis 306
Cronius ruber 100
Cryptocentrus 151
Cryptocentrus cinctus 153
Cryptocentrus fasciatus 150
Cryptocentrus lutheri 152
Cryptodendrum 245
Cryptodendrum adhaesivum 184
Cryptodromia octodentata 249

Cryptodromiopsis antillensis 80
Cryptopodia 259
Cryptosoma cristatum 83
Ctenogobiops 152
Culcita 186
Cyamus boopis 299
Cyclocoeloma tuberculata 258
Cymodoce 305
Cymodoce zanzibariensis 305
Cymodocea nodosa 24, 65
Cyproidea 295
Dardanus 62
Dardanus arrosor 61
Dardanus calidus 61, 65
Dardanus guttatus 236
Dardanus lagopodes 236
Dardanus megistos 235
Dardanus pectinatus 61
Dardanus pedunculatus 235
Dardanus venosus 61, 67
Dasycaris ceratops 195
Dasycaris symbiotes 195
Dasycaris zanzibarica 194, 195
Dendrodoris tuberculosa 187
Dendronephthya 244
Diadema 192, 193
Diadema setosum 176
Dichromatra 183
Discosoma 190
Dissodactylus primitivus 103
Distosquilla miles 292
Dofleinia armata 130, 161, 180
Drepanorchis neglecta 88
Dromia dormia 249
Dromia erythropus 81
Dromia marmorea 80
Dromia personata 80
Dromidiopsis dubia 249
Echinphimedia hodgsoni 38
Echinometra 193, 286
Echinometra mathaei 148
Echinosquilla guerinii 284, 285
Echinothrix 192
Eilatia 152
Enoplometopus 42, 201
Enoplometopus antillensis 44, 45
Enoplometopus callistus 44
Enoplometopus daumi 205
Enoplometopus debelius 42, 200-202, 204
Enoplometopus holthuisi 204
Enoplometopus occidentalis 201, 205
Enoplometopus voigtmanni 203, 204
Entacmaea 187, 245
Entacmaea quadricolor 178
Epimeria georgiana 37
Epimeria macrodonta 37
Epimeria robusta 38
Eriocheir sinensis 96
Eriphia verrucosa 75
Etisus splendidus 252
Etisus utilis 252
Eualus occultus 18
Eualus townsendi 131
Eubalaena australis 310
Eunicea tourneforti 28
Euryozius bouvieri 75
Euryozius pagalu 75
Euryozius sanguineus 75
Evasteria retrifera 239
Excirolana orientalis 303
Exoclimenella maldivensis 189
Farfantepenaeus californiensis 114
Fenneropenaeus chinensis 229
Flabelligobius 151
Fromia 199
Fucus 310
Gadus morhua 18
Galathea 241
Galathea balssi 241
Galathea faiali 70
Galathea pilosa 241
Galathea squamifera 69
Galathea strigosa 69
Gammarus locusta 300
Gecarcinus lagostoma 105, 106
Gecarcinus lateralis 106
Gecarcoidea natalis 106, 262
Gelastocaris paronae 134
Glyptonotus antarcticus 39
Glyptoxanthus erosus 76
Glyptoxanthus hancocki 252
Gnathiphimedia mandibularis 39
Gnathophylloides mineri 32
Gnathophyllum 196
Gnathophyllum americanum 32, 196
Gnathophyllum elegans 32
Gnathophyllum panamense 196
Gnathophyllum precipuum 196
Goniopora 191
Gonodactylaceus 274
Gonodactylaceus aloha 275
Gonodactylaceus falcatus 275
Gonodactylaceus glabrous 275
Gonodactylaceus randalli 274
Gonodactylellus caldwelli 273
Gonodactylellus lanchesteri 274
Gonodactylinus viridis 279
Gonodactylus 272
Gonodactylus affinis 272
Gonodactylus chiragra 273
Gonodactylus platysoma 272

Gonodactylus smithii 272
Gracilaria 305
Grapsus adscensionis 102
Grapsus grapsus 100
Gyrostoma 245
Halichondria panicea 89
Haliclona oculata 18
Haliotis 154
Halopteris buski 316
Hamodactylus boschmai 190
Hamodactylus noumeae 190
Hamopontonia corallicola 191
Hamopontonia essingtoni 191
Haptosquilla stoliura 284
Haptosquilla trispinosa 284
Harpa 113
Heliofungia 177, 191
Heliofungia actiniformis 179, 185
Hemisquilla ensigera 269, 281
Hemisquilla ensig. californiensis 282
Heptacarpus kincaidi 131
Heptacarpus tridens 131
Herbstia condyliata 86
Herbstia rubra 86
Heriteria 247
Heteractis 19, 134, 185, 245
Heteractis magnifica 187
Heterocarpus ensifer 162
Heterocarpus sibogae 162
Heteropenaeus longimanus 110
Hexabranchus sanguineus 187
Himerometra 183
Hippolyte australiensis 132
Hippolyte caradina 132
Hippolyte huntii 13
Hippolyte inermis 14
Hippolyte nicholsoni 14
Hippolyte prideauxiana 13
Hippolyte varians 14
Hippolyte ventricosa 132
Holothuria tubulosa 297
Homarus americanus 41-43, 78, 200, 229, 230
Homarus gammarus 43, 200, 230
Homostichanthus duerdeni 28
Hoplophrys oatesii 256
Hyas araneus 84, 85, 228
Hyas coarctatus 84
Hymenocera elegans 196-199
Hymenocera picta 198, 199
Ibacus ciliatus 220
Ibacus peronii 220
Idiomysis tsurnamali 308
Ilia nucleus 83
Inachus dorsettensis 89
Inachus phalangium 89
Inachus thoracicus 89
Isurus oxyrhinchus 311
Janthina 310
Jasus edwardsii 214
Jasus lalandii 50
Jasus verreauxi 42, 214
Justitia japonica 215
Justitia longimanus 50, 214
Justitia mauritiana 214
Laguncularia 247
Lamprometra 183
Latreillia elegans 95
Latreillia valida 258
Latreutes 255
Latreutes mucronatus 132
Lauriea siagiani 242
Leander plumosus 172
Leandrites cyrtorhynchus 174
Lebbeus balssi 130
Lebbeus catalepsis 130
Lebbeus comanthi 130
Lebbeus grandimanus 130
Lebbeus groenlandicus 18
Lebbeus lagunae 130
Lebbeus polaris 19
Lebrunia danae 27, 28
Lepas anatifera 310
Leptodiadema 192
Leptomysis gracilis 307
Leptomysis lingvura 307
Leptopisa setirostris 93
Leucosia anatum 254
Leucosia pubescens 254
Ligia 303
Limulus polyphemus 10
Linckia 199
Linckia multiflora 186
Liocarcinus arcuatus 100
Liocarcinus corrugatus 99
Liocarcinus depurator 99
Liocarcinus holsatus 99
Liocarcinus nautilor 100
Lissa chiragra 88
Lissocarcinus laevis 261
Lissocarcinus orbicularis 261
Lissoporcellana 244
Lithodes centolla 231
Lithodes maja 68, 69
Litopenaeus stylirostris 114
Litopenaeus vannamei 229
Littorina 78
Lopholithodes mandtii 240
Lotilia graciliosa 153
Loxorhynchus grandis 71
Lucifer 313
Luetzenia asthenosomae 175, 176

319

Lunatia 64
Lupocyclus quinquedentatus 261
Lybia caestifera 253
Lybia edmondsoni 253
Lybia tesselata 253
Lysiosquilla sulcirostris 286
Lysiosquilla tredecimdentata 286
Lysiosquillina 270, 289, 293
Lysiosquillina maculata 288, 289
Lysiosquilloides 286, 287
Lysmata 219
Lysmata amboinensis 16, 122-3, 219
Lysmata californica 125
Lysmata debelius 127-129
Lysmata galapagensis 124
Lysmata grabhami 15-17, 122
Lysmata intermedia 126
Lysmata kuekenthali 126
Lysmata multiscissa 127
Lysmata nilita 16
Lysmata rathbunae 17
Lysmata seticaudata 17
Lysmata ternatensis 124
Lysmata vittata 124
Lysmata wurdemanni 17
Lysmata zacae 125
Lysmatella 120
Lysmatella prima 121
Lytechinus variegatus 32
Lytocarpia niger 185
Macrobrachium 171, 229
Macrobrachium intermedium 171
Macrocoeloma trispinosum 86
Macrocystis 310
Macropodia 258
Macropodia rostrata 88
Macropodia tenuirostris 88
Maja 297
Maja brachydactyla 87, 231
Maja crispata 87
Maja squinado 69, 87, 231
Manningia australiensis 291
Maricoccus 302
Marsupenaeus japonicus 115, 229
Mastigias papua 255
Meganyctiphanes norvegica 267
Melicertus latisulcatus 111
Melicertus plebejus 111
Menippe mercenaria 76
Meoma ventricosa 103
Merguia oligodon 122
Mesanthura astelia 306
Metanephrops 206, 230
Metanephrops japonicus 206
Metapenaeopsis 112, 113
Metapenaeopsis aegyptica 112
Metapenaeopsis kishinouyei 113
Metapenaeopsis lamellata 113
Metapenaeus dalli 112
Metridium giganteum 131
Metridium senile 239
Microprosthema validum 120
Mictyris longicarpus 261
Miropandalus hardingi 160
Mithraculus 90, 91
Mithrax cinctimanus 90
Mithrax forceps 91
Mithrax pilosus 91
Mithrax sculptus 91
Mithrax spinosissimus 90
Mithrax verrucosus 90
Mithrodia 186
Modiolus modiolus 104
Mola mola 311
Munida rugosa 70
Munida speciosa 70
Muricella 244
Mytilus edulis 104
Nannosquilla decemspinosa 291
Nardoa 199
Natatolana 38
Natatolana borealis 303
Nautilus 162, 215
Necora puber 100
Neogonodactylaceus 276
Neogonodactylus austrinus 276
Neogonodactylus curacaoensis 276
Neogonodactylus oerstedii 276
Neoliomera insularis 253
Neopetrolisthes 245
Neopetrolisthes alobatus 245
Neopetrolisthes maculatus 245
Neopetrolisthes oshimai 245
Nephrops 206, 230
Nephrops norvegicus 44, 200
Neptunea 64
Nerocila 304
Nerocila acuminata 304
Nyctiphanes australis 267
Nymphon 318
Nymphon aequidigitatum 314
Nymphopsis 315
Nymphosis spinosissima 317
Octopus dofleini 239
Ocypode quadrata 104
Odontodactylus brevirostris 280, 281, 285
Odontodactylus havanensis 276, 277
Odontodactylus latirostris 280, 281
Odontodactylus scyllarus 270, 278-9
Odontozona 120
Opheodesoma 187
Ophichthys 235
Ophidiaster ophidianus 297
Oxycomanthus bennetti 183
Oxycomanthus japonicus 130
Pachycerianthus 184
Pachygrapsus marmoratus 103
Pachygrapsus transversus 103
Paguristes cadenati 62
Paguristes frontalis 234
Paguristes grayi 62
Paguristes puncticeps 62
Paguristes sericeus 62
Paguristes wassi 62
Paguritta gracilipes 236
Paguritta harmsi 236
Pagurus acadianus 63, 64
Pagurus anachoretus 65
Pagurus arcuatus 64
Pagurus armatus 237
Pagurus beringanus 237
Pagurus bernhardus 66
Pagurus cuanensis 64
Pagurus prideaux 64
Palaemon adspersus 24
Palaemon elegans 24
Palaemon serenus 172
Palaemon serratus 25
Palaemon xiphias 24
Palaemonella asymmetrica 192
Palaemonella holmesi 192
Palaemonella lata 192
Palaemonella rotumana 192
Palinurellus gundlachi 50, 215
Palinurellus wieneckii 215
Palinurus elephas 46, 47
Palinurus mauritanicus 47
Palinurus vulgaris 47
Pandalopsis japonica 162
Pandalus danae 158, 159
Pandalus gurneyi 159
Pandalus kessleri 159
Pandalus montagui 21
Pandalus platyceros 158
Pandalus stenolepis 159
Panulirus argus 49, 230
Panulirus cygnus 211, 212
Panulirus echinatus 48
Panulirus femoristriga 208
Panulirus gracilis 213
Panulirus guttatus 48
Panulirus homarus 209
Panulirus inflatus 213
Panulirus interruptus 213, 217
Panulirus japonicus 210
Panulirus laevicauda 48
Panulirus longipes 208
Panulirus longipes femoristriga 208
Panulirus longipes longipes 208
Panulirus marginatus 210
Panulirus ornatus 212, 229
Panulirus penicillatus 209
Panulirus polyphagus 210, 229
Panulirus regius 47
Panulirus versicolor 206, 207, 231
Paractaea monodi 75
Paracyamus 299
Paralithodes camtschaticus 58, 230, 238
Paramesodopsis rufa 308
Parapallene australiensis 316
Parhippolyte mistica 133
Parhippolyte uveae 133
Parribacus antarcticus 53, 221
Parribacus japonicus 221
Parthenope horrida 259
Patella 51
Pelia mutica 92
Pelia rotunda 92
Peltogaster paguri 64
Penaeus 36, 111, 112
Penaeus monodon 228, 229
Penaeus semisulcatus 111
Percnon gibbesi 102
Periclimenaeus gorgonidarum 193
Periclimenaeus uropodialis 193
Periclimenes 19, 191
Periclimenes aesopius 178
Periclimenes amboinensis 183
Periclimenes amethysteus 26
Periclimenes anthophilus 27
Periclimenes antipathophilus 29
Periclimenes brevicarpalis 184
Periclimenes ceratophthalmus 183
Periclimenes cf. grandis 188
Periclimenes cf. magnificus 180
Periclimenes cf. tenuipes 188
Periclimenes cf. venustus 179
Periclimenes colemani 175, 184, 192
Periclimenes commensalis 182
Periclimenes cornutus 182, 183
Periclimenes galene 185
Periclimenes grandis 188
Periclimenes hertwigi 186
Periclimenes holthuisi 177, 179
Periclimenes imperator 163, 187, 235, 261, 288, 289
Periclimenes inornatus 187
Periclimenes kororensis 185
Periclimenes lanipes 186
Periclimenes longicarpus 178
Periclimenes lucasi 184
Periclimenes magnificus 180, 181
Periclimenes mclellandi 28, 29
Periclimenes ornatus 187
Periclimenes pedersoni 27
Periclimenes pholeter 143
Periclimenes psamathe 185
Periclimenes rathbunae 28
Periclimenes sagittifer 26
Periclimenes scriptus 26
Periclimenes soror 186
Periclimenes tenuipes 188
Periclimenes tosaensis 177
Periclimenes venustus 179
Periclimenes wirtzi 29
Periclimenes yucatanicus 27
Petrocheles australiensis 244
Petrochirus diogenes 58, 59, 67
Petrolisthes 244
Petrolisthes monodi 67
Phimochirus holthuisi 66
Phimochirus operculatus 66
Phronima 299
Phronima sedentaria 299
Phthisica marina 297
Phycodurus eques 308
Pilumnus hirtellus 77
Pilumnus villosissimus 77
Pinctada margaritifera 31
Pinna rudis 31
Pinnotheres pisum 104
Pisidia longicornis 67
Plagusia depressa 102
Planes minutus 101
Platycyamus 299
Platypodiella spectabilis 77
Plectropomus 306
Plerogyra 177
Plerogyra sinuosa 191, 257
Plesionika 160
Plesionika chacei 161
Plesionika grandis 160
Plesionika izumiae 161
Plesionika narval 21, 25, 160, 161
Plesionika ortmanni 161
Plesionika spinipes 160
Pleuroncodes planipes 72, 73
Pleuronectes platessa 64
Pliopontonia furtiva 190
Pocillopora 147, 149, 157, 199, 251
Pocillopora meandrina 144
Pollicipes polymerus 310
Pontonia pinnophylax 31
Pontonides 194
Pontonides maldivensis 194
Pontonides sympathes 194
Pontonides unciger 194
Porcellana platycheles 67
Porcellana sayana 67
Porcellanella 243
Porcellanella picta 244
Porcellanella triloba 243
Porites compressa 169
Portunus convexus 260
Portunus hastatus 97
Portunus pelagicus 230, 231, 260
Portunus sanguinolentus 230
Portunus sayi 97
Portunus sebae 97
Posidonia 14, 24, 34, 36, 65
Potamon 57
Potamon fluviatilis 57
Problemacaris 312
Procambarus clarkii 230
Processa 22
Processa canaliculata 22
Processa macrophthalma 22
Processa modica 22
Pseudocoutierea antillensis 29
Pseudopallene ambigua 316
Pseudopontonides principis 30
Pseudopterogorgia americana 28, 29
Pseudosquilla 290
Pseudosquilla ciliata 290
Psilogobius mainlandi 151
Pteroeides 195, 243
Pycnogonum aurilineatum 315, 317
Quadrella 251
Ranina ranina 254
Raoulserenea komaii 291
Raoulserenea oxyrhyncha 290, 291
Rhizophora 247
Rhodactis rhodostoma 190
Rhodactis sanctithomae 27
Rhynchocinetes 167
Rhynchocinetes australis 166
Rhynchocinetes brucei 166
Rhynchocinetes conspiciocellus 166
Rhynchocinetes durbanensis 164
Rhynchocinetes kuiteri 165
Rhynchocinetes rathbunae 167
Rhynchocinetes rugulosus 165
Rhynchocinetes serratus 165
Rhynchocinetes typus 164
Rhynchocinetes uritai 164, 165
Risbecia tryoni 163
Salmacis belli 176
Sargassum 132, 260, 305
Saron 122, 137-140
Saron inermis 141
Saron marmoratus 138
Saron neglectus 140
Saron rectirostris 141
Schizophrys aspera 256
Scleroblemnon 195
Scolopsis bilineatus 304
Scylla serrata 231, 259
Scyllarides 225
Scyllarides aequinoctialis 52
Scyllarides astori 222
Scyllarides haanii 223
Scyllarides latus 51
Scyllarides nodifer 52
Scyllarides squammosus 224
Scyllarides tridacnophaga 223
Scyllarus 224, 225
Scyllarus arctus 51
Scyllarus cultrifer 225
Scyllarus kitanoviriosus 224
Scyllarus martensii 224
Seriatopora 189
Serolis 40
Sicyonia 115
Sicyonia aliaffinis 115
Sicyonia carinata 36
Siphamia 176
Siphamia unicolor 176
Siphonoecetes 296
Solenocera faxoni 116
Sonneratia 247
Squilla 279
Squilla tiburonensis 269
Stegopontonia commensalis 192
Stenogobiops nematodes 151
Stenopus 118, 119, 128
Stenopus cyanoscelis 118
Stenopus devaneyi 115, 116
Stenopus earlei 120
Stenopus hispidus 11, 12, 118
Stenopus pyrsonotus 119
Stenopus scutellatus 9, 11
Stenopus spinosus 12
Stenopus tenuirostris 119, 289
Stenopus zanzibaricus 121
Stenorhynchus 23
Stenorhynchus lanceolatus 23, 93, 94
Stenorhynchus seticornis 23, 94
Stichodactyla 245
Stichodactyla helianthus 28, 90
Stichopus 187
Stichopus horrens 196
Stomopneustes 193
Strombus gigas 58, 67
Stylopallene longicauda 316
Stylophora 251
Stylophora pistillata 144
Synalpheus 35, 145, 154, 156, 157
Synalpheus carinatus 144
Synalpheus charon 144
Synalpheus comatularum 144, 145
Synalpheus demani 144
Synalpheus stimpsoni 144, 145
Tambja morosa 295
Telmatactis cricoides 18, 45, 89, 93
Tetrachthamalus oblitteratus 309
Tetraclita squamosa 309
Tetralia 251
Tetralia cavimana 251
Thalamita 260
Thalassina anomala 226
Thaumastocaris streptopus 193
Thenus 222
Thenus orientalis 222
Thor 134
Thor amboinensis 19, 134, 289
Thor spinosus 134
Thoralus cranchii 18
Tomiyamichthys omi 151
Tozeuma 136
Tozeuma armatum 135
Tozeuma carolinense 20
Tozeuma kimberi 135
Trachypenaeopsis minicoyensis 114
Trachypenaeopsis mobilispinis 114
Trachypenaeopsis richtersii 114
Trapezia 144, 157, 251
Trapezia lutea 251
Trapezia rufopunctata 251
Trapezia wardi 251
Triactis producta 253
Tridacna 223
Tridacna maxima 31
Tripneustes esculentus 32
Trizopagurus magnificus 232
Trizopagurus strigimanus 232
Tubastraea micrantha 194
Tuleariocaris 193
Tuleariocaris holthuisi 193
Tuleariocaris neglecta 193
Tuleariocaris zanzibarica 193
Uca 248
Uca minax 104
Urocaridella 174
Urocaridella antonbruunii 172-174
Urticina columbiana 130
Urticina crassicornis 130
Urticina piscivora 130
Velella 255
Velella velella 255
Veretillum 243
Vir orientalis 191
Vir philippinensis 191
Virgularia 195
Virgularia gustaviana 243
Waiteolana 305
Xantho hydrophilus 74
Xantho incisus 74
Xantho poressa 74
Xenocarcinus conicus 258
Xenocarcinus tuberculatus 258
Xestospongia 242
Xylocarpus 247
Zebrida adamsii 175
Zostera 24, 36

LITERATUR

BÜCHER:
Branch, G. M., et al. (1994) Two Oceans. David Philip, Cape Town & Johannesburg, South Africa.
Campbell, A. C. & J. Nicholls (1976) The Hamlyn Guide to the Seashore and Shallow Seas of Britain and Europe. Hamlyn, London, New York, Sydney, Toronto.
Carpenter, K. E. & V. H. Niem (1998) FAO Species Identification Guide for Fishery Purposes. The living marine resources of the Western Central Pacific. Vol.2 FAO, Rome, Italy.
Debelius, H. (1984) Armoured knights of the sea. Kernen Verlag, Germany.
Debelius, H. (1998) Red Sea Reef Guide. UW-Archiv-Ikan, Frankfurt, Germany.
Debelius, H. (1999) Indian Ocean Reef Guide. UW-Archiv-Ikan, Frankfurt, Germany.
Edgar, G. J. (1997) Australian marine life. Reed, Australia.
González Pérez, J. A. (1995) Catálogo de los Crustáceos Decápodos de las Islas Canarias. Publicaciones Turquesa, Santa Cruz de Tenerife, Spain.
Gosliner, T. M., Behrens, D. W. & Williams, G. C. (1996) Coral Reef Animals of the Indo-Pacific. Sea Challengers, Monterey, California, USA.
Hayward, P. J. & J. S. Ryland (eds.) (1998) Handbook of the Marine Fauna of North-West Europe. Oxford University Press, Oxford, New York, Tokyo.
Holthuis, L. B. (1991) FAO Species Cat. Vol.13. Marine Lobsters of the World. FAO, Rome, Italy.
Hoover, J. P. (1999) Hawai'i's Sea Creatures. A guide to Hawai'i's marine invertebrates. Mutual Publishing, Honolulu, Hawaii, USA.
Humann, P. (1996) Reef Creature Identification. New World Publ., Orlando, Florida, USA.
Ingle, R. (1997) Crayfishes, Lobsters and Crabs of Europe. Chapman and Hall, London, etc.
Jensen, G. C. (1995) Pacific Coast Crabs and Shrimps. Sea Challengers, Monterey, California.
Jones, D. & G. Morgan (1994) A field guide to crustaceans of Australian waters. Reed, Australia.
Kaestner, A. (1959) Lehrbuch der speziellen Zoologie. Teil I: Wirbellose. Crustacea. Gustav Fischer Verlag, Stuttgart, Germany.
Kerstitch, A. (1989) Sea of Cortez Marine Invertebrates. A Guide for the Pacific Coast, Mexico to Ecuador. Sea Challengers, Monterey, California.
Masuda, H. (1999) Guide Book to Marine Life. Tokai University Press, Tokyo, Japan.
Miyake, S. (1982) Japanese crustacean decapods and stomatopods in colour. Vol.I. Hoikusha, Japan.
Wirtz, P. (1995) UW-Führer Madeira, Kanaren, Azoren. Niedere Tiere. Delius Klasing, Germany.

WISSENSCHAFTLICHE PAPIERE:
Arnaud, F., & R. N. Bamber (1987) The Biology of Pycnogonida. Advances in Marine Biology 24:1-96.
Bruce, A. J. (1989) A new cnidarian-associated palaemonid shrimp from Port Essington, Cobourg Peninsula, Australia. Indo-Malayan Zoology 6: 229-243.
Bruce, A. J. (1991) A second occurrence of the bizarre shrimp *Miropandalus hardingi* (Crustacea: Decapoda: Pandalidae). The Beagle 8(1): 11-14.
Chace, F. A., Jr. (1985) The Caridean Shrimps (Crustacea: Decapoda) of the *Albatross* Philippine Expedition, 1907-1910, Part 3. Smithsonian Contributions to Zoology 411, 143 pp.
Chace, F. A., Jr. (1997) ditto, Part 7. Smithsonian Contributions to Zoology 587, 106 pp.
Chace, F. A., Jr. & A. J. Bruce (1993) The Caridean Shrimps (Crustacea: Decapoda) of the *Albatross* Philippine Expedition, 1907-1910, Part 6. Smithsonian Contributions to Zoology 587, 152 pp.
Forest, J. (1984) Révision du genre *Aniculus*. Crustaceana Suppl.8, 91 pp.
Fransen, C. H. J. M. & T. Tomascik (1996) *Parhippolyte uveae* Borradaile, 1899 (Crustacea: Decapoda: Hippolytidae) from Kakaban Island, Indonesia. Zool. Med. Leiden 70(15): 227-233.
Hayashi, K.-I. & J. Okuno (1997) Two associated hippolytids, *Lebbeus comanthi* sp. nov. and *Lebbeus balssi* Hayashi (Decapoda, Caridea, Hippolytidae) from Japan. J. Nat. Fish. Univ. 46(1): 47-56.
Noel, P. (1993) Atlas des Crustacés Décapodes de France. Mus. Nat. Hist. Nat., 96 pp.
Nomura, K. et al. (1997) Revision of the genus *Aniculus* in Japan. I.O.P. Diving News 8(1): 2-7.
Okuno, J. (1994) Notes on the shrimps of the genus *Urocaridella*... I.O.P. Diving News 5(10): 4-5.
Okuno, J. (1996) *Lysmata zacae* Armstrong, 1941, rediscovery from southern Japan and New Caledonia (Crustacea, Decapoda, Hippolytidae). Species diversity 1: 49-54.
Pérez Farfante, I. & B. Kensley (1997) Penaeoid and Sergestoid Shrimps and Prawns of the World. Mémoires Muséum National d'Histoire Naturelle 175, 233 pp.
Poupin, J. (1996) Atlas des Crustacés Marins Profonds de Polynésie francaise. SMSRB, p.1 - 59.
Spotte, S., R. W. Heard & P. M. Bubucis (1994) Pontoniine shrimps of the northwest Atlantic. IV. *Periclimenes antipathophilus* new species, ... Bulletin of Marine Science 55: 212-227.
Squires, H. J. (1990) Decapod Crustacea of the Atlantic Coast of Canada. Canadian Bulletin of Fisheries and Aquatic Sciences 221: 1-532. Dept. of Fisheries and Oceans, Ottawa, Canada.
Staples, D. A. (1998) Sea Spiders or Pycnogonida (Phylum Arthropoda). In: Marine Invertebrates of Southern Australia Part 3, pp. 1040-1072, figs. 21.3, 21.4, plates 67.1, 68.
Türkay, M., K. Sakai & M. Apel (1996) The *Ocypode* ghost crabs (Crustacea: Decapoda: Brachyura) of the Arabian Peninsula and Adjacent Regions. Fauna of Saudi Arabia 15: 99-117.
Wear, R. G. & L. B. Holthuis (1977) A new record for the anchialine shrimp *Ligur uveae* in the Philippines with notes on its morphology, behaviour and ecology. Zool. Med. Leiden 51(8): 125-140.

KENNEN SIE SCHON DIE ANDEREN TITEL DIESER SERIE?

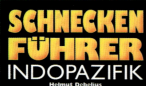
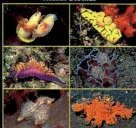

ISBN 3-86132-203-X

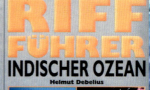
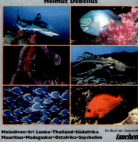

ISBN 3-86132-259-5

ISBN 3-86132-235-8

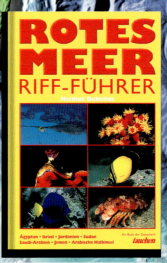

ISBN 3-86132-258-7